U0826416

反盗版声明

《保健按摩师职业技能等级认定基础知识》是《全国保健按摩师职业技能等级认定教材》之一，是我社推出的品牌图书。

为了切实维护我社和著作权人的合法权益，防止盗版的发生，我社严正声明：

1. 对使用盗版书的任何机构和个人，我社将积极配合各地“扫黄打非”办公室、新闻出版局、文化局等行政执法部门和公安机关给予严厉查处。

2. 社会各界人士如发现盗版行为，请及时向相关部门或我社举报，一经查实，我社将对举报人员给予奖励。

民族出版社反盗版举报电话：010-64228001　010-64224782

国家版权局反盗版举报中心电话：12390

重要提醒

本书防伪标识贴于封面右下角，刮开涂层即可看到密码，拨打官方唯一防伪免费电话 4008155888 即可查验图书真伪。

民族出版社

2020 年 11 月

全国保健按摩师职业技能等级认定教材

中国就业培训技术指导中心
人力资源和社会保障部职业技能鉴定中心　组织编写

保健按摩师职业技能等级认定基础知识

成为品　张海燕　主编

民族出版社

《保健按摩师职业技能等级认定基础知识》编纂委员会

主　任　刘　康

副主任　荣庆华　　葛恒双　　姚春生

主　编　成为品　　张海燕

编　委（按姓氏笔画为序）

王　虹　　王英利　　王春杰　　王福顺

权慧贤　　成为品　　乔恩玲　　华晓翠

刘　婷　　刘冰星　　许亚平　　李海燕

吴保青　　张　琳　　张明东　　张振宇

张铁领　　张海燕　　张家瑞　　陈立爽

周正坤　　倪静峰　　曹　雨　　曹　珏

路艳芳

审　稿　董福慧　　顾一煌　　王征美　　成　严

前　言

《国务院关于推行终身职业技能培训制度的意见》（国发〔2018〕11号）、《国务院关于印发国家职业教育改革实施方案的通知》（国发〔2019〕4号）和《人力资源社会保障部办公厅关于开展职业技能等级认定试点工作的通知》（人社厅发〔2018〕148号）等文件，对于全面提高劳动者素质和创新能力具有重要的作用，是促进劳动力市场建设和发展的有效措施，关系到广大劳动者的切身利益，关系到我国经济、社会的发展，特别是劳动者就业、再就业和企业健康发展的需要。为使全国保健按摩师职业技能等级认定工作保质保量顺利开展，中国就业培训技术指导中心根据《中华人民共和国职业分类大典（2015年版）》和《保健按摩师国家职业标准（2020年版）》的要求，组织专家编写了《保健按摩师职业技能等级认定基础知识》《保健按摩师职业技能等级认定相关知识：保健按摩、反射疗法、脊柱按摩、足部按摩》《保健按摩师职业技能等级认定操作技能：初级、中级、高级保健按摩师》《保健按摩师职业技能等级认定操作技能：保健按摩技师、高级技师》四本教材，开发制定了保健按摩师职业技能等级考核认定题库，并在此基础上编写了《保健按摩师职业技能等级认定考试指南》，供全国各地开展保健按摩师职业技能等级认定和考前培训或辅导、自学之用，以保证认定工作质量，提高认定工作水平，加强认定工作管理力度，使保健按摩师职业技能等级考核认定工作规范、有序进行，为社会输送合格的保健按摩技能人才。

保健按摩师职业含保健按摩师、反射疗法师、脊柱按摩师、足部按摩师四个工种。保健按摩师职业技能等级分五级，即初级（国家职业等级五级）、中级（国家职业等级四级）、高级（国家职业等级三级）、技师（国家职业等级二级）、高级技师（国家职业等级一级）。

保健按摩师职业标准对基础理论知识和技能操作的要求依次递进，高级别涵盖低级别的要求。因此，基础理论知识教材、按摩操作技能教材、题库内容都是按此要求编写的。而且《保健按摩师职业技能等级认定考试指南》一书是与国家职业标准、培训教材、题库配套的，从中学员可了解理论考试试卷的组成原则、题型、题量、配分和考试时长等。同时从题库中抽取部分理论知识试题供考生练习，以便考生和辅导老师有针对性地进行复习准备和考前辅导。今后，我们会随着国家职业标准、职业培训教材和题库内容的不断更新，逐步对教材和指南进行补充和完善。

本书旨在供企业职工、转岗职工、下岗失业人员、城乡未继续升学的初高中毕业生、高校在校生、返乡农民工、退役军人、贫困家庭成员、低保家庭成员、残障人士家庭成员、困难职工家庭成员、有望从事保健按摩工作者、参加保健按摩职业技能等级认定考试和保健按摩在职人员晋级初、中、高级保健按摩师培训、认定考试前辅导之用，以确保认定质量，为社会输送高质量、实用型技能人才，满足劳动者就业创业和人才成长终身职业技能培训的需求。

本书在编写过程中，得到北京市成人按摩职业技能培训学校、鼎硕教育科技集团有限公司、新中一科技有限公司、北京易芳堂科技发展有限公司等有关单位和个人的大力支持，在此表示感谢。

由于作者水平有限，书中内容难免有误，敬请各位读者斧正，以便今后进一步修改、完善，在此表示感谢。

中国就业培训技术指导中心

2020 年 7 月 20 日

目　录

第一章　保健按摩师职业道德修养

人的一生是一个不断学习和不断提高的过程，因而也是一个不断加强修养的过程。职业道德素质的提高，一方面靠他律，即社会的培养和组织的教育；另一方面取决于自己的主观努力，即自我修养。这两个方面是缺一不可的，而且后者更加重要。

第一节　保健按摩师的职业道德概述

一、职业道德的含义

（一）道德

道德是指人类社会生活中所特有的，由经济关系所决定并以善恶为评价标准，依靠社会舆论、传统习惯和内心信念来维持的调整人们行为规范的总和。

人生活在社会中，不可避免地要与别人发生关系。有关系，就需要调整，因此，简单地说，道德就是调整人们之间以及个人与社会之间关系的一种特殊的行为准则和规范的总和。道德在调整人们的行为时，作用的因素是社会舆论、传统习惯和内心信念，评价的标准是善恶。

（二）职业道德

职业道德是与人们的职业活动紧密联系的、具有自身职业特征的道德活动现象、道德意识现象和道德规范现象，它是社会道德在职业生活中的具体化。它既是对人们在职业活动中行为的要求，同时又是职业对社会所承担的道德责任与义务。

各行各业有各自不同的职业道德，但它们之间仍具有某些共同的特点。具体说来，职业道德的一般特点主要表现为：

第一，在内容上具有很强的职业性。职业道德总是要鲜明地表达职业义务、职业责任以及职业行为上的道德准则。职业道德着重反映职业特殊的利益要求，这种要求不是在一般的社会实践意义上形成的，而是在特定的职业实践基础上形成的，具有很强的职业性。

第二，在形式上具有很强的实践性和一定的强制性。各种职业对从业人员的道德要求，总是以本职业的活动、交往的内容和方式为出发点，并适应于本职业活动的客观环境和具体条件的。因此，它不仅原则性强，而且比较具体。在表达上，往往采用诸如制度、章程、守则、公约、誓言、保证、条例等简洁、明了的形式。这样既便于实行，又容易使从业人员接受并养成本职业所要求的道德习惯。

第三，在效果上具有很强的从属性、连续性和稳定性。职业道德始终是在社会道德的制约和影响下存在和发展的，因此具有很强的从属性。同时职业道德必须与各种职业要求和职业生活相结合，往往体现出较强的连续性，从而形成比较稳定的职业心理和职业习惯。

二、社会主义职业道德

随着社会主义制度的建立和发展，人类社会的职业道德发展到了新的阶段——社会主义职业道德。社会主义职业道德批判地继承了历史上优秀的职业道德传统，但是它与其他社会职业道德相比较，仍具有本质的区别。概括地说，社会主义职业道德除了具有一般职业道德的特点外，还具有自己独有的特征，具体体现在六个方面：

第一，社会主义职业道德是建立在以公有制为主体的经济基础之上的，它强调以集体主义为原则。

第二，社会主义职业道德是社会主义道德体系的一个组成部分。

第三，社会主义职业道德的内容具有人民性，其根本要求就是为人民服务。

第四，社会主义职业道德的形成和发展具有“灌输性”，它必须通过“加强教育”而形成，不可能自发产生。

第五，社会主义职业道德解决的重要问题是树立新的劳动态度。

第六，社会主义职业道德具有相对独立的理论体系和实践体系。

三、加强社会主义职业道德修养的意义

职业道德修养是指人们在自己所担当的职业角色和所从事的职业行为中，在道德意识和道德品质方面，根据一定的道德原则和道德规范，进行自我修炼、自我改造和自我提高，以形成相应的道德情操，达到一定境界的道德实践活动。在社会主义市场经济条件下，加强社会主义职业道德修养，具有极为重要的意义。

第一，加强社会主义职业道德修养，是完善社会主义职业道德规范体系，加强社会主义精神文明建设的迫切需要。

在现阶段，就业不仅意味着有了一个被社会承认的正式身份，而且还意味着掌握了以此获得生活来源的主要谋生手段。所以，在主观上“干活吃饭，挣钱养家”成为多数人就业的主要动机，客观上也是职业的一个基本特征。

我国绝大多数从业者的职业态度是端正的，职业表现是优秀的。没有他们在各自岗位上的恪尽职守、兢兢业业、默默无闻、艰苦奋斗的劳动和创造，就不可能取得改革开放以来经济和社会发展如此巨大的成就。但就我国职业道德的状况而言，也存在不少令人担忧之处，如有些人职业道德意识薄弱，缺乏敬业精神、服务意识差、业务不求上进、行为不守职规、只求少干多挣、不讲服务质量；有些人利用行业、职业之便，收受红包礼品，甚至贪污受贿。社会上职业秩序也存在着混乱现象，一些违反职业道德，甚至违法的行为，如造假贩假、走私贩毒、卖淫设赌等，给当今社会主义职业道德建设增添了不少难度。

综合以上正反两个方面的情况，我们应当看到：职业道德的加强和改善将会对改进整个社会道德，特别是社会公德的面貌起到关键性的带动作用。防止和克服职业道德出格现象，加强自身职业道德修养，不仅能不断完善社会主义职业道德规范体系，而且能推动社会生产力的发展，促进社会主义经济的繁荣，提高整个社会的道德水平。

第二，加强社会主义职业道德修养，是提高劳动者职业道德品质，达到崇高道德境界的需要。

加强劳动者职业道德修养的目的，是为了在职业活动实践中不断地改造

自己、提高自己、更新自己、完善自己，形成良好的职业道德品质，完善职业人格，达到崇高的道德境界。目前，人们的职业道德水平存在着一定程度的差别，职业道德境界大致可分为奉献型、尽职型和雇佣型三个层次。

奉献型是高层次的职业道德境界。他们把个人的一切融化于祖国和人民的事业之中，以奉献的精神做好本职工作，为祖国的繁荣富强、人民生活的幸福安康，奉献出自己的一切。他们实践了自己的社会承诺，“辛苦我一个，方便千万家”“热心办民事，温暖送到家”。他们不怕苦，不怕累，干一行、爱一行，工作精益求精，苦干、实干、巧干，创造一流工作水平，在平凡的岗位上创造出不平凡的业绩。

尽职型是中层次的职业道德境界。这种类型的人对自己所从事的工作尽职尽责，积极劳动、努力工作。在处理个人、集体与国家之间的关系时，能够“先公后私”“先人后己”，把社会利益和集体利益放在首位，必要时能牺牲个人利益维护他人利益和社会利益。这类人在广大职工中占绝大多数。

雇佣型是低层次的职业道德境界。这种类型的人群中有部分人自私自利，以雇佣观点看待社会主义职业中个人、集体和社会的关系，奉行着“人不为己，天诛地灭”“人为财死、鸟为食亡”的信条，在职业活动中“一切向钱看”，给多少钱干多少活。

这里应当指出的是，劳动者加强职业道德修养的目标应该是追求奉献型职业道德境界，经过艰苦的自我磨炼和自身修养，走出雇佣型职业道德境界低谷，最终达到完美的职业道德境界。

第三，加强社会主义职业道德修养，是提高劳动者素质，培养合格人才的需要。

从人才学的观点来看，职业劳动者要成为一名合格人才，必须具备人才的五大要素，即德、才、学、识、体的统一。提高劳动者的职业道德修养是提高劳动者素质的重要手段。职业道德修养包括职业道德认识的提高、职业道德情感的培养、职业道德意志的锻炼、职业道德信念的树立和职业道德行为习惯的养成五个方面。这五个方面是职业道德修养的基本内容，也是提高职业道德修养的重要途径，它们之间互相联系、互相促进、互相制约，构成了人们职业道德修养的有机整体。也可以说，形成了从业者职业道德修养的系统工程。

要达到增强社会主义职业道德修养的目的，只有把理论学习与科学文化知识学习结合起来，才能不断提高对职业道德的认识，养成坚强的职业道德意志。在职业实践中，应把职业道德认识、意志以及情感、信念等这些主观意识形态的东西，上升为职业道德行为习惯，并贯穿和体现在自己的全部职业道德行为之中，这样才能使自己成为社会主义现代化建设的合格人才。

【思考题】

1. 什么是职业道德，职业道德有何特点？
2. 社会主义职业道德的内涵是什么？
3. 在当今社会，加强职业道德建设有何重要意义？

第二节　保健按摩师的人生观和价值观

人生观问题是人类思想意识领域中最基本的问题之一。人生价值问题是人生观的核心。树立正确的人生观与价值观，对于保健按摩师提高职业道德修养具有重要的意义。

一、人生观

（一）什么是人生

人生就是人的生命历程。从生物学的角度看，它是指人的生命活动过程，这一过程一般要经历几十年甚至上百年。但是人要生存、繁衍，就必须进行生产，以获取生活资料，在生产过程中就必然结成人与自然、人与人的关系，就必然经历认识和改造自然、认识和改造社会、认识和改造自身的社会生活过程。因此，人生实际上就是人的社会生活历程。

（二）什么是人生观

人生观就是人们对人生的根本看法和态度。它回答的是人为什么活着、人怎样活着才有意义等人生的根本问题。因此也可以说，人生观是人们对人生目的、意义的根本看法和态度。

人们在改造自然、改造社会、改造自身的社会活动中，必然会遇到各种各样的问题，如人和自然的关系、人和社会的关系、物质生活和精神生活的关系、现实生活与理想生活的关系、工作与学习的关系、友谊与爱情的关系、婚姻与家庭的关系、公与私的关系、自由与纪律的关系、奉献与索取的关系、权利与义务的关系、荣誉与耻辱的关系、苦与乐的关系、生与死的关系，等等。人们在认识和处理这些问题的过程中，会逐渐集中思考人生的一些根本问题，进而形成一定的人生观。

（三）人生观的内容

人生观包括三个方面的内容：一是人生目的，即回答人为什么活着、生活的目的是什么的问题；二是人生价值，即回答怎样的人生才有意义和价值；三是人生态度，即回答应该怎样做人、应该怎样对待自己以及别的人和事等问题。这三个方面的内容是相互联系、相互作用的，其中人生目的是人生观的核心，有什么样的人生目的，就有什么样的人生价值观和人生态度，人生价值观和人生态度对人生目的也有一定的影响。

二、价值观

（一）什么是价值观

在现实生活中，同样的事物对有的人有价值，对有的人则没有价值，对有的人价值大，对有的人价值小。人们在认识事物及其属性的基础上，从自身需要的尺度出发，确定各种事物是否有价值及其价值大小，从而确定人们活动的价值取向。总之，人们对客观事物有无价值或价值大小的一种根本观点和评价标准就叫价值观。

价值观本身就有自觉与盲目、真实与虚幻、先进与落后、正确与错误等性质和程度上的差别。一般说来，价值观一般分为政治型价值观、事业型价值观、享乐型价值观和名利型价值观。人们总是尽可能按照自己的价值观去生活，有什么样的价值观就有什么样的精神面貌和行为取向。每一个时代都有其主导的价值观，我们要努力培育符合时代要求和社会主导的价值观。

（二）不同的价值观对人们的认识和实践活动有着不同的导向作用

价值观对人们认识世界和改造世界具有导向作用。从认识活动看，只有某一事物对人有积极意义，即有价值时人们才去认识它。对什么事物的认识有价值，人们就去认识这些事物，这就是价值观在认识事物中的导向作用。从改造活动看、改造什么事物与不改造什么事物，要看这一改造活动对人是否有积极作用、是否有价值，价值观是一个评价标准。总之，认识什么与不认识什么，做什么与不做什么，人们是按照是否有价值去确定的。可见，价值观的导向作用就是人们在一定价值观的指导下，确定自己的具体认识和改造活动应当指向什么。

价值观对人生选择、人生道路同样具有重要的导向作用。如果说价值观第一个导向作用说的是人对外部事物的认识和改造，即认识和改造客观世界，那么，另一个则是指人对自己的认识和改造，即认识和改造主观世界。一个人选择什么样的人生道路，就意味着他认为选择这样的道路是有价值的、有积极意义的。

三、保健按摩师的人生观与价值观

（一）树立为人类健康事业服务的人生观

为人民服务的人生观是在马克思主义的理论基础上建立起来的，它符合人类社会发展客观规律的要求，是人类历史上最进步、最科学的人生观，为无产阶级人生观作出了重大贡献。

为人民服务是每个人都应该树立的最崇高的人生观，对于保健按摩师而言，为人民服务则具体体现在为人类健康事业服务上。按摩本身就是一份健康的事业、一份崇高的事业。保健按摩师在从业的过程中，要树立正确的人生观，怀着献身人类健康事业的高尚情操，为致力于提供高品质的保健服务而努力奋斗。

（二）抵制和反对不正确的人生观

许多人树立了为人类健康事业服务的人生观，但也有人会经受不住外来的诱惑，不同程度地出现错误的、消极的人生观，体现在以下三个方面。

1. 拜金主义

“一切向钱看”是拜金主义人生观的突出表现。奉行拜金主义，就会一切活动以追求个人或小集体的利益为目的，而丝毫不顾及其他，把金钱、财产的增值作为生活的唯一动力，作为人生追求的唯一目标。

2. 享乐主义

贪图享乐、不思贡献是享乐主义人生观的表现。奉行享乐主义人生观的人们认为“人活在世，吃穿二字”，活着就是为了吃得好、穿得好、玩得好，尽情享受口腹耳目的快乐。在享乐主义人生观的支配下，有的人精神空虚，花钱如流水，个别人为满足自己的“享乐”，走上违法犯罪的道路，陷入了痛苦，甚至罪恶的深渊。

3. 个人主义

“一事当前，先替自己打算”是个人主义人生观的表现。个人主义同利己主义没有本质区别，都是把追求个人感情、欲望的满足当作最大幸福的理论。

对于保健按摩职业而言，拜金主义会导致“一切向钱看”，忽视服务质量；享乐主义会导致甘于现状，不思进取；个人主义则是与服务观念完全相对立的。对这些错误的、消极的人生观应该坚持抵制和反对。

（三）人生的价值在于奉献

一个人的价值并不取决于他的聪明才智，而主要应看他是否自觉地、毫无保留地为社会贡献他的力量。历史是由人们自己创造的，如果一个人仅仅为了满足自己的私欲而奔忙，对于社会进步毫无作用，即使有再多的聪明才智，其外在的价值也等于零。只有实现了由内在价值向外在价值的转化，他的人生才是最有价值的。

人生价值是自我价值与社会价值的统一。进入保健按摩行业，就要在从业过程中奉献出自己的汗水和热情，在工作中实现自身的价值，在为人类健康服务的过程中感受到奉献的快乐。对于更多的有视力障碍的保健按摩师而言，在岗位上，他们通过艰苦奋斗、自强不息、不断进取的工作作风和敬业精神，为他人、为社会贡献了自己的力量，实现了人生的自我价值和社会价值的完美统一。

【思考题】

1. 什么是人生观、价值观?

2. 保健按摩师应树立怎样的人生观和价值观?

3. 举例说明错误、消极人生观的表现，并谈谈自己的体会。

第三节 保健按摩师的文明服务

一、文明的概念

文明是指人类在改造客观世界和主观世界的实践活动中所创造的成果的总和，直接反映出人类社会进步的程度，它包括物质和精神两个方面。

物质文明是指人类改造自然界的物质成果，它表现为人类物质生产的进步和物质生活的改善；精神文明是指人类社会在改造自然和社会的过程中所取得的精神成果的总和，体现了人类精神生产和精神生活的发展水平。

中共十六大报告指出："发展社会主义民主政治，建设社会主义政治文明，是全面建设小康社会的重要目标。"所谓政治文明，是指人类社会政治生活的进步状态，是人类在政治实践活动中形成的文明成果，包括政治思想、政治文化、政治传统、政治结构、政治活动和政治制度等方面的有益成果。政治文明的核心内容是民主发展的积极成果。

物质文明、精神文明、政治文明三个文明既是相对独立的，又是相互作用、相互贯通、相互渗透的。物质文明为精神文明、政治文明提供物质基础，物质文明程度的提高可以推动政治制度的变革和思想道德及科学文化水平的提高；政治文明决定精神文明的性质和物质文明发展的方向，进而推动物质文明和精神文明的进程；精神文明可以为物质文明、政治文明提供思想引导、精神动力和智力支持。只有把三个文明作为三位一体的目标，才能在实际工作中促进三个文明协调发展。

二、坚持文明服务

坚持文明服务要求按摩师在牢固树立全心全意为人类健康事业服务的思想

的基础上，遵守工作纪律和各项规章制度，营造热情服务、礼貌待人、优质高效的工作氛围，做到让宾客满意。由此可见，文明服务的内涵很广，包括保健按摩师自身应该具备的基本素质、文明服务用语、与宾客的沟通技巧以及其他服务要求等，这些将在后面的章节阐述。

按摩师的文明修养程度直接影响着保健按摩工作的服务质量。所以按摩师应全力提高服务水平，以文明、优质的服务，树立良好的行业形象。具体说来有以下几点要求：

第一，尊重宾客、一视同仁。尊重宾客的人格与权利，对待不同国籍、种族、民族、性别、职业、地位的客人，都应一视同仁。

第二，热情服务、有问必答。为宾客服务应积极、主动，把宾客当亲人对待，做到尽心尽责、有问必答、热情服务。

第三，语言文明、举止端庄。必须使用“请”“您”“对不起”“谢谢配合”等文明用语，禁用行业忌语，穿戴整洁、礼貌待人。

第四，服务至上、真诚奉献。提高服务水平，拓展服务领域，努力使自己成为有理想、有道德、有文化、有纪律的一代新人。

按摩师们应该全面认识自身行为，以积极的行为倡导文明新风，抵制不文明、不健康、不道德的行为。

【思考题】

1. 文明的定义？
2. 文明的主要内容？
3. 怎样做到文明服务？

第二章　保健按摩师职业素质修养

随着社会的飞速发展，形象包装已不再是明星的“专利”，各行各业对职业形象都越来越重视，要求也越来越高。好的形象不仅展示美，还能体现职业特征。形象优美与否，在个人的求职、工作、晋升和社交中有着举足轻重的作用。好的形象并不只是指衣着，还包括言行举止、仪表容貌及礼节等各个方面。

第一节　保健按摩师的仪表

仪表通常是指人的外表，包括容貌、姿态、风度等。在生活和工作中，每个人的仪表都会引起交往对象的特别关注，并将影响着对方对自己的整体评价。保健按摩师的服务对象是宾客，仪表就更为重要，因其特殊的职业要求，主要体现在容貌和表情两个方面。

一、保健按摩师的容貌修饰

（一）头面部

1. 头发的修饰

（1）干净、整洁

头发应当自觉地做好日常护理，勤洗勤理，使之干净、整洁，做到无异味、无异物，梳理整齐。

（2）长短适中

一个人头发的长短，从礼仪和审美的角度看，会受到若干因素的制约，因此，不能一味地讲究自由、个性而忽视规范。男保健按摩师须做到不留长发，不剃光头，头发长度前不及眉、后不及领、旁不遮耳；女保健按摩师长发过肩者须用发网束于脑后。

（3）发型得体

选择发型除了要适当兼顾个人偏爱之外，最重要的是要考虑到个人条件和所处场合。个人条件包括发质、脸型、身高、体型、着装、性格等，这些都影响到发型的选择。因此，在选择发型时，一定要遵守适合自己的原则。

在社会生活中，人们的职业不同，身份不同，工作环境不同，发型也就有所不同。一般说来，在社交场合，发型可以讲究个性、时尚、艺术；在工作场合，发型则应当讲究传统、庄重、大方。

（4）美发自然

人们在修饰头发时，往往会有意识地运用某些技术手段对其进行美化，这就是美发。保健按摩师美发要求美观、大方、自然，不宜过于雕琢和标新立异。

2. 眼睛、耳朵的修饰

眼睛是人际交往中被他人注视最多的地方。为了给宾客留下美好的形象，保健按摩师在修饰面容时应特别注意对眼部的修饰。

保洁：一是要及时清除眼睛的分泌物；二是如果眼睛患有传染病，应及时治疗，情况严重则应自觉请假医治。

修眉：女保健按摩师如果感到自己的眉形刻板或不雅观，可进行必要的修饰。

眼镜：在工作场所，佩戴眼镜要安全、舒适、美观，应随时保持清洁。保健按摩师为了美观，可以佩戴墨镜。

耳朵的修饰要注意三点：一是要注意卫生，及时清除耳垢；二是要注意修剪耳毛；三是工作当中佩戴的耳饰不宜太具个性化。

3. 口鼻部

口是发声的场所，也是进食之处，应当细心照顾。首先要做到牙齿洁白，口内无异味。要达到这个要求，必须做好以下几点：一是每天定时刷牙；二是经常用爽口液、牙线、洗牙等方式保护牙齿；三是在上班之前忌食气味刺鼻的东西，如葱、蒜、韭菜、腐乳等；四是要避免异响，例如，工作中大声咳嗽、打哈欠等，都是不雅之举，应尽量避免。

鼻子的修饰首先是指保持鼻腔清洁；其次要注意检查鼻毛是否长出鼻孔之外，一旦出现这种情况，应及时进行修剪。

（二）手部

在正常情况下，手是人际交往中使用最多的一个部位，而且其动作往往被附加了多种多样的含义，因此，手比其他身体部位更能体现人们的年龄和职业特征。保健按摩师在工作中用手的机会很多，对手的修饰和保养有更加重要的意义。

1. 手的修饰

（1）勤洗

在日常生活中，手是接触他人和物体最多的地方，出于卫生的考虑，手更应当勤于清洗和保护。对于在工作岗位上的保健按摩师来说，洗手和护手就更重要了。

（2）修甲

指甲过长，不仅容易滋生细菌、病毒，导致传染，而且给工作也带来极大的不便。因此，要及时修剪指甲，指甲的长度以不超过手指指尖为宜。指甲外形不美时，可进行适当的修饰，但不得涂彩色指甲油。

2. 手的保养

保健按摩师如果有一双洁净、灵活的手，必定会给宾客留下良好的印象，还会增加宾客的信任度。有人说，手是人体表露情感的“第二张面孔”。要保持手部皮肤光滑细嫩、洁白秀美，关键就是要常对手部皮肤进行护理和保养，做到勤洗手、勤涂霜、勤防护、勤按摩。

（三）足腿部

中国人看人的习惯是远看头、近看脚。足腿部在近距离之内常为他人所注视，在修饰容貌时不可忽视。修饰足腿部，重点应当注意以下几点。

在正式场合不能光着脚穿鞋子。保健按摩师上班时应穿规定的工作鞋，并且要求做到清洁、舒适、方便、美观。

在日常生活中，应保持足部的卫生，鞋子、袜子要勤洗勤换。不要穿残破、有异味的袜子，必要时应随身带上备用袜子，以应不时之需。不要在他人面前脱下鞋子，趿拉着鞋子，更不要脱下袜子抠脚。

在工作中，男保健按摩师着装不允许暴露腿部，即不宜穿短裤；女保健按摩师不宜穿着裙装，裤长应超过膝部。

二、保健按摩师的表情

表情由脸色、面肌和眉毛组成，表情是人的心理状态的外在表现，与举止一样，表情是人的无声语言。学习表情礼仪的总的要求是，要理解表情，把握表情，不论是在工作场合，还是在生活中，都要使自己的表情显得热情、友好、轻松、自然。

（一）笑容

笑容，即人们在笑的时候所呈现的面部表情，表现为脸上露出喜悦的表情，有时还会伴以口中所发出的欢喜声音。

从广义上讲，笑容是一种令人感觉愉快、发挥正面作用的表情，既悦己，又悦人，是人际交往的一种轻松剂和润滑剂。笑容能使人与人之间缩短心理距离，扫除交际障碍，为深入地沟通与交往创造和谐、温馨的氛围。古人云“笑一笑，十年少”，说明适时的笑，可以健身养性。因此，“笑”是按摩服务工作中不可缺少的礼仪。

1. 笑的种类

在日常生活中，笑的种类很多，大多数富于善意，但也有极少数失礼、失仪。

（1）含笑

含笑是一种程度最浅的笑。它的特点是不出声，不露齿，仅是面含笑意，表示接受对方，待人友善。其适用范围较为广泛。

（2）微笑

微笑是一种程度较含笑为深的笑。它的特点是唇部向上移动，略呈弧形，但牙齿不会外露。它是一种典型的自得其乐、充实满足或知心会意、表示友好的笑。在人际交往中，其适用范围最广。

（3）轻笑

轻笑在笑的程度上较微笑为深。它的特点是嘴巴微微张开一些，上齿显露在外，不过仍然不发出声响。它表示欣喜、愉快，多用于会见亲友、向熟人打招呼，或是遇上喜庆之事的时候。

（4）浅笑

浅笑是轻笑的一种特例。与轻笑稍有不同的是，浅笑表现为笑时抿嘴，笑不露齿。

（5）大笑

大笑是一种在笑的程度上由较轻转为较深的笑。它的特点是嘴巴大张，呈现为弧形，上齿下齿都暴露在外，并且张开，口中发出“哈哈哈”的笑声，但肢体动作不多。它多见于欣逢开心时刻，尽情欢乐，或是高兴万分之时。

（6）狂笑

狂笑是一种在程度上最高、最深的笑。它的特点是嘴巴张开，牙齿全部露出，上下牙齿分开，笑声连续不断，肢体动作很大，往往笑得前仰后合，手舞足蹈，泪水直流，上气不接下气。它出现于极度快乐、纵情大笑之时。

2. 笑的本质

在以上六种常规的笑容中，前四种比较常见，并以微笑最受欢迎。微笑是最自然、最大方、最富吸引力、最令人愉悦、最为真诚友善的面部表情，为世界各民族所认同。微笑是一种特殊的语言，不仅能传递愉悦、友好、和善的信息，而且还能表达歉意、谅解，它可以沟通人们的心灵、架起友谊的桥梁。

在工作岗位上，微笑是礼貌待人的基本要求。在宾客面前，微笑可以使人自然放松，加深理解，产生共鸣，缓解紧张，消除误会、疑虑和不安。正因为如此，微笑被视为“参与社交的通行证”，又被称为基本笑容或常规表情。它展示出以下几个方面的心态和素养。

（1）心境良好

只有心底平和、心情愉快、心理正常、善待人生、乐观面世的人，才会有真诚的微笑。

（2）充满自信

只有不卑不亢、充满信心的人，才会在人际交往中为他人所真正接受。而面带微笑，往往说明对自己的个人能力和魅力确信无疑。

（3）真诚友善

以微笑示人，反映出其心地善良、坦坦荡荡、真心待人，而非虚情假意。

（4）乐于敬业

在工作岗位上微笑待人，说明其热爱本职工作，恪尽职守，工作认真。

3. 笑的注意事项

（1）声情并茂

笑的时候应当做到表里如一，令笑容与自己的举止、谈吐相辅相成。切勿脸上挂笑而出言不逊、举止粗鲁；或是语言高雅、举止得体却面无笑容。这两种情况都会使他人产生怀疑。

（2）气质优雅

会笑的人不仅要讲究笑得适时、尽兴，而且更要讲究笑时要精神饱满、气质典雅。真正的笑应当发自内心，所以它非常自然地反映着人们的文化修养和精神追求。如果笑的时候表现得粗俗、放肆，实际上是自毁个人形象。

（3）表现和谐

笑从直观上看，实际上是人们的眉、眼、鼻、口、齿以及面部肌肉和声音所进行的协调活动，不要顾此失彼，笑得勉强、做作、失真。

（二）眼神

在人类的感觉器官中，眼睛最为敏感，它通常占有人类总体感觉的70%左右。眼睛是人类心灵之窗。对自己而言，它能够最明显、最自然、最准确地展示自身的心理活动。对他人而言，与其交往所得信息的87%来自视觉，而来自听觉的信息则仅为10%左右。因此，眼神是传递信息十分有效的途径和方式。

保健按摩师在工作中，一定要注意从注视的时间、角度、部位、方式等方面把握好自己的眼神，以充分表达出友好、热情和真诚的感情。

有视力障碍的保健按摩师虽然在生理方面存在缺陷，但是仍可以通过与宾客的交流来判断其职业特征、心理状态，从声音来判断宾客的位置，尽量让自己的脸面向宾客，让自己的面部表情流露出对宾客的友好、关注和热情。

【思考题】

1. 保健按摩师的容貌修饰包括哪些内容？
2. 人类心灵的窗口是什么？
3. 在生活中，你常见到的笑有哪些种类？

第二节　保健按摩师的化妆与着装

化妆是修饰容貌的一种高级方法，是指运用一定技巧用化妆品对自己进行修饰、装扮，以使自己容貌变得更加靓丽。

在人际交往中，进行适当的化妆是必要的，这既是自尊的表现，也意味着对交往对象的尊重。在一般情况下，女士对化妆更加重视。其实，它不只是女士的专利，男士也有必要进行适当的化妆。

一、保健按摩师的化妆

（一）化妆的原则

1. 美观

化妆意在使人变得更加美丽，因此，在化妆时要注意适度矫正、修饰得当。

2. 自然

化妆既要讲求美化、生动，更要讲求真实、自然。化妆的最高境界是“妆成有却无”，即自然而然，没有人工美化的痕迹，好似天然如此美丽。

3. 得体

化妆要讲究个性和注意场合。女保健按摩师在工作岗位上的化妆一定要清新、淡雅。

4. 协调

高水平的化妆强调的是其整体效果，所以在化妆时，应努力使妆面和服装、场合、身份协调，以体现自己的品位与气质。

（二）简易化妆

按摩行业的工作性质决定了保健按摩师十分忙碌、辛苦，时间也显得格外紧张，因此，很多保健按摩师想化妆，但因为化妆太费时，或者化妆极为不便，觉得化妆十分麻烦而不愿去做。其实，正是这种紧张的工作节奏、繁重的工作压力使得保健按摩师显得精神疲乏，如果不加以保养和修饰，只会使容颜较早地苍老、失色。所以，按摩工作者一方面要保持良好的心态，让自己充满活力；另一方面，还要注意平时的保养和修饰，可以请求他人帮助自己化个淡妆。

1. 妆前准备

简易化妆要准备几种适合自己肤质、气质以及能与着装相匹配的化妆用品，如润肤霜、粉底、胭脂、唇膏和眉笔等。

2. 化妆步骤

清洁面部→修眉毛→抹粉底→扑干粉→画眼影→画眼线→涂腮红→涂口红。

3. 化妆的要点

第一，粉底颜色要接近肤色，薄施于整个脸部。

第二，眼影颜色要简洁、明快，一两种即可，看起来淡雅、清爽，眼线可细一些、轻一些。

第三，腮红在似有似无中，如自然的血色。

第四，口红接近自然唇色。

（三）皮肤的日常保养

人体皮肤的健美是人的精神面貌和心理状态处于最佳时期的综合表现，也是充足的睡眠、合理的饮食、积极的锻炼等综合作用的结果。人们常说，世界上最漂亮的时装也比不上一身健美的皮肤。但是，即使天生有好的肌肤，如不善加爱护，肌肤也会失去光泽。因此，皮肤的日常保养十分重要，要提倡科学的保养。

首先，要保持良好的心态与充足的睡眠，这有助于人体正常的新陈代谢，使肌肤富有光泽。

其次，要注意科学、合理的饮食，多饮水，多吃新鲜的蔬菜、水果，戒烟和限酒。

再次，适当参加体育锻炼和户外运动，合理安排工作时间与休闲时间，每天保持适量的运动，增强身体体质。

最后，适当的美化也很重要，能起到“藏拙”的效果。

二、保健按摩师的着装

（一）着装的基本原则

着装，即指服装的穿着。着装要遵循一个基本原则，即 TPO 原则，其中，T（Time）指时间，P（Place）指地点，O（Occasion）指场合。TPO 原则意为个人的衣着打扮要符合自己所处的时间、地点和场合。

T（Time）：即指出席或参加某一活动的具体时间，如某日某时，同时也指出席或参加某一活动一定跨度的时间，如某个季节、某几天等。显而易见，在不同的时间里，着装的类别、式样、造型应有所变化。

P（Place）：即指在不同国家、地区或某一地点在着装上要求不一样。

O（Occasion）：即场合，指着装应注意区分自己所处的具体场合，并且按照礼仪规范和惯例，在不同的场合选择不同款式的服装。

（二）着装的基本要求

1. 整洁

在任何情况之下，保健按摩师的着装都要力求整洁，具体有三个方面的要求：首先是整齐，不允许又折又皱；其次是完好，不应有残缺；最后是干净，不应当又脏又臭，令人生厌。对于各类服装，都要勤于换洗，不允许存在明显的污渍、油迹、汗味与体臭。

2. 协调

正确的着装应统筹考虑和精心搭配，其各个部分不仅要自成一体，而且要相互呼应、配合，整体上协调、完美，总之要恪守服装本身约定俗成的搭配。

3. 文明

保健按摩师在着装时，还要努力做到文明着装。着装的文明主要体现在着装大方得体，符合社会的道德传统和常规做法，忌穿过露、过透、过短和过紧的服装。

（三）着装的规范

按摩独特的艺术美是通过保健按摩师的形象来表现的，保健按摩师的思想品格、精神面貌、性格特征、仪表举止、言语服饰等都能引发宾客的情感活动，对宾客的治疗、康复都能起一定的作用。因此，保健按摩师的着装要遵守着装规范，体现保健按摩师职业特有的艺术美。

现在，随着人们对服务品质期待值的提升，宾客对服务企业的环境和保健按摩师的着装等方面的要求越来越高。因此，有的保健企业开展了星级服务，保健按摩师服装正走向职业化。根据其特殊工作的要求，按摩工作服在充分体现企业特点的同时，还要做到严肃、庄重、美观、大方、合体。保健按摩师工作服穿着要求大小和长短适宜、舒适、方便，使操作灵活自如；整洁，无污迹；腰带齐整，衣扣要扣齐，内衣不外露。

保健按摩师的鞋要求穿着舒适，软底，坡跟或平跟，能防滑，干净、整洁，颜色以黑白色为主，能与整体装束协调。

（四）饰物的佩戴

保健按摩师在工作时是禁止佩戴很多首饰的，如手镯、手链、脚链等，因为饰物会给按摩服务工作带来不便，给宾客带来不信任感。对保健按摩师而言，最常见的饰物为领带、墨镜。

系领带一直受到人们的普遍青睐，合适的领带可以起到画龙点睛的作用，衬托出使用者的风采和韵味，具有强烈的装饰性。领带颜色的选用应与使用者的年龄、西装配色协调，与使用者的体型、肤色匹配。

另外，为了美化容貌，保健按摩师可以戴上墨镜。好品质的墨镜可对保健按摩师起到修饰面容、体现个性、美化形象的作用。

【思考题】

1. 什么是化妆，它有哪些基本原则？
2. 保健按摩师的着装有哪些基本要求？
3. 保健按摩师在工作时不能佩戴什么？

第三节　保健按摩师的举止礼仪

举止礼仪指人们的动作姿态和由动作姿态表现出来的内在素养。行为举止是心灵的外衣，一个人的举止得体与否，直接反映出他的内在素养。举止就像一面折射镜，能使人既见其表，又窥其内。有人曾描述保健按摩师像拂过的春风，像温柔的女神，又像坚强的卫士。由此可见，保健按摩师端庄、文雅、大方的举止能给人们留下温和、善良、仁爱的形象。保健按摩师良好的举止离不开礼仪的要求。

一、举止的特点、功能和要求

（一）举止的特点

举止也叫举动、动作，在日常生活里，人们无时无刻不通过举止表露自己的思想、情感以及对外界的反应。在礼仪中，举止被看作是人类的一种无声的语言，即体态语言，又称第二语言或副语言，简称体态语或体语。它有如下特点。

1. 连续性和多样性

举止的过程是连续不断、不可分割的，只有一个完整的举止才能表达一个完整的意思。同时，传递同一信息可有多种举止并列，或者说，多种举止可以表达同一信息，这就是举止的多样性。

2. 真实性和深刻性

有声语言是经过整理、加工后的东西，它往往把所要表达的意思的大部分，甚至绝大部分有意或无意地隐藏起来了，而体态语多数是不由自主的，主要受潜意识支配。所以说，人体语言的真实性、可靠性要比有声语言强得多，而且它所显示的意义有时比有声语言更多，也更为深刻。

（二）举止的功能

举止在人的相互沟通中作用很大，具体地说来，有以下五个方面的功能。

1. 表露功能

举止可以表达口语难以表达的信息，使双方免于受窘。

2. 替代功能

举止可以替代口语，直接与对方交流、沟通。

3. 辅助功能

举止可以辅助口语，使人言行一致，思想得以强化，从而使表达更为深刻。

4. 适应功能

举止可以适应人的心理、生理的需要。

5. 调节功能

举止可以发生暗示，调节双方关系，使对方做出积极反应。

（三）举止的要求

人们在交往中，尤其在正式场合，要遵守举止有度的原则，即人们的举止要合乎约定俗成的行为规范，做到坐有坐相、站有站相，具体而言，即要求行为举止要文明、优雅、敬人。所谓文明，是要求举止自然、规范、得体，以体现自己良好的文化教养。所谓优雅，是要求举止高雅脱俗、美观大方，不卑不亢，赏心悦目，颇具魅力。所谓敬人，是要求举止礼敬他人，以体现对对方的尊重、友好与善意。

二、保健按摩师的举止

根据礼仪的规范，举止礼仪主要分站姿、蹲姿、坐姿、行姿、手姿。

（一）站姿

站姿又称站相，指的是人在站立时所呈现的姿态，是人的最基本姿势，同时也是其他一切姿势的基础。通常，它是一种静态姿势。保健按摩师的站姿应该显示出其礼貌、稳重、端庄、挺拔和有教养的风采。

1. 基本站姿

挺胸，收颌，目视前方，双手自然下垂，或相握于腹前，双腿或腿跟并拢而脚尖稍分开，头、颈、腰成直线。

站立时，可以将重心置于某一脚上，即一腿伸直，另一条腿略为前伸或弯曲，也就是说双腿一直一斜。还有一种方法，即双脚脚跟并拢，脚尖分开，张开的脚尖之间大致相距 10 厘米，其张角约为 45°，呈现“V”字形。

2. 不雅的站姿

（1）全身不够端正

站立时头歪、肩斜、臂屈、胸凹、腹凸、背弓、臀撅、膝屈，或双手插在口袋里，懒洋洋地倚靠在墙上或椅子上。

（2）双腿叉开过大

在他人面前双腿叉开过大或双腿交叉，都不美观。

（3）手脚随意乱动

站立时，手脚下意识地做些小动作，如玩弄衣服、用脚尖乱点乱划等行为。

（4）表现自由散漫

站立时随意扶、拉、倚、靠、趴、蹬、跨，显得无精打采，自由散漫。

（二）蹲姿

蹲姿全称为下蹲的姿势。它是人在处于静态立姿时的一种特殊情况。多用于拾捡物品、帮助别人或照顾自己。例如，保健按摩师在宾客面前需要捡拾地上某物或为宾客奉茶时，弯腰、俯首、撅臀，显然就不如采取蹲姿雅观。

1. 基本方法

蹲的基本方法有两种：其一是单膝点地式，即下蹲后一腿弯曲，另一条腿膝盖点地；其二是双腿高低式，即下蹲后双腿一高一低，互为倚靠。蹲的方位应在宾客一侧。

2. 主要禁忌

在公共场所下蹲，有三条禁忌：其一是直接面对他人，这样做会使他人不便；其二是背对他人，这样做对他人不够尊重；其三是双腿平行叉开。

（三）坐姿

坐姿，即人在就座之后所呈现的姿势。足部按摩师在为宾客服务时，通常采取坐姿。

正确的坐姿一般要兼顾角度、深浅、舒展三个方面的问题。角度，即坐定后上身与大腿、大腿与小腿形成的角度。这两个角度均有大小之分，坐姿因此而大有不同。深浅，即坐下时臀部与座位所接触面积的多少。以此而论，坐有深坐、浅坐之别。保健按摩师在与宾客交谈时，一般为浅坐，在坐着为宾客按摩时，一般为深坐。舒展，即入座后手、腿、脚的舒张、活动程度。保健按摩师在入座时要充分考虑到手的伸展度，以便于工作时的手法操作。保健按摩师在入座时还要注意以下几点。

1. 注意顺序

如果与宾客一起入座，一定要讲究先后顺序，应先请宾客入座，同时就座一般适用于平辈与亲友、同事之间。无论如何，抢先就座都是失态的表现。

2. 讲究方位

不论是从正面、侧面还是背面走向座位，通常都讲究从左侧一方走向自己的座位，从左侧一方离开自己的座位，简称为“左进左出”。

3. 落座无声

在就座的整个过程中，不管是移动座位、坐下还是调整坐姿，都不应发出嘈杂的声音。

（四）行姿

行姿也称走姿，是指人在行走的过程中所形成的姿势。与其他姿势所不同的是，它自始至终都处于动态之中，体现的是人类的动态之美和精神风貌。从总体上讲，行姿属于人的全身性的活动，但是其重点则在行进中的脚步之上。因此，行姿有时也叫步态。

对行姿的总的要求是轻松、矫健、优美、匀速。虽不一定非要做到古人所要求的行如风，至少也要做到不慌不忙、稳重大方。

1. 基本的行姿

行走时，应以正确的立姿为基础，并且要全面、充分地兼顾以下六个方面。

（1）全身伸直，昂首挺胸

行走时，要面朝前方，双眼平视，头部端正，胸部挺起，背部、腰部要避免弯曲，使全身看上去成一条直线。

（2）起步前倾，重心在前

起步行走时，身体应稍向前倾，身体的重心应落在反复交替移动的前面那只脚的脚掌上，这样身体会随之向前移动。要注意的是，当前脚落地、后脚离地时膝盖一定要伸直，踏下脚时再稍为松弛，并立刻使重心前移，这样走动的步态会显得自然、大方。

（3）脚尖前伸，步幅适中

行进时，向前伸出的那只脚应保持脚尖向前，不要向内或向外，同时还应保持步幅大小适中。步幅指行进中一步的长度。通常，正常的步幅应为一脚之长，即行走时前脚脚跟与后脚脚尖两者相距一脚长。

（4）直线前进，自始至终

行进时，双脚行走的轨迹大体上应当呈现为一条直线。同时要避免身体在行进中左右摇摆，并使腰部至脚部保持以直线的形状进行移动。

（5）双肩平衡，两臂摆动

行进时，双肩、双臂都不可过于僵硬、呆板。双肩应当平稳，力戒摇晃，两臂则应自然，一前一后有节奏地摆动。摆动时，手腕要进行配合，掌心要向内，手掌向下伸直，摆动的幅度以30°左右为佳。不要双手横摆，不可同向摆动。

（6）全身协调，匀速前进

行走时，速度要均匀，要有节奏感。另外，全身各个部位的举止要相互协调、配合，表现得轻松、自然。

2. 行姿的特殊要求

（1）轻盈、灵敏

保健按摩师在工作岗位上的行姿应该是轻盈、灵敏的，给人以轻巧、美观、柔和之感，显示出保健按摩师的端庄、优雅、健美和朝气。因此，要求保健按摩师在行走时，脚尖向着正前方，脚跟先落地，挺胸收腹，两眼平视，双肩放平微后展，两臂自然摆动或一手持物在胸前，步履轻捷，弹足有力，柔步无声，让宾客感受到一种健康向上的活力。

（2）快慢适当

行姿的节奏要快慢适当，给人一种矫健、轻快、从容不迫的动态美。在有急事需快走时，注意保持上身平稳，步履快而有序，肌肉放松而舒展自然，使宾客感到保健按摩师工作忙而不乱，感到安全而充满信任感。

（3）走姿规范

一定要按照行姿的举止礼仪规定行走，行走方向不定、瞻前顾后、速度多变和八字步态的举止均为失礼。

（五）手姿

手姿是两手及两手臂所做的动作。由于手是人身体上最灵活自如的一个部位，所以手姿是体语中最丰富、最有表现力的举止，它既可以是静态的，也可以是动态的。

保健按摩师需要掌握和运用以下基本手势。

1. 垂放

垂放是最基本的手姿，其做法有两种：一是双手自然下垂，掌心向内，或相握于腹前；二是双手伸直下垂，掌心向内，分别贴放于大腿两侧。垂放多用于站立之时。

2. 持物

持物即用手拿东西，其做法多样，既可用一只手，又可用双手。但最关键的是拿东西时动作应自然，五指并拢，用力均匀，不应竖起无名指与小指，显得做作。

3. 鼓掌

鼓掌是用以表示欢迎、祝贺、支持的一种手姿，多用于会议、比赛或迎候嘉宾。其做法是，以右手掌心向下，有节奏地拍击掌心向上的左掌。必要时，应起身站立。但是，不应该以此表示反对、拒绝、讽刺、驱赶之意，即不允许鼓倒掌。

4. 夸奖

这种手姿主要用以表扬他人。其做法是伸出右手，竖起拇指，指尖向上，指腹面向被称道者。但在交谈时，不应将右手拇指竖起来反向指向其他人，因为这意味着自大或藐视，也不宜自指鼻尖，因其有自高自大、不可一世之意。

5. 指示

指示是用以引导宾客或他人、指示方向的手姿。其做法是以右手或左手抬至一定高度，五指并拢，掌心向上，以其肘部为轴，朝一定方向伸出手臂。

三、保健按摩师的常用礼节

保健按摩师在工作和生活中，与宾客、同事之间，经常相互行礼，如握手礼、点头礼等。大方、得体的礼节动作能给人以友好、愉快的感觉，但是使用不当，反而会适得其反。

（一）握手礼

1. 握手的方式

握手的标准方式是：行至距握手对象约一米处，双腿立正，上身略向前倾，伸出右手，四指并拢，拇指张开与对方相握。握手时应用力适度，上下稍许晃动三四次，随后松开手，恢复原状。握手时应注意以下几个问题：

（1）神态

握手时，神态专注，面带笑意，目视对方双眼，并且口道问候，表现热情、友好、自然。切忌三心二意，敷衍了事，漫不经心，傲慢冷淡。如果在此时迟迟不握他人早已伸出的手，或是一边握手，一边东张西望，目中无人，甚至忙于跟其他人打招呼，是极不礼貌的表现。

（2）姿势

向他人行握手礼时，应起身站立。握手时彼此之间的最佳距离为一米左右，因此，双方均应主动向对方靠拢。如果双方距离过近或过远，会显得一方有意讨好或冷落另一方。如果双方握手时距离过近，手臂难以伸直，也不甚雅观。最好是双方将要相握的手各向侧下方伸出，手臂伸直相握后形成一个直角。

（3）手位

在握手时，手的位置至关重要。常见的手位有单手相握和双手相握两种。

①单手相握：以右手与人相握是最常用的握手方式。手掌垂直于地面最为适当，称为“平等式握手”。

②双手相握：用右手握住对方右手后，再以左手握住对方右手的手背。这种方式适用于亲朋故旧之间，用以表达自己的深厚情意。此种方式的握手不适用于初识者与异性，因为它有可能被理解为讨好或失态。

2. 握手的禁忌

第一，不要用左手与他人握手，尤其是与阿拉伯人、印度人打交道时要牢记这一点。

第二，不要争先恐后，而应依次进行。

第三，不要戴着手套握手，也不要戴着墨镜与他人握手，只有患有眼疾或眼部有缺陷者例外。

第四，不要在握手时将另一只手插在衣袋里，也不要在握手时另一只手依旧拿着香烟、报刊、公文包、行李等东西而不肯放下。

第五，不要在握手时面无表情，不置一词，好像根本无视对方的存在，而纯粹是为了应付；也不要在握手时点头哈腰，滥用热情，显得过分客套，这样只会让对方不自在、不舒服。

（二）点头礼

点头礼又叫颔首礼，头部向下轻轻一点，同时面带笑容，但不宜点头不止，或者点头的幅度过大。它所适用的情况主要有：路遇熟人，在会场、剧院、歌厅、舞厅等不宜与人交谈之处；在同一场合碰上已多次见面者；遇上多人而无法一一问候之时。行点头礼时，不宜戴帽子。保健按摩师在工作场所遇到宾客、领导或同事时，都应点头示意，体现自己的友好。

（三）名片礼仪

名片是一种经过设计、能表示自己身份、便于交往的卡片，是当代社会人际交往中一种最经济实用的介绍性媒介。现在，很多保健按摩师为了稳定自己的宾客群，通常会使用到名片，或是向宾客索取名片。

1. 递上自己的名片

递名片给他人时，应郑重其事，起身站立，走上前去，用双手（单方递名片时）或者右手（双方互递名片时）握住名片，正面朝上交给对方。勿以左手递交名片，不要将名片背面面向对方或是颠倒着面向对方，或将名片举得高于胸部，更不能以手指夹着名片递交。

将名片递给他人时，口头应有所表示。例如，可以说“××，这是我的名片，请多指教”，“多多关照”，“今后保持联系”，“我们认识一下吧”，或是先做自我介绍。

2. 接受他人的名片

当他人表示要递名片给自己或交换名片时，应立即放下手中的事情，双手接过来，并点头致谢。接过名片，应当着对方的面用半分钟左右的时间，将其认真读一遍。如果需要当场将自己的名片递过去，一般要在收好对方名片后再进行，不要左右开弓，一来一往同时进行。

3. 索取他人的名片

如果没有必要，最好不要强索他人的名片。索取他人名片时，也不宜直言相告，而应采用以下几种方法：

第一，主动递上本人名片，此所谓“将欲取之，必先与之”。

第二，询问对方：“今后如何向您请教？”此法适用于向尊长索取名片。

第三，询问对方：“以后怎样与您联系？”

【思考题】

1. 举止有哪些特点、功能和要求？
2. 对保健按摩师的行姿有什么特殊要求？
3. 结合实际，谈谈保健按摩师如何以巧妙的方式向宾客索取名片？

第四节　国内外的风俗习惯

我国加入世界贸易组织以来，国际交往日趋频繁，前来我国投资、旅游、交往和交流的国际人士逐渐增多。传统中医按摩受到国际友人的青睐，保健按摩师在服务过程中，会遇到不同国家、不同种族和持不同宗教信仰的客人。为了在服务中更好地尊重对方，提高自身和保健按摩从业人员的整体素质，很有必要学习这方面的知识。

一、国内主要少数民族和香港、澳门、台湾地区的风俗习惯

（一）国内主要少数民族的风俗习惯

我国有56个民族。在历史的发展和演变中，不同的民族形成了各自特色和独有的习惯。下面简要介绍几个我国人口较多且有代表性的少数民族的风俗习惯。

1. 壮族

据2010年第六次全国人口普查统计数据，壮族有16926381人，是我国少数民族中人口最多的民族，主要分布在广西、云南、广东和贵州等地。壮族的生活习惯和饮食习惯与居住地的汉族非常相似，主食喜大米、玉米和糯米，喜食蔬菜，喜欢酸辣味的食物。

壮族人待客非常热情。有客来访，主人一定要亲自出面，让座、递烟、双手捧茶。不会单手递送食物，在客人面前不会大声说话，否则认为是不礼貌的行为。

壮族人家如果产妇生产时，门上会悬挂草帽一顶，暗示外人不得入内。无论家人、客人都不能坐门槛中间。不准扛锄头或戴斗笠走进家中。壮族人在二月二会拜村社，并举行龙抬头、祈丰收等活动。

2. 回族

据2010年第六次全国人口普查统计数据，回族有10586087人，主要分布在宁夏回族自治区及西北各省区，还有一部分散居在全国各地，素有大分散、小聚居之说。回族人普遍信奉伊斯兰教，许多风俗和生活习惯都与宗教信仰有密切的关系。回族有尊重长者的习俗。对鳏寡孤独、无依无靠的人以及亲属、近邻都乐于资助。

在饮食方面，回族吃牛肉、羊肉、鸡肉、鱼肉，但不吃猪肉、狗肉、马肉、骡肉和一切凶猛禽兽的肉。所食的肉类在宰杀上相当讲究。忌食一切动物的血和自死的动物。对蔬菜类没有大的禁忌。喜欢喝茶，茶具很讲究。禁酒，忌讳别人在自己家中吸烟、喝酒。

回族人忌出言无礼，以讲究清洁卫生而著名。有回族人在座，严禁一切与猪肉有关的食品上桌。

回族的主要节日是开斋节、古尔邦节、圣纪节。

3. 维吾尔族

据2010年第六次全国人口普查统计数据，维吾尔族有10069346人，主要分布在新疆维吾尔自治区的和田、喀什、阿克苏和库尔勒四个地区，其余散居在新疆各地。

维吾尔族和回族一样，普遍信奉伊斯兰教。维吾尔族非常重视礼貌，与人相见时，喜欢将右手按在胸部中央，身体向前倾30°左右，或施握手礼，以表示对他人的尊重。在接受别人礼物或给别人敬茶时要用双手。

维吾尔族人有良好的卫生习惯，喜欢屋内整洁，并喜欢用红色进行装饰。饮食习惯上很讲究主食，主食以面食为主。饭前必须洗手，但只限三人以下同时洗，不能把手放在水盆里冲洗，要用被维吾尔族称之为“阿布塔巴”的壶冲洗。吃抓饭时，指甲一定要剪干净，不能把抓起来的饭再放回盘里。吃食物时，不能随意拨弄食物、随便揭开锅盖等炊具。夏季多食瓜果，喜欢喝奶茶和红茶，禁食猪肉，禁食自死的动物及一切动物的血，忌食狗肉、驴肉、骡肉等。

维吾尔族的主要节日是肉孜节、古尔邦节、诺鲁孜节。

4. 蒙古族

据2010年第六次全国人口普查统计数据，蒙古族有5981840人，主要分布在内蒙古自治区，一部分散居在东北三省及青海、甘肃和新疆部分地区。蒙古族普遍信奉藏传佛教，待人热情，不论认识与否，一见面总会热情问候，并把右手放在胸前，微微躬身，以示有礼。请客人来蒙古包时，全家老少会随客人坐下，端上各种食品、酒类，任其品尝。敬酒和敬茶时有浅茶满酒之俗，有时还唱歌敬酒，若客人开怀畅饮，主人会格外高兴。

在蒙古族传统信仰中，禁止将脏东西抛入河中，夏天不下河洗澡，不在河边洗衣服和洗羊毛等。

5. 藏族

据2010年第六次全国人口普查统计数据，藏族有6282187人，主要分布在西藏自治区，部分分布在青海、甘肃、四川、云南等地区，普遍信奉藏传佛教，俗称喇嘛教。

藏族家庭的特点之一就是小家庭居多，一般家庭有四五口人。与人交往时，亲切的表示便是点头，或者弯腰行 45° 的鞠躬礼并伸出双手，掌心向上。隆重的礼节是献哈达。哈达在藏语中是纱巾、绸巾之意，以白色为主，亦有浅蓝色和淡黄色，一般长为 1 ~ 2 米，宽约 20 厘米。敬献者双手托起，高举过头，接受者通常也做出与敬献者一样的姿势，并表示谢意。

藏族普遍信奉藏传佛教，教徒们每天早晨起床后及饭前都要念经，有男女分坐的习俗，男坐左，女坐右，忌讳别人用手摸佛像、经书、护身符、转经轮等圣物，忌讳在寺院附近砍伐树木、高声唱歌、钓鱼、捕鱼、打猎杀生。

藏族有藏历新年、雪顿节、望果节等传统节日。

6. 彝族

据 2010 年第六次全国人口普查统计数据，彝族有 8714393 人，主要分布在四川、云南、贵州和广西等地。彝族人的生活习惯既有与汉族相似的地方，也保留有本民族的特色。

彝族喜欢称自己为“彝家”，十分好客，若是客人到来，主人必用烟、茶、酒及其他食物招待。彝族人有“有酒便是宴”的习俗。酒兴来时，不论男女老幼，也不论认识与否，大家围坐一起，直至酒酣为止。在饮食习惯上，一般以玉米、荞麦、燕麦、土豆为主粮，副食主要是豆类、蔬菜及瓜果，喜欢吃大块肉，喜食酸辣的调味品，多喜欢喝烤茶。

彝族的代表性服饰是一种用黑色羊毛织成的形似围裙的“查尔瓦”（即披毡），晴天可以遮日，雨天可以避水，夜间可兼作被盖，彝族人视其为生活中的宝贝，终年不离其身。火把节是彝族的传统节日，一般在农历六月二十四日前后举行。火把节期间，人们会穿上节日的盛装，家家户户门口都要竖一个火把。火把节的高潮在夜晚，人们手持火把在田间绕行，慢慢汇集到广场的中央。有些地区，火把节要欢度三天。三天中，各个村寨都要杀猪、宰羊，吃坨坨肉，即把牛羊肉切成大小均匀的块，然后煮着吃。

7. 傣族

据 2010 年第六次全国人口普查统计数据，傣族有 1261311 人，主要分布在云南省，聚居的地区是西双版纳傣族自治州和德宏傣族景颇族自治州，普遍信奉南传上座部佛教。

傣族女性在家庭中的地位与男子平等，共同管理家庭事务，儿子结婚要另立门户，父母去世，财产一般由留守老家的幼子或幼女继承。

傣族人较注重卫生，进入傣家的竹楼要脱鞋，不能随便进入竹楼的里屋，不能在竹楼上吹口哨。与傣族人进餐时，不要在别人筷子下夹菜，不能将锅端起来盛饭。吃鸡腿时，要吃一双。傣族人的主食是大米，尤喜糯米，副食中喜欢菜类、豆类和竹笋，肉食喜欢猪肉、牛肉，一般不吃羊肉，口味喜欢酸辣。具有民族特色的菜肴有烤小金猪，即把小猪用火烤熟，然后用木瓜水、盐等做调料，将猪肉撕成碎块吃。

泼水节是傣族的新年，是傣族的传统节日，傣语称“尚健”。“尚健”是辞旧迎新的日子，一般在傣历的六月中旬（即农历清明前后十天左右）举行。每当泼水节来临，儿童们纷纷砍竹子做水枪，家家的门框上都要贴上各式各样的剪纸，镇上的主要街道搭起牌坊，顶端树立象征吉祥幸福的金孔雀。男女老少穿上盛装，成群结队地到山里去采野花做花房。中午，妇女们要各挑一担清水泼到佛像身上，为佛像洗尘。接着，男女青年提着水桶，端着脸盆，互相追逐、泼洒，被人泼水泼得越多，说明得到的祝福越多。

8. 朝鲜族

据 2010 年第六次全国人口普查统计数据，朝鲜族有 1830929 人，主要聚居在吉林省，一部分分布在黑龙江、辽宁、内蒙古等地。

在饮食习惯上，朝鲜族以大米为主食，最喜欢的食物有打糕、冷面，喜食牛肉、鸡肉、海鱼，最喜狗肉，讲究三伏天喝狗肉汤，口味喜酸辣，爱吃大酱，不爱吃带甜味和放花椒的菜。

朝鲜族忌敲门，到朝鲜族人家造访时，应呼叫主人，不得叩门。他们喜欢穿白色服装，故有“白衣民族”之称。传统上，男女均穿短上衣（朝鲜语称为“则羔利”），男子下穿裤腿宽大的裤子（朝鲜语称为“把记”），女子下穿宽松式的彩色高腰长裙（朝鲜语称为“契玛”）。

每个民族都是我们的兄弟姐妹，保健按摩师应当把他们当亲人对待，当然更应该熟悉他们的风俗习惯。

（二）中国香港、澳门、台湾的风俗习惯

1. 香港

香港人生活节奏紧张，业余各有安排，互相探访者少，多借电话问候。有

需要造访时，宜先电话联络。一般社交宜约于酒楼或茶餐厅。但凡婚礼、添丁、祝寿之类喜庆活动，都要做“人情”（贺礼），收到请帖，谁也不能免。

对于陌生人，男士称“先生”，女士称“小姐”“太太”，中等年纪称“小姐”也无妨，年纪大的称“师奶”“阿姨”。对年轻男女，非正规场合也可称“哥哥”“姐姐”。“阿叔”“阿伯”只适合于年纪小的人对中年以上男人的称呼。政府机关工作人员、警察可称“阿 Sir”，女士称“ Miss”“ Madam”。小商店老板称“老细”“事头”“事头婆”。工人、工匠、服务员等称“师傅”。男侍应、售货员称“ Waiter”，女侍应称“小姐”。香港人对一切服务人员、工作人员乃至陌生人都讲究起码的礼貌，“唔该”是香港人挂在嘴边的词。

香港人多能守秩序，车站排队，罕见插队。重视正常劳动，不轻言请假，上班时行色匆匆，下班时怡然自得，一般工人不太愿意加班。

在内地逢年过节时，互相说句“新年快乐”或“节日快乐”乃人之常情。但在香港，人们习惯讲“恭喜发财”，而不愿说“新年快乐”或“节日快乐”，因为香港人忌讳“快乐”，因其谐音与“快落”相似，过年过节特别忌讳“落”字，尤其是做买卖和上了年纪的人，更是不愿听到“快落”之类的话。另外，在香港还有喜“8”厌“4”的习惯。因香港人大多讲广东话，而广东话中“8”与“发”谐音。人们为了讨吉利，故特别喜欢“8”这个数字。同样，“4”与“死”在广东话中同音，因此人们都避免用“4”字，在其他场合也尽量少用“4”字，在遇到非说“4”不可时，就用“两双”或“两个二”来代替。

2. 澳门

澳门人大部分是华人，离香港很近，风俗习惯与香港近似。不过，由于澳门还有葡萄牙人定居，因而其习俗方面的内容保留了一些葡萄牙人的习惯，受到天主教和基督教的影响。

澳门宗教信仰历史悠久，体现了中西文化交融的特色，主要有中国本土的佛教、道教及一些民间宗教，还有从外国传入的天主教、基督教、伊斯兰教等。宗教信徒以及善男信女占澳门总人口的大部分，可谓“满天神佛”。在这个土洋结合的社会中，禁忌方面与台湾、香港两地有着相似的内容。受西方天主教和基督教文化的影响，普遍忌讳“13”和“黑色星期五”。同时中国传统文化的深厚底蕴，在禁忌上也有颇多反映，视黑白两色为凶色，信风水而忌逆风水行事，行船忌说“翻”“覆”等。另外，在澳门，禁说“输”及其谐音字，将“书店”称为“书局”，将“干杯”称为“饮胜”，忌“4”等。

3. 台湾

台湾在明末清初福建、广东人民大规模移居开垦后，进一步加大了开发力度。日本殖民者虽然挖空心思实行殖民同化，但是遭到台湾同胞的顽强抵制。国民党迁台后，有大批内地人员到了台湾，所以台湾汉族同胞的生活习惯和社会风俗与内地基本相同，一般保持着闽、粤地区的特征。

台胞喜欢过生日。男女成人后，每逢诞辰，家人会准备素面、香烛等，举行简单的庆祝仪式。一般从 50 岁时起开始称寿，60 岁为下寿，70 岁为中寿，80 岁为上寿，90 岁为耆寿，百岁为期颐。每逢寿期，由子孙发起庆祝，邀请亲朋，颇为隆重。

台湾民间忌“送巾离根”的说法。按照民俗，办完丧事，送手巾与吊丧者留念，其含义为让吊丧者与死者断绝往来。因此，平时切勿将手巾赠人。忌以扇子赠人，因有“送扇勿相见”的说法，其意是，一到深秋，扇即抛弃不再利用。忌以剪刀赠人，因为“一刀两断”，含“永别”之威胁。忌以伞赠人，台湾话“伞”与“散”同音，“雨”与“给”同音，因此“雨伞”与“给散”谐音。台湾有丧家既不蒸甜果，也不包粽子之忌。倘以甜果或粽子送人，即把对方视为丧家，为不祥之兆。吃饭时忌把筷子插在饭碗中央；忌用筷子敲碗；忌拔白发，认为会越拔越多；忌拔脚毛，认为拔了会见到鬼；忌夜晚洗头发，认为洗了会中风。

台湾还有不少本地特有的节庆活动，其中较隆重者如正月初六祭“清水祖师”（主庙在台北万华清水岩，这一天有盛大、隆重的庆典仪式，以前会连续上演 20 天的大戏），农历三月二十三日会举行规模盛大的“妈祖祭”，七月是整月的“盂兰会期”（各地轮流做普渡）。

二、国外主要客源地的风俗习惯

（一）亚洲国家的风俗习惯

1. 韩国

韩国人待人热情而有礼貌，与客人见面时，男子习惯以鞠躬并握手为礼。女子施鞠躬礼，一般不与男子握手。

韩国人自古以来有尊老、敬老的良好传统，赡养、敬重老人被视为一种美德。路遇长辈均鞠躬问候，并主动让其先行。韩国人主要信奉佛教、基督教、儒教、天道教等，对白色倍加喜爱。

韩国禁忌较多，如逢年过节不说不吉利的话，农历正月头三天不扫垃圾，否则一年财运不佳；生肖相克忌婚，婚期忌单日；忌讳与“死”字同音的字，如“私”“师”“事”“四”等，认为不吉利；忌讳别人在自己面前擤鼻子、吐痰、掏耳朵或衣着不整齐，认为这是极其不礼貌的举止。

2. 泰国

泰国人多数信仰佛教。佛教是泰国的国教，泰国的男子在二十岁左右要当一次和尚，这是泰国特有的国俗民风，不当和尚，会被人瞧不起。泰国的和尚不戒肉类。泰国人特别喜欢大象，尤其珍爱白象，认为大象是吉祥的象征，被视为国宝。泰国人偏爱蓝色，认为蓝色象征安定和永恒。泰国人喜爱荷花，常借荷花来赞美人的气节。数字“9”是泰国人喜爱的数字。

泰国人与朋友见面时，通常施合十礼。将手合十于胸前，头稍稍低下，互相问候，还礼也须双手合十。地位低或年轻的人应主动向有地位、年纪大的人致合十礼，如对对方特别尊重，那么双手举得要高一些。泰国人特别忌讳触摸别人的头部，认为是对人的极大侮辱；忌讳用左手服务，认为不干净；忌讳睡觉时头西脚东，认为只有死人停尸才能头西脚东。

3. 日本

日本人在社交活动中，常爱使用自我谦虚的语言，见面时多行鞠躬礼，有时也行握手礼。日本人的传统服装为和服，女子过成人节、举行婚礼和参加隆重仪式时穿和服。日本人在遇到吉事送礼时，喜黄色或白色；在遇到不幸送礼时，惯用黑色或灰色。日本人极其喜爱白色，视为纯洁的象征，同时还青睐黄色。日本人喜欢乌龟和鹤，认为是吉祥、长寿的象征，又能给人以生存的喜悦和安全感。

日本人大多信奉神道和大乘佛教，忌讳的东西很多，如忌讳绿色，认为绿色是不祥之色；不喜欢紫色，认为紫色是悲伤的色调；忌讳“4”字，送礼特别忌讳“9”字；忌讳触及别人的身体，认为是失礼的行为；忌讳晚上剪指甲；忌讳洗过的东西在晚上晾晒；睡觉或躺卧忌讳头朝北，因日本人停放死者时头朝北；吃饭时忌讳整抚衣服和头发，认为是不卫生、不礼貌的举止；忌讳用一双筷子让大家依次来拨食物；忌讳把筷子垂直插在米饭中或把筷子跨在碗碟上面；忌讳用筷子剔牙或用舌头舔筷子、饭粒等。

（二）美洲国家的风俗习惯

1. 美国

在美国，人与人之间的交往比较随便，不拘礼节，平时见面，一声“哈罗”、一个微笑，打个招呼即可。但在正式场合也须注重礼节。

（1）握手

握手是普通的见面礼，一般说来，男女之间应是女方先伸手，长幼之间是长者先伸手，上下级之间是上级先伸手，宾主之间是主人先伸手。握手时应注视对方，摘下手套；人多时不可交叉握手；女性彼此见面时可不握手。

（2）称谓

美国人习惯于相互之间直呼其名，以缩短彼此之间的距离，并视此为亲切友好的表示。美国人不用行政职务称呼别人，也很少用正式的头衔称呼别人，正式头衔一般只用于法官、高级政府官员、军官、医生、教授和高级宗教人士。

（3）谈话

在美国，个人利益是神圣不可侵犯的，这种准则渗透在社会生活的方方面面。人们日常交谈不涉及个人私事，如年龄、婚姻、收入等问题是忌谈的。与人交谈时应掌握恰当的距离，一般在 50 厘米以外为宜。在公共场所排队也要保持一定的距离。

（4）社交惯例

社交场合，男子要谦让，遵循女士优先的惯例；约会、做客均要事先安排，尽量提前预约；美国人不随便送礼，只有在朋友生日、结婚或节日时才送礼品，鲜花、贺卡、糖果、巧克力都是很好的礼品，不必追求高档次，礼品太贵重，会有行贿之嫌。收到礼物，要当面打开，表示感谢；放在一边，置之不理是很不礼貌的行为。

（5）禁忌

美国人非常忌讳“13”这个数字，认为不吉利，以至于许多高层建筑物没有13层楼，门牌标号也见不到“13”。美国人对星期五抱有恐惧心理，如果星期五碰巧又是13日，他们会格外小心，绝不轻举妄动。

2. 加拿大

加拿大人好客、友善，处世随和，易于接近，注重礼貌而又不拘于繁琐礼节，但也有一些特殊忌讳。

（1）见面

通常，人们初次见面或朋友间分别和久别重逢时行握手礼，亲友间还要拥抱和亲吻面额。熟人见面一般直呼其名，以示亲近、友善，如见长者和尊者要使用尊称。

（2）拜访

在拜访前，应先预约，切不可不打招呼就去加拿大人家里或办公室拜访，即使是朋友也不妥。另外，去约会应准时。在办公室拜访时应抓紧时间，办完事就应告辞。

（3）送礼

加拿大人喜欢在节庆和私人庆祝中互赠礼物，但一般不在乎礼物的经济价值。常送的礼品有鲜花、酒、笔、手表、钟和木质纪念牌等。因事拜访或平常到朋友家做客，一般不送礼。如果是初次，那最好给女主人和孩子带上点礼物。如果是参加别人的生日、婚礼、升迁或告别等聚会，除送礼外，最好送上一张签名的贺卡。送礼时要当面交给女主人，主人应当面打开包装致谢；送礼时不要送白色的百合花，因为它被认为是丧花。

（4）聚会

加拿大人经常在家中宴请亲朋好友，非正式聚会很普遍，尤其是在冬季。如接到印有RSVP（法文：“请赐复”的缩写）字样的正规请柬，应及时回复。在参加聚会时，最好不要穿牛仔裤。客人参加聚会，一般应在晚上10点以前、周末应在晚上11点半以前告辞。回去后，应向主人报平安并致谢。

（5）交谈

在与人交谈时，要选择双方都感兴趣的话题，否则就可谈谈天气。加拿大人喜欢谈政治，特别是本国政治。但对于加拿大的一些政治、文化的敏感话题，不要随便表态。更不可拿加拿大与美国做比较。

（6）其他行为

加拿大人十分重视公共场所的礼节。如在电影院应衣着整齐，在走路时，若看到有提醒的句子，应按照提示去做。加拿大人有难处时，喜欢求助于近邻朋友，反之，他们也喜欢为亲朋好友提供力所能及的帮助。在家里，不可吹口哨、讲故事，吃饭时也不可说一些悲伤或死亡的事。

3. 巴西

巴西人具有尊敬老人的美德，每年 8 月的第二个星期日为父亲节。这一天举国同庆，青年人聚会邀请老人们参加，向老人献花、送礼，共进丰盛的午餐，报纸杂志登载尊敬老人的事迹。

巴西人的婚嫁习俗是男大当婚、女大当嫁。巴西人的结婚年龄一般为男子 24 ~ 26 岁、女子 20 ~ 28 岁。合法婚姻有两种，一种是在政府登记，另一种是到教堂登记。根据巴西婚嫁的传统习惯，男女双方结婚，男方无须聘礼，只准备一对戒指，准时到教堂举行婚礼就行了。而女方则要负担结婚时的一切费用，如操办婚礼的事务费、教堂的使用费、新房的布置费等。男女双方结婚以后，妻子一般不跟丈夫到婆家去住，多同自己的父母居住在一起。在巴西，虽然女性多于男性，但是没有重男轻女的现象，相反，对女子极为尊重。女子在法律上有一定的保障。一旦夫妻离婚，男方多数要支付女方生活费和未成年子女的教育费。

（三）欧洲国家的风俗习惯

1. 英国

英国人请客吃饭一般在晚上，邀请的方法可以通过手写请柬、印刷请帖或电话等形式。如果晚餐很重要，多用书面形式发出邀请。被邀请者一般提前两三个星期会收到请帖，作为被邀请者，一旦定下来，无重要原因不要缺席。

晚宴一般在晚上 9 点钟开始。一旦主人定了时间，客人最好不要迟到，否则会使主人和其他客人因等候过久而大扫兴致。

主人在定菜单之前往往会征求客人的意见，这时客人应做到不过分要求。主人在安排菜单时应尽量恰当，品种多些，以满足每一位客人的要求。

过去，安排席位有两个标准：客人的社会地位和年龄。那时的礼节规定：

女主人应让社会地位最重要的男宾坐在自己的右边，其次的一位男宾坐在左边；男主人应让最重要的女宾坐在自己的右边，其次的一位女宾坐在左边；其余的客人按社会地位的高低一男一女隔开就座。如今，安排座位主要从客人交谈方便考虑，目的是使晚餐的气氛更加活跃。

服务应从最年迈、最重要的女宾开始。空盘应从她左侧递放，然后由左按顺序将空盘一一递放在每个客人的左侧。当然，若在熟悉的朋友之间就不必这么拘于礼节了，空盘可以互相递，每个人将空盘传递给自己右边的客人。

吃饭或喝汤时不要发出声音来；嘴里含满食物时不要讲话；不要狼吞虎咽，但也不应过于斯文，动作迟钝。遇到不知道吃法的食物时，干脆承认自己不会吃，别人很有可能会教你。

与友共餐不仅是为了吃东西，更重要的是聊天，沉默寡言是一种失礼的表现。除疾病外，其他内容都可以作为交谈的话题。

晚餐结束时，女主人应先站起来，请客人到客厅就座。客人可以自由聊天。客人告辞时，主人应一一把客人送到门口，客人应道谢。

2. 法国

法国人尊重女士，故以殷勤的法国人著称，社交场合处处体现着女士优先的原则。

法国人讲文明、重礼貌，“请”“对不起”“谢谢”等随时挂在嘴上，尤其是“谢谢”两个字，即使是小孩子为其父母做了点事，父母也要说声“谢谢”。

法国人热情，与人萍水相逢也会亲热交谈。他们愿与外来人交往，但邻里间很少往来。朋友聚会往往在餐馆或咖啡馆，很少请人到家中做客。万一到法国人家中做客，千万不要用餐巾擦拭餐具，这样做是对主妇的莫大侮辱；去时可送一些礼物，不一定讲究、贵重，但应包装好；鲜花是备受欢迎的礼物，不过红玫瑰、黄色的花和菊花却万万不可送；应尊重法国人的隐私权。

3. 德国

德国是个礼仪之邦，人们普遍讲究公共道德。在公共场所，遵守秩序、互相谦让、尊重老人和妇女儿童已成为传统美德。在机场、火车站等需要排队等候时，人们会自觉遵守秩序。在城市街道上无信号灯的人行道，机动车在遇有行人过路时，会自动停车让行人先行。在日常生活中，人们相见时互相问候，并握手致意。熟人在分别较长时间重逢时，亦可相互拥抱。女士优先的原则体现在各个方面。

如果想拜访某人或到别人家做客，应事先约定时间。到他人房间须先敲门，得到同意后方可进入。鲜花和葡萄酒是较通用的礼品。应尊重他人的隐私。在公共场所不得大声喧哗，否则会遭他人蔑视。吃饭时不得弄出声响。

4. 意大利

意大利人是非常讲究礼貌的，朋友、邻居、师生见面都要相互问候。意大利人也是非常乐于助人的，当你迷途问路时，他们会非常乐意地为你指路、带路。同样，意大利人也非常讲究公共道德，在公共汽车上，为老人让座的现象经常可见。

在意大利，按天主教的传统，婚礼应在教堂举行，但现在到市政厅登记结婚的人越来越多。

意大利人很重视自己的生日。每逢生日，往往邀请亲朋好友到家中热闹一番。生日聚会的习俗与其他国家相同。

5. 俄罗斯

（1）日常礼仪

当客人来时，主人以面包和盐接待，这是对客人的最高的敬意和最热烈的欢迎。亲吻是俄罗斯人的重要礼节。吻是挨面颊两次，一般先右后左。在介绍人们相识时，一般先介绍女性，尊重女子是俄罗斯人的社会风尚。

（2）命名习俗

俄罗斯人为婴儿命名的习俗由来已久。在举行仪式的那天，父母抱着婴儿和父母、祖父母一起到婴儿宫，父亲去办理出生证明；母亲抱婴儿进入母婴室，医生赠送一本《婴儿保健手册》。准备就绪后，命名典礼正式开始，在贺词与国歌声中，婴儿接受主持人的美好祝愿，主持人在出生证上签名，并把一封贺信交给婴儿的父母，仪式至此结束。

（3）婚俗

传统的俄罗斯人的婚姻习俗颇为繁多。说媒时讲究单日，忌讳星期三、星期五和 12 日，相亲时祷告，结婚时摆“门形”婚宴，婚礼上唱歌、跳舞。

6. 西班牙

称呼西班牙人时，一般可称“先生加父姓”“夫人加夫姓”，但称呼未婚女性必须称“小姐加教名”。宴请与约会应提前用电话通知。在正式场合会见西班牙人，男士应穿黑色皮鞋，女士应戴耳环。西班牙盛行女士优先的原则。他们注重个人隐私，一般不能询问别人的年龄、收入、婚否、宗教信仰、政治派别。路上相遇，不得询问到何处去、去干什么。西班牙人视斗牛活动为“国粹”，不能容忍外国人对此发表批评性意见。1836—1838 年的西班牙内战是西班牙的敏感话题，要注意回避。

西班牙人个人自尊心、荣誉感比较强烈，与他们打交道应避免损害其面子的言论。与西班牙人初次见面，不宜送礼物。但赴家宴须向主人送礼，常送礼品有酒、巧克力、工艺品等，一般不宜送鲜花，不要送太个性化物品。礼品要一进门就递给主人，礼品须包装好。主人收到礼品要马上打开并加以赞赏。西班牙人忌讳大丽花和菊花图案，视其为死亡象征。他们无主动敬烟的习惯，但允许向别人索烟。

西班牙人生活习惯特殊，早晨不习惯早起，下午午休时间长，晚上很晚就寝。他们十分喜欢夜生活，喜好与朋友深夜外出聚会、进餐，通常是轮流做东。

（四）非洲国家的风俗习惯

1. 埃及

埃及人的生活习俗融合了古法老遗俗和伊斯兰教规，其很多礼仪与阿拉伯国家相同。埃及人认为右比左好，右是吉祥的，做事要从右手和右脚开始。握手、用餐、递送东西都必须用右手，穿衣先穿右袖，穿鞋先穿右脚，进入家门和清真寺先迈右脚。用左手与他人握手或递东西是极不礼貌的，甚至被视为是污辱性的。

在埃及人面前尽量不要打哈欠或打喷嚏。如果实在控制不住，应转脸捂嘴，并说声“对不起”。

埃及人喜欢绿色和白色，讨厌黑色和蓝色。他们在表示美好的一天时，称“白色的一天”，而不幸的一天则称作“黑色的一天或蓝色的一天”。对真诚坦率的人称为“白心”，称充满仇恨、嫉妒、奸诈的人为“黑心”。埃及的丧服为黑色。有地位或年老者喜好黑色或深色服装，以表示庄重和显示其威望。

2. 南非

南非民族成分复杂，生活习俗各异。祖鲁族是南非人口最多的民族，绝大多数祖鲁人从事农业及畜牧业，以玉米为主食。牛是财富的象征，每逢节庆都要宰牛祭祖，将牛头放在屋顶上，以示永不忘本。娶亲必须用牛做聘礼，送给新娘的父亲，然后才能娶回妻子。

（五）大洋洲国家的风俗习惯

1. 澳大利亚

在澳大利亚人口中，白种人占85%以上，其中绝大多数为英国血统，其余为意大利、希腊等国移民的后裔。这一人口结构自然形成了接近英国传统的习俗。当然，土著人仍保持着自己特有的习俗。

澳大利亚人见面，正式场合一般用全称，有时还要冠以先生、女士、小姐。口头称呼一般称先生、夫人、小姐加上姓。对不了解婚姻状况的女子多称小姐或女士。对地位较高者和年长者多称先生或夫人。在家人和亲朋好友之间，通常直呼其名或昵称。对服务人员一般可称呼其身份，也可称服务人员为先生、夫人和小姐。

澳大利亚人习惯以握手表示友谊，但在亲朋好友之间通常以吻礼或贴面表达感情。介绍时一般先介绍长者或地位高者。

澳大利亚人崇尚自信、自强，他们无意打探他人的事情。澳大利亚人在公共场所都自觉排队等候服务，人与人之间要留有一定的距离，绝不能紧靠前后的人，插队是失礼行为。

2. 新西兰

新西兰的欧洲和亚洲移民均遵从各自传统的风俗习惯。生活在城市里的毛利人仍然继承了毛利人的传统文化，非常尊敬长者。毛利语在部分地区很通行。毛利人极重视他们的传家之宝，如权杖、绿玉项链等，深信其中藏有先辈的灵气。毛利人能歌善舞，擅长雕刻。他们接待客人的最高礼仪是碰鼻礼。因新西兰的国鸟是几维鸟，故新西兰人常称自己为“几维”。

上面介绍的国家只是很少的一部分。即使是已介绍的国家，也只做了一些非常简略的介绍。之所以举几个例子，是为了使保健按摩师在从业过程中注意不同的风情习俗，为宾客服务必须尊重他们的人格，尊重他们的风俗习惯，更加细致地把保健按摩工作做好。同时，也为了使保健按摩师认识到，要成为一个优秀的保健按摩师，还要不断学习本民族之外的世风习俗，使自己的知识更加丰富、充实。再说，人类的习俗也不是一成不变的，随着社会的发展进步，随着人类自身的繁衍变迁，人的习俗风尚无时不在变化。因此，保健按摩师必须不断调整、学习，不断增强自己的适应性。

【思考题】

1. 回族、维吾尔族的主要节日是什么？

2. 泼水节是哪个民族的节日？

3. 欧洲人首次见面的称呼是什么？

第五节　保健按摩师的职业形象

在个人形象设计过程中，只有衣（服饰色彩和款式）、形（仪态和举止）、神（气质）三者俱佳时，形象才最美。因此，我们应该善于发现并挖掘自身的独特气质，倡导内外结合的整体和谐美。遵循以人为本的原则，保健按摩师应做好形象策划，争当服务明星，这样才有利于提升工作质量和效率，树立个人品牌形象。

一、职业形象的定义

职业形象不仅包括从业人员的发型、衣着等外表的东西，还包括仪容（外貌）、仪表（服饰和职业气质）以及仪态（言谈举止）三个方面，其中最为讲究的是形象与职业、地位的和谐。

二、如何树立完美的职业形象

一位专业的保健按摩师在宾客心中的形象，应该是具有娴熟的按摩技术、优雅的风度、端庄的举止和文雅的谈吐。保健按摩师成功的形象规划是从树立良好的第一印象开始的，要做到自身发型服饰、气质、言谈举止与职业、场合、地位以及性格相吻合，体现自己在职业领域的专业性。同时要表现对他人的尊重，展现个性风采、个人修养等，以便给宾客留下美好的印象。

树立完美的职业形象，是从事保健按摩工作的首要条件。除了在仪表、着装、举止、礼仪等方面高要求外，保健按摩师还应该着重注意以下方面。

（一）同情体贴、热情负责

对人同情体贴、热情负责，体现了社会主义的人道主义原则，体现了保健按摩师全心全意为宾客服务的精神。保健按摩师为了宾客的健康，必须对宾客有深切的同情心，这种同情与怜悯、仁慈是不同的，它不是个人的恩赐，而是保健按摩师应尽的义务和职责。作为保健按摩师，必须培养良好的心理素质及情绪的自控力。例如，身材肥胖或者瘦小以及有生理缺陷的宾客，有可能担心在按摩过程中会遭遇尴尬的局面，保健按摩师就必须要设法消除宾客的这种担心。这样才能使宾客感到按摩的愉快，体会到保健按摩师对自己的关心、体贴之情。

（二）尊重人格、平等待人

尊重人格是每个公民必须遵循的行为准则之一。保健按摩师在与服务对象进行人际交往时，必须尊重对方的人格，不论他的职务高低、年龄大小、容貌美丑、关系亲疏、经济贫富等，都应一视同仁、平等待人。切忌以貌取人，以贵贱分高低，切忌对某些宾客关怀备至，对某些宾客冷若冰霜。

（三）诚实谦让、文明礼貌

诚实谦让的交往能增进人们相互之间的信任与团结友爱，礼貌待人能给人以美的享受。保健按摩师在荣誉面前应采取谦让的态度，不嫉贤妒能；对他人的批评要虚心、诚恳地接受，宽宏大度，善于与同事合作；在宾客面前，要善于控制自己的情绪，既不忧形于色，也不欣喜无度。对同事、对宾客始终诚实谦让、礼貌热情、举止端庄、言语文明。

（四）竭诚服务、不谋私利

在按摩实践中，一切从宾客的利益出发，是按摩工作的基本原则。在个人利益与宾客利益发生冲突时，以宾客利益为重，必要时牺牲个人利益。要树立辛苦我一个、幸福千万人的崇高风尚。

（五）认真负责、诚实服务

按摩工作中的每一项检查、操作，必须严肃认真、一丝不苟，在任何情况下都不能弄虚作假，欺骗或吓唬宾客。对于按摩工作中的失误或差错事故，不隐瞒，不推卸责任，做到如实报告，及时纠正，勇于从失败或失误中总结经验教训，树立严谨的科学态度和审慎的工作作风，认真为宾客服务。

（六）恪守信誉、保守秘密

保健按摩师要做宾客的知己，让宾客对自己怀有高度的信任感。宾客有什么心愿和要求，向保健按摩师和盘托出，期望能得到理解和帮助时，保健按摩师必须恪守对宾客的承诺，如对宾客隐私的保密等，只有这样才能得到宾客的信赖，才有利于保健按摩师与宾客之间的进一步交往。

【思考题】

1. 保健按摩师如何树立完美的职业形象？
2. 职业形象的定义是什么？
3. 保健按摩师怎样才能使宾客对自己的工作认同和满意？

第六节　保健按摩师的职业规范

保健按摩师的职业规范是指保健按摩师在从事保健按摩工作过程中必须遵守的协约和规则，是按摩行业组织与管理的重要内容。

一、保健按摩师服务程序的规范

服务程序是指服务的先后顺序，通常被认为是狭义的服务流程，它明确了一项服务活动先做什么、后做什么，如时间、地点、设施、人力的配置等，都需要使用科学的分配方法。服务程序的规范是指运用一定的科学方法来确定这些具体的程序。

按摩服务程序的规范是人们在实践中总结出来的接待宾客的方法和规则。如接待与咨询、按摩前的准备、按摩操作、按摩后服务等，都要严格按次序一项接一项、一环扣一环地进行，不可随心所欲，杂乱无章。同时，服务程序又具有一定的灵活性，在具体执行中常常因人、因事而异。服务项目不同，各个环节的服务程序、安排的具体步骤也不相同。按摩服务程序通常包括准备、迎宾、按摩、后续服务四大部分，它们相辅相成，哪个环节出了问题，都会影响到整体工作。

下面以保健按摩师服务程序的规范为例，保健按摩师可参考执行。

（一）上岗准备

如果说应聘是推销自我的话，那么上岗就是展现自我能力的开始。为了树立良好的第一印象，迅速完成角色转换，适应新的工作环境，在走上新的工作岗位时，保健按摩师应注意以下几点：

第一，全面了解单位以及公司的各项规章制度，包括工作的内容、性质、范围及环境等。

第二，了解管理各项业务工作的负责人，以及相关人员的姓名及其职责。

第三，有困难时，应主动求助他人，虚心请教。

第四，了解公司的文化。

第五，要跟同事保持融洽的关系，真诚待人。

（二）服务程序

1. 准备工作

第一，做好个人卫生，穿好工作服；在标准位置佩戴胸卡，胸卡上标明按摩师姓名、号码等。

第二，不留长指甲，不佩戴戒指、手链等首饰。

第三，调整好精神状态，做好为宾客服务的准备。

第四，准备好签费单和笔，以备宾客使用。

2. 迎宾服务

宾客入室后，保健按摩师要笑脸相迎，站在宾客前面。首先表示欢迎，接着询问宾客需求，最后用手示意宾客到指定的按摩床前。

3. 按摩服务

第一，保健按摩师指导宾客摆正体位，礼貌地在宾客身上铺好按摩单。

第二，保健按摩师根据宾客的要求，开始进行按摩。在按摩过程中，对年纪大或有疾患的宾客，一定要仔细询问其身体健康状况，并根据具体情况运用恰当的方法解除宾客的不适。

第三，在按摩过程中，保健按摩师应注意适时与宾客交流，关心宾客冷暖，注意询问是否需要休息，并用诚恳、亲切的语言征询宾客是否需要延长按摩时间。

第四，在按摩过程中，保健按摩师要认真听取宾客提出的或是反映的问题，并耐心给予解答。如遇宾客语言轻佻、行为非礼，应予以婉言拒绝和警告，如不听劝告应及时向上级报告。

4. 按摩后的服务

第一，按摩结束后，保健按摩师要注意宾客的冷暖，特别是单侧肢体做完，再做另一侧时更需留心，还应询问宾客是否要休息一下。为了表示对宾客的敬重和更好地提高自己的技艺，保健按摩师还应主动、诚恳地征询宾客的意见和建议，并对宾客的理解和支持表示诚挚感谢。

第二，宾客消费完毕，准备买单。通常，各类项目的服务价格相对固定，按摩机构按统一标准收取费用。在某些店面，也有直接让宾客签单的做法。如何让宾客轻松、愉快地签单，保健按摩师要掌握好时机，如在刚做完按摩，宾客最舒服、最轻松、心情比较好时签单，要引导宾客对所做的按摩做出“好”“不错”“很好”等积极的评价，并不失时机地送上费用清单。保健按摩师要以优良的服务，给宾客留下深刻的印象，临别时还可送上热情洋溢的“承蒙关照”“欢迎下次光顾”“我们的服务，会使您更加满意”等诸如此类的话语。

第三，按摩室整理。保健按摩师应主动整理按摩床、枕巾，清洁地面，清点茶水，填写费用单，准备下次按摩用品，费用结算单应及时上交。

第四，结账。保健按摩师要对宾客接受的所有服务项目费用进行统计，交收银员负责结账。按摩中心一般要求现场结账，不欠账。结账方式有现金结账、支票结账、信用卡结账等，要注意当天不同货币的兑换比率，做到准确无误，支票和信用卡结账时，应仔细识别真伪与使用期限。

（三）服务程序的要求

服务过程能直接反映保健按摩师良好的职业道德修养，具体而言，要做到礼貌服务、友好服务、超值服务。

1. 礼貌服务

保健按摩师的礼貌服务具体表现在服务的语言和行为上，而礼貌服务的基础则是良好的职业道德意识。没有良好的文化素质与修养，在按摩服务中就无法真正做到礼貌服务。从迎接宾客的那一刻开始，应从站姿、行姿、手势、说话等方面注意形象，做到微笑服务，让客人有宾至如归的感觉。

2. 友好服务

友好服务应体现在按摩服务的全过程中。在接待宾客时，要真诚、热情，平等待人，并且要依据宾客的不同需求提供个性化的服务，真正做到让宾客满意。

3. 超值服务

在按摩服务中，按摩师要想宾客之所想，急宾客之所急，为宾客提供超出其期望的优质服务，给宾客留下良好印象。按摩师要尽量提供超值服务，如宾客生日时送上真诚的祝福，夏季提供凉茶或时令水果等。

二、保健按摩师的岗位责任

为了提高按摩从业人员的素质，逐步实现按摩的专业化、社会化，提高按摩行业的服务水平，需要对保健按摩师的岗位职责做出规范。

（一）保健按摩师的岗位职责

1. 岗位职责的含义

岗位职责是指劳动岗位的职能与上岗职工所担负的责任，职责即是职务和责任的意思，也就是界定在这个岗位要做什么工作，并对这项工作负什么样的责任。责任的大小决定了保健按摩师岗位级别的高低。建立明确的岗位职责体系，有利于人员优化组合，使企业结构更趋合理，促进企业的发展，而不明确的岗位职责则会影响企业内部的规范操作。推行岗位责任制，就是通过明确职责范围、落实岗位责任，来建立良好的工作秩序、提高办事效率。

2. 保健按摩师的岗位职责

保健按摩师是依据《中华人民共和国劳动法》《中华人民共和国职工教育法》而设立的特殊技术工种，必须严格遵守下列岗位职责：

第一，依法持职业资格证书、健康证上岗，按规定着装，讲究个人卫生。

第二，遵纪守法，恪守职业道德，抵制一切不健康的行为。

第三，熟悉按摩场所的礼仪、礼节，礼貌待客。

第四，保持环境卫生，按摩床具、用品及时消毒。

第五，严格遵守操作规程，对宾客负责，使用按摩手法要因人而异。

第六，严格遵守安全操作程序，防止技术操作事故及其他事故的发生。

第七，虚心听取意见，努力钻研业务，不断精进技术。

第八，按摩时关心宾客冷暖，妥善保管宾客财物，防止失窃，宾客离开时提醒其勿将物品遗忘。

第九，团结友善，与同事紧密协作，积极工作，并完成上级临时交办的工作。

3. 技术主管的岗位职责

第一，熟悉国家相关法律、法规及单位规章制度。

第二，服从上级领导，做好技术管理。

第三，以身作则，不断提高个人及员工的整体业务。

第四，组织保健按摩师业务培训，负责对保健按摩师进行考核。

第五，组织保健按摩师学习保健按摩服务规范，增强保健按摩师的服务意识，提高保健按摩师的服务质量。

第六，重点抓好安全工作。

第七，关心保健按摩师的日常生活，及时解决保健按摩师的实际困难。

第八，在巩固、改良现有技术项目的同时，不断创新，开发出适应宾客需求的新技术、新项目。

（二）保健按摩师的相关管理制度

保健按摩师日常管理制度通常由企业根据保健按摩师的岗位职责自行制定，下面列举保健按摩师常见的日常管理制度及上岗管理制度，供参照执行。

1. 保健按摩师日常管理制度

第一，遵守单位规定的各项规章制度。

第二，遵守纪律，按时上下班，不迟到，不早退。

第三，严格遵守单位的请假制度，获批准后方可休假。

第四，保持工作环境安静、卫生，在公共场所不大声喧哗，不吸烟，不随地吐痰，不乱扔杂物。

第五，严格按次序为宾客服务，不得借故挑客。

第六，不得有意损坏员工及宾客的财物，不得使用专门提供给宾客的设施。

第七，工作时严禁违反操作规定。

第八，严禁滋事生非，打斗闹事及其他损害单位利益的事情，违者将予以开除，情节严重者，送公安机关处理。

第九，要按劳动合同规定辞职并以书面形式向上级领导提出申请，获批准后方可办理辞职手续。

2. 保健按摩师处罚制度

第一，保健按摩师出现下列情况，将给予相应的处罚：一是未在规定的时间内到岗的；二是因按摩师自身原因导致宾客投诉的；三是省略服务操作程序的；四是未请假或请假未经同意而外出或无正当理由拒绝上岗的。

第二，保健按摩师出现下列情况，将从重处罚：一是由于自身原因导致宾客离开的；二是无正当理由，拒绝上岗且态度不好的；三是凡违反上述规定，给公司造成不良后果的将从严处罚；四是因保健按摩师技术或服务问题，出现宾客纠纷的将从严处罚；五是保健按摩师进出现场，违反现场工作规定，按现场有关规定给予处罚；六是工作时以宾客名义骗取公司为宾客而设的免费用品，一经发现从重处罚；七是工作期间，非宾客要求停工倾谈，违反操作规范，一经发现给予处罚。

对保健按摩师的规范管理是通过严谨、完善的规章制度和持续的职业道德教育来实现的。以上列举的仅是部分管理制度的条款，企业可根据实际情况制定符合自身发展需要的管理制度。保健按摩师应遵守企业的规章制度，履行保健按摩师岗位职责，严于律己，在本岗位做出骄人业绩。

三、保健按摩师的自我保护

从事按摩工作不仅需要丰富的专业知识和娴熟的技能，还需要强壮的体力。如体力不够或操作不当，都可能造成自身伤害，或出现一些身体不适症状，这就要求保健按摩师拥有结实的身体，加强体能训练。本部分着重介绍保健按摩师怎样学会自我保护，避免在工作过程中受到伤害。

（一）保健按摩师受伤的原因

导致保健按摩师受伤的原因很多，不正确的按摩手法、不正确的按摩站位及姿势、个人身体素质和社会经验不足等，都可能引起受伤。这里重点介绍由于按摩师个人身体素质原因引起的受伤。

1. 体型原因

一般而言，过于瘦小的身体不利于做按摩。体型越小，肌肉、骨头和关节就会越脆弱，也就越容易受伤。

2. 体力原因

按摩是一项很耗费体力的劳动。例如，要上提宾客的头部，或者需要上提宾客的腿部，都必须要有足够的力量才行。如果力度过小，难以保证按摩效果，但力度增加时，则容易导致保健按摩师自身受伤，或保健按摩师瞬间施力过猛，也可能导致肌肉拉伤。

3. 关节原因

对保健按摩师而言，灵活的关节在按摩工作中具有很明显的优越性，但是，若保健按摩师的关节过于灵活，则相对的稳定性过小。这样，保健按摩师在按摩过程中容易形成不恰当的操作姿势，使自身关节活动幅度过大，超过生理范围，引起自身关节附近的肌肉、骨骼、韧带受伤，甚至导致自身关节错位。其中，应特别注意的是指关节和腕关节。

（二）保健按摩师受伤的症状

1. 过度使用综合征（肌肉和肌腱损伤）

过度使用综合征是保健按摩师最常患的病症，多因反复使用、挤压组织而对组织形成积累性伤害，致关节、肌肉反复疼痛。由于这种症状是逐步形成的，并有较长的持续期，故被认为是一种慢性损伤。最常见的受伤部位是大拇指、腕关节和前臂。此外，经常使用的肘部和肩部也为多发部位。女性的发病率高于男性。

过度使用综合征的形成是一个缓慢的过程，通常需经数周、数月甚至数年才会发作。在过度使用综合征发作前几周，关节表面或肌腱腱鞘会出现一些病变，随着这一症状的继续，相关肌肉会持续收缩，得不到放松和休息，最终形成疼痛—痉挛—疼痛的恶性循环，使相应的韧带过度伸长，引起疼痛和关节松懈。反复损伤会使肌肉和肌腱微型开裂，导致炎症。

过度使用综合征的临床表现因人而异，主要症状为扩散性疼痛、肌肉紧张、身体某部位酸痛而不是剧痛。这种酸痛可能较柔和，也可能剧烈，有时还会有短时刺痛的感觉。在受伤区域常常可听到噼啪声，较严重的人哪怕在写字、梳头、扭头时都会感到疼痛。

2. 腱炎和腱鞘炎

腱炎和腱鞘炎是肌腱和腱鞘的炎症，这种炎症是由肌腱纤维损伤引起的。肌腱是由连接肌肉和骨头的纤维组织构成的，腱鞘是包裹肌腱的一层结缔组织，腱鞘里充满了滑液，这有助于肌腱的有效滑动。

引起腱炎和腱鞘炎的因素有很多，如肌腱的反复、过度运动会损伤包裹在它周围的腱鞘，当腱鞘从骨头或关节处滑动时形成的摩擦也会引起腱鞘炎。按摩姿势不正确还会引起肌腱与腱鞘之间的摩擦，也容易使腱鞘产生炎症。

人们总是认为，超负荷的按摩会造成肌肉损伤、肌肉纤维开裂，事实上，肌腱比身体其他的部位更易受伤。因为肌腱的作用是在关节处使肌肉附于骨头上，这要承受更大的机械压力，再加上反复地不恰当使用带来的压力，肌腱更容易开裂。肌腱上的血管、神经末梢少，使得肌腱对伤痛的反应不像肌肉那么快，肌腱开裂了，神经系统可能还没觉察到。由于血流量较少，肌腱愈合得较慢，有可能形成凹凸不平的疤痕。由于疤痕组织比原始的组织要脆弱，再次受伤的几率会更大些。这些伤痛特有的症状使局部炎症疼痛由轻微到严重，受感染部位通常疼痛、发热、肿胀，运动时会加剧疼痛，休息时则可以适当缓解。

3. 腕管综合征

腕管综合征是一种常见的手部疾患，主要与以手部动作为主要工作方式的职业有关，如电脑操作员、钢琴演奏者、包装工人、保健按摩师等。

人的手腕部有 8 块小骨头，称为腕骨，在掌侧面呈轻度弧形排列，它们被手掌部的韧带包绕形成一条纤维骨性鞘管，就像隧道一样，医学上称为“腕管”。在腕管内还有 9 条指屈肌腱和一条正中神经通过。如因职业或习惯的关系要做手腕部位的重复劳动，则容易导致手腕部滑膜过度增生，腕管内充物增多，使这条“隧道”拥挤而压迫其中的正中神经，出现腕管综合征。患者主要表现为手部逐渐出现麻木、灼痛，夜间加剧，常会在梦中痛醒。不少患者还伴有腕关节肿胀、腕关节不灵活、无力等症状。

腕管综合征早期症状较轻的，通过局封和理疗就能取得较好疗效，同时还要注意让手腕多休息。预防的关键是平时要注意手腕的姿势，尽量使手腕伸直，腕关节也不要过分用力。保健按摩师在连续工作后应适当休息，甩甩手，按摩相关部位和伸伸手指，做一做握拳和放松动作，使手部的各关节都能得到放松。

4. 胸廓出口综合征

胸廓出口综合征是锁骨下动、静脉和臂丛神经在胸廓出口受压迫而产生的一系列症状。胸廓出口是一个小而狭窄的部位，就像腕管一样，被两边的骨头所限制，它包括一些致密结构，这些结构或结构之间出现异常都可能导致神经丛受压迫而引起一些症状。

胸廓出口综合征最初的症状是锁骨和肩胛部位疼痛，这种疼痛可扩散至肱三头肌，然后到达手臂内部、前臂中部和手的尺骨侧，也有可能仅仅是普通的手臂疼痛。在胸廓出口综合征早期阶段，保健按摩师只有在为宾客按摩，处于特定不良姿势（导致受伤的姿势）时，才会注意到症状的存在，长此以往，症状会逐渐加剧。

5. “主妇手”

“主妇手”多发生在指尖、指屈部的手掌，皮肤多顺皮纹方向开裂，在医学上称为“手足皲裂”。引起“主妇手”的原因是多方面的，除了遗传、自身体质等原因之外，也与本人所从事的工作有很大的关系。一般说来，从事户外作业的人员，如工人、农民等容易发生，再者就是经常从事家务劳动的家庭主妇。

在按摩行业中，一小部分足部按摩师由于接触足浴药液或按摩后用冷水洗手等，不注意手部皮肤保养，时间一长会令保护皮肤表层的油脂脱掉，水分流失，皮肤因此变得非常干燥，同时对外来刺激物的抵抗力亦减弱，以致出现皲裂等症状。

（三）保健按摩师如何预防在工作中受伤

树立良好的自我保护意识，进行规范的手法操作，不仅能促进保健按摩师的身心健康，适应繁重的按摩工作，还可预防各种职业性损伤或疾病，提高按摩疗效。

1. 调整精神状态

（1）树立自我保护意识

树立自我保护意识，要求保健按摩师对自身体力、身体优势及局限性有充分了解，在工作中能够敏锐地捕捉身体反馈回来的信号，并及时加以调整，这是预防职业伤害的基本前提。

每个人都有体力强壮和体力虚弱的时候。自我保护意识强的保健按摩师，清楚了解自己身体处于什么状态，是否能承受下一个小时的工作。例如，一位连续工作了几个小时的保健按摩师，身体已经很疲惫了，但此刻又有宾客要其服务。如果保健按摩师自我保护意识较强，就会让自己做短暂的休息，以恢复体力，这是对自己的保护，也是对宾客负责。如果保健按摩师对自己身体的状态不敏感，也就是说自我保护意识差，强行让自己在疲惫状态下工作，肯定会影响按摩质量，同时也可能使自身受到伤害。

（2）培养良好的心理素质

心理素质涉及保健按摩师的修养、呼吸、意念活动等。保健按摩师能在大量而繁重的工作中保持心平气和、精神集中、呼吸自然，且具有较强的耐疲劳性，是其身心健康的重要表现。

保健按摩师在实际工作中，要尽量营造一个安静的内外环境，使自己呼吸均匀、心绪平静、全神贯注，不能左顾右盼、心浮气躁、心不在焉。此外，某些手法操作特别注重保健按摩师意念的主导作用，如“缠法”（又有“心劲功”之说）要求保健按摩师意念专注，以意领气，以气发力，使人体产生所谓的内劲，从而发挥自身最大的潜能。这需要保健按摩师长期、艰苦、规范的训练和实践。

2. 规范操作

规范的操作手法、正确的运动姿势以及娴熟的技能，都有利于按摩工作的整体流畅与平稳，并使保健按摩师保持自然、放松、平衡的状态，从而有效地预防伤害。

（1）运用规范的手法动作

中医传统按摩十分强调手法、动作、结构的规范性，这是因为各种规范化手法都具有各自的运动学和动力学的特点，完全符合运动生物学原理，不仅对人体产生具有特定动力形式的作用力，准确地发挥出各自的保健、治疗作用，而且对预防专业工作者自身的职业性损伤（如手指变形、肌肉劳损、腰椎疾病）具有重要意义。如一指禅推法中的沉肩、垂肘、悬腕，靠腕关节的摆动带动拇指指间关节的屈伸手法的运用，能使保健按摩师的上肢肌肉处于交替放松的最佳状态，不容易产生疲劳。又如使用擦法时，如果长期采用腕关节外摆、用力过猛的错误姿势，则易导致腕关节韧带损伤、劳损。

（2）采用正确的身体姿势

保健按摩师在操作过程中应采取正确的身体姿势，以利于手法操作的进行和力量的发挥。例如，要含胸拔背收腹，不要挺胸凸肚，亦不要塌肩屈背；站立时两足呈“丁”字步或弓箭步，这样能使身体进退自如，转侧灵活，保证操作过程中身体各部位动作协调一致。

（3）技术娴熟

高水平的保健按摩师的左手、右手均能娴熟地进行操作，只有在这种状态下，其双手才能交替放松、休息，以适应长时间、繁重的临床工作，防止某一侧肢体的过度劳损。

3. 合理分配力量

当前仍有一种倾向，认为按摩只要有力气就行，甚至认为力量越大，效果越好。其实，这种认识是片面的。保健按摩师手法有力是手法操作的必备条件之一，但有力并不是单纯指力量大，而是指手法在操作过程中必须具有一定的力度和功力。按摩主要是靠运用手法技术，其效果并不单纯与保健按摩师所施用手法力量大小、操作时间的长短成正比。长期过度或不当用力不利于保健按摩师的健康。所以，保健按摩师要注意以下两点。

（1）准确掌握各种按摩手法技术的原理

按摩手法是一种高级的人体运动形态。保健按摩师应细心揣摩，研究每一种手法技术的动作要领，全面理解手法技术的力学原理，准确掌握每一种手法的动作结构，巧妙运用各种省力原则，使手法技巧与力量运用完美地结合在一起，灵活施加恰当的手法，减少自身体能的消耗。

（2）发力勿泄，量力而行

保健按摩师对形体高大、强壮的宾客按摩时，若自觉力量悬殊，有些手法可不必勉强为之，如扳法、背法，切勿施蛮力，强拉硬扳，可灵活选用其他手法，如用肘按法替代指按法，这样既能使保健按摩师尽量减少能量的消耗，又能达到让宾客得到足够刺激量的目的。反之，如果一味加重手法力度，既过度消耗、浪费保健按摩师自身的体能，又易引起肌肉紧张、僵硬，使动作生硬、不协调，增加了关节、韧带发生损伤的可能性。

总之，保健按摩师在临床工作中，用力的原则是施用最小的力，消耗最小的体能，既保护自身的身体健康，又取得良好的保健效果。

4. 融合按摩技巧

（1）将运动和变化融入按摩中

长期从事按摩工作而很少受伤的保健按摩师有着显著的共同点，即在工作时不断运动，不断变换手法，不会在同一个位置或同一种姿势上停留太久。例如，在为宾客进行背部按摩时，有经验的保健按摩师会先站在宾客的头部，按摩一会儿，然后站在其肩旁，接着再转到宾客侧面。保健按摩师通过不断地变化与宾客的位置，来寻找做某种按摩技巧的最佳姿势，同时频繁地改变按摩手法，避免长时间的重复性动作。

（2）重组按摩技巧

保健按摩师的按摩动作大部分很精细，也有一小部分动作幅度很大，但是以精细动作为主。

当保健按摩师发现宾客身体的阳性反应点时，就会在这些局部位置进行精细动作的按摩，通常会尽可能地在一个疗程中多为宾客做此类按摩。这对于保健按摩师来说是非常辛苦的，因为在对局部位置进行按摩时通常都是通过手掌、手指或是大拇指来完成的，很难得到身体背部肌群的支撑，因此用力部位的肌肉很容易疲劳。

保健按摩师可以尝试在工作中多运用一些力度轻柔、幅度较大的按摩手法，这类按摩手法除了可以有效降低受伤的几率外，还可以帮助相应部位的淋巴排毒。

5. 加强自我保护

操作前，保健按摩师在清洁双手后通过搓擦双手使手温热，再做做转腕、扩胸、摆臂、提肩等动作。

操作中，保健按摩师忌低头、耸肩、含胸、塌背、腰过弯、身体扭曲，而应保持抬头、拔肩、沉肩、略呈弓步或马步姿势操作。

操作后，保健按摩师一定要用温热水洗手，尤其是操作时使用了舒筋活血类的介质后，应特别注意不要用冷水洗手，因为此时保健按摩师的双手比较热，血管扩张，毛孔放大，如用冷水洗手，寒湿之邪会乘虚而入，造成手部、腕部酸困，甚至疼痛。

按摩后，保健按摩师应当做一些放松操，注意颈、肩、腰的保护和放松，例如颈部环转、扩胸、振臂、转腕、扭腰等，如果上肢肌肉感到酸困、疲劳，做手臂自主抖动动作，放松效果最好。

6. 精神保护

保健按摩师的服务对象是人群，俗话说“凡是有人群的地方都有左中右”。保健按摩师在工作中，可能会遇到有非分之想等不良行为的宾客，给其精神带来不同程度的伤害。这时，保健按摩师要冷静、从容地处理好此事，保护自己不受伤害。具体有如下四个步骤：

第一步：语言交流。当保健按摩师在工作中遇到个别有非分之想或语言、行为不端的宾客时，不必大惊小怪，应一边按摩，一边与之进行语言交流，并尽量谈及宾客家庭方面的事情，如“您的孩子多大啦”“您太太做什么工作呀”等，此时宾客可能会放弃其非分之想。

第二步：借口回避。如果第一步效果不佳，保健按摩师可以找个借口回避一下，如“我去喝口水”或“我去替您倒杯水来”。此时离开一会儿，让对方自己冷静一下，同时也暗示对方这里没有特殊服务，该宾客可能就此收敛。如果不行，再采取第三步。

第三步：以毒攻毒。前两步仍未见效，宾客仍然有非分之想，甚至有动手动脚等不良行为，保健按摩师可采取以毒攻毒的方法，一手握宾客的手，另一手拇指按住宾客的手三里穴，以开玩笑的形式说“别闹、别闹”，同时用力弹拨手三里穴。因手三里穴比较敏感，用力弹拨时，宾客会感到强烈的酸麻、胀痛，此时一切的非分之想都可能消除了。否则，采取第四步。

第四步：走为上策。如上述三种对策均不奏效，那么走为上策。保健按摩师可悄然离开，并换一位与宾客同性的保健按摩师操作。这样宾客既不丢面子，保健按摩师也不失礼，更重要的是保护了自己。

总之，切忌大惊小怪、大吵大闹。保健按摩师遇到此类事件时，一定要学会冷静处理。

四、紧急救护常识

保健按摩时，可能会发生一些意外，如晕厥、中暑、高血压、心脏病突发等。遇到这些情况时，可迅速采取相应的应急方法，给予必要、及时的救护，然后转送附近的医疗单位进行救治。

（一）晕厥

头晕、恶心、面色苍白、神目定、四肢发凉、周身冷汗，甚至出现惊厥和昏倒等现象称为晕厥。按摩时出现晕厥现象（排除癫痫）的主要原因是由于宾客过度紧张，对疼痛过于敏感，体质虚弱，或过饥过饱，或疲劳，或按摩手法过重，或按摩时间过长。因此，对于精神过度紧张的宾客，按摩前应对其做好思想工作，消除其对按摩的恐惧感；对体质虚弱和初次接受按摩的宾客，按摩时手法不宜过重；空腹的宾客一般不宜做按摩，必须做时手法应轻柔。此外，注意保持按摩室内的安静和空气流通，也能有效防止晕厥现象的发生。

（二）皮肤破损

粗暴的、小幅度、急速而不均匀的擦法，粗暴的掐法，生硬的推法，过久的指揉法，或在出汗后皮肤潮湿的情况下进行指揉，均可造成皮肤损伤。因此，保健按摩师应加强手法基本训练，正确掌握各种手法的动作要领，以提高手法的熟练程度。在使用擦法、推法、指揉法时，可加用精油、滑石粉等按摩介质，以保护皮肤。对皮肤的表面损伤，一般无需特殊处理，但一定要保持损伤部位的清洁，以防继发感染，可在损伤部位涂抹薰衣草精油，既能止痛，又能防止感染，还能促进伤口愈合。

（三）心绞痛

心绞痛是冠心病的主要症状之一，是由于冠状动脉粥样硬化导致心肌缺血缺氧而引起的心绞痛。随着人们物质生活水平的提高，其发病率随之增高。本症状多发生于40岁以上的中老年人，从事脑力劳动者较为多见。主要表现为阵发性的心前区挤感和疼痛，主要位于胸骨后，可向心前区与左上肢放射。心绞痛发作严重时，面色苍白、出冷汗。其急救方法是：

第一，发作时，患者应立即卧床休息，不要反复移动患者。

第二，发作较重时，应对患者使用药效较快的硝酸盐制剂药物，如将硝酸甘油 0.5 ~ 1 片置于患者舌下含化，1 ~ 2 分钟可发生作用。

第三，指压或针刺患者心俞（双）、神堂（双）、膻中、冠心点（中府穴内一寸处）、神门（双）、内关（双）等穴位，以疏通经络、理气活血、止痛，从而缓解病情。

第四，症状不能很快缓解的患者，应立即转送医院或请医生前来救治。

在救治时应尽量减少患者体位的变换。如患者在发病时是仰卧位，保健按摩师可先点按患者的膻中穴、冠心点、神门、内关穴，待心绞痛症状缓解后，再使其向右侧侧卧，点按心俞、神堂二穴。症状不能很快缓解的患者，应立即转送医院抢救治疗。

（四）高血压

正常人的血压为120/70毫米汞柱，凡超过140/90毫米汞柱者均为高血压。在按摩中常会遇到高血压患者血压急剧升高、头晕头痛、视物模糊、步态不稳，收缩压甚至可达27～32千帕（200～240毫米汞柱），此时保健按摩师应立即用双手拇指点按患者第六颈椎棘突下旁开2寸的“血压点”（双穴）3～5分钟，待血压降下后再做按摩。

第一，全身按摩。即宾客仰卧位，按摩头面部、胸腹部、上肢部、下肢前侧、内侧、外侧部；宾客俯卧位，按摩颈项部、背腰部、下肢后侧部。

第二，重点按摩，即顺时针揉腹5～8分钟。

第三，振腹15～20分钟。

如血压仍不下降，应送附近医疗机构救治。

（五）中暑

中暑是指在外界环境高温、高湿的综合影响下，人的机体散热功能出现障碍，热平衡遭到破坏而引起的一种急性生理性疾病。中暑的急救方法如下：

第一，中暑发生后，要使中暑者立刻离开高温环境，在凉爽通风的地方休息，并让中暑者口服盐水或清凉饮料。

第二，冷敷中暑者头部。

第三，指压中暑者的人中、内关、合谷、曲池、足三里、委中等穴位。有条件可针刺十宣穴放血，清暑泄热。

第四，必要时做人工呼吸或胸外心脏按压术。

一般来说，按摩机构不会出现死亡事故，一旦发生死亡事故，不仅会对保健按摩师本人造成经济损失和不良影响，而且对该单位乃至整个按摩行业都会造成严重影响。因此，保健按摩师在执业中遇到一些紧急情况，应该采取紧急救护措施，避免一切人身和财产的损失，从而保护保健按摩师个人的正当权益，维护按摩行业的整体声誉。

[思考题]

1. 保健按摩师的职业规范有哪些？

2. 紧急救护常识有哪些？

3. 中暑的急救方法有哪些？

第三章　正常人体学基础知识

第一节　人体概述

正常人体学是根据人体器官功能系统（运动系统、消化系统、呼吸系统、泌尿系统、生殖系统、循环系统、感觉器、神经系统和内分泌系统等）阐述正常人体形态结构及其功能的科学。正常人体学基础知识是保健按摩师必修课，学习正常人体学基础知识有助于保健按摩师理解和掌握人体各器官系统的正常形态结构特征、位置毗邻、生长发育规律及其功能意义。

一、人体的分部

从外形上，人体可分为十个局部，每个局部又可分成若干小的部分。人体重要的局部有：头部（包括颅、面部），颈部（包括颈、项部），躯干部（背部、胸部、腹部、盆会阴部），上肢部（双），下肢部（双）。

上肢包括上肢带和自由上肢两部，自由上肢再分为上臂、前臂和手三个部分；下肢分为下肢带和自由下肢两部，自由下肢再分为大腿、小腿和足三个部分；上肢和下肢合称为四肢。

二、解剖学姿势和常用术语

为了能正确地描述人体诸多器官的形态结构和位置，需要有公认的统一标准和描述术语，因此确定了轴、面和方位等名词，这些概念和名词是学习解剖学必须掌握的基础知识。

（一）人体的解剖学姿势

人体的解剖学姿势是：身体直立，面向前，两眼向正前方平视，两足并拢，足尖向前，上肢下垂于躯干的两侧，手心向前。描述任何人体结构时，均应以此姿势为标准。即使被观察的客体、标本或模型是俯卧位、仰卧位、横位或倒置，或只是身体的一部分，仍应按照人体的标准姿势进行描述。

（二）方位术语

按照上述的解剖学姿势，又规定了一些表示方位的术语。

上和下：是描述器官或结构距颅顶或足底的相对远近关系的术语。按照解剖学姿势，近颅者为上，近足者为下。如眼位于鼻的上方，而口位于鼻的下方。

前和后（或腹侧和背侧）：是指距身体前、后面距离相对远近的名词。距身体腹面近者为前，而距身体背面近者为后。

内侧和外侧：近正中矢状面者为内侧，远离正中矢状面者为外侧。

内和外：是描述空腔器官相互位置关系的术语。近内腔者为内，远离内腔者为外，内、外与内侧和外侧是有显著区别的，须注意。

浅和深：是描述与皮肤表面相对距离关系的术语，距皮肤近者为浅，远离皮肤而距人体内部中心近者为深。

在四肢，上又称为近侧，即距肢体根部较近；下又称为远侧，指距肢体根部较远。上肢的尺侧与桡侧和下肢的胫侧与腓侧分别与内侧和外侧相对应，该术语是依据前臂的尺骨与桡骨和小腿的胫骨与腓骨的排列位置关系而规定的，在前臂近尺骨者为尺侧，而近桡骨者为桡侧；在小腿亦然，距胫骨近者为胫侧，距腓骨近者为腓侧。还有一些术语，诸如左和右、垂直、水平和中央等则与一般概念相同。

（三）轴与面的术语

轴和面是描述人体器官形态，尤其是叙述关节运动时常用的术语。人体有互相垂直的三种轴，即垂直轴、矢状轴和冠状轴。依据上述三种轴，人体还有互相垂直的三种面，即矢状面、冠状面与水平面（图 3–1–1）。

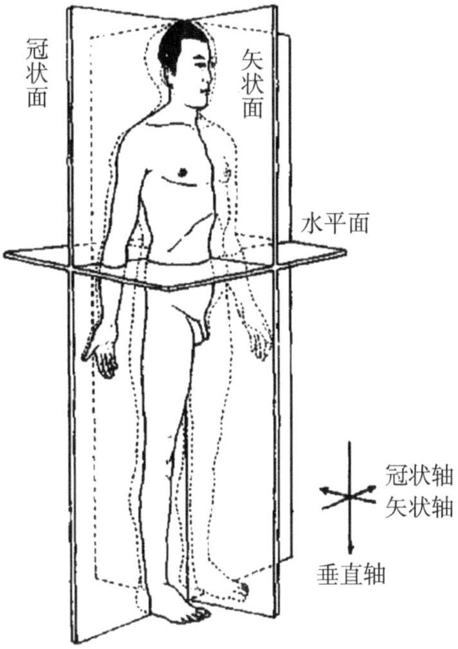

图 3-1-1　人体“轴”和“面”示意图

1. 轴

（1）垂直轴：为上下方向垂直于水平面，与人体长轴平行的轴。

（2）矢状轴：为前后方向与水平面平行，与人体长轴垂直的轴。

（3）冠状轴：或称额状轴，为左右方向与水平面平行，与前两个轴相垂直的轴。

2. 面

（1）矢状面：指于前、后方向将人体分为左、右两部的纵切面，此切面与地平面垂直。经过人体正中的矢状面称为正中矢状面，它将人体分成左右相等的两半。

（2）冠状面：指于左、右方向，将人体分为前、后两部的纵切面，此切面与水平面及矢状面互相垂直。

（3）水平面：又称横切面，是指与地平面平行，与矢状面和冠状面互相垂直，将人体分为上、下两部的平面。

在描述器官的切面时，则以其自身的长轴为准，与其长轴平行的切面称纵切面，与长轴垂直的切面称横切面，则不用上述三个面来描述。

【思考题】

1. 描述正常人体的解剖学姿势。
2. 描述人体学的方位术语。
3. 人体轴和面的术语有哪些?

第二节　人体的细胞与组织

细胞是人体结构和功能的基本单位，具有新陈代谢、兴奋性、繁殖等生命特征。

细胞的形态差异很大，类型繁多，大小不一，但它们都是由细胞膜、细胞质和细胞核构成的（图 3-2-1）。

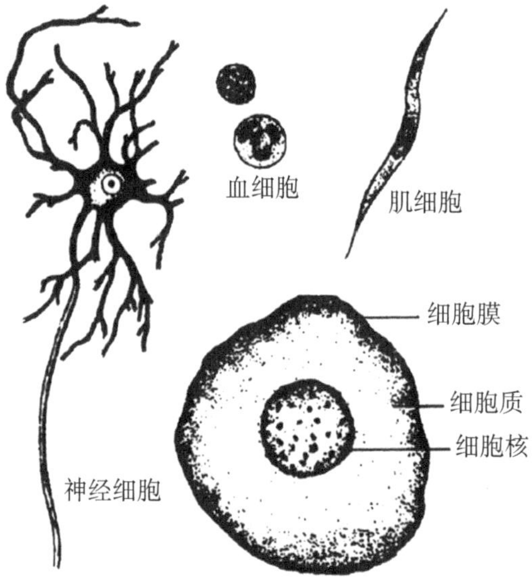

图 3-2-1　细胞的形态和结构

人体的基本组织有四种，即上皮组织、结缔组织、肌肉组织、神经组织。

一、上皮组织

上皮组织由密集排列的细胞组成。细胞间质较少，呈膜状被覆在人体的表面或衬贴在体腔和管腔的内表面。基底面附着于基膜，并借此膜与深部结缔组织相连。上皮内神经末梢丰富，感觉敏锐，但无血管，其营养物质来自结缔组织中的组织液，并具有保护、分泌、吸收、排泄和感觉等功能。

二、结缔组织

结缔组织由细胞和大量细胞间质构成。其中细胞数量较少，分布稀疏；细胞间质较多，有基质和纤维两种成分。人体的结缔组织包括疏松结缔组织、致密结缔组织、网状组织、脂肪组织、软骨组织、骨组织以及血液和淋巴等。结缔组织分布广泛、功能多样，主要是连接、支持、营养、保护、防御和修复等功能。

三、肌肉组织

肌肉组织主要由肌细胞组成，肌细胞一般细长，呈纤维状，又称为肌纤维。细胞间有少量结缔组织、血管、淋巴管和神经。肌细胞的细胞膜称为肌膜，胞质称为肌浆，肌细胞内有线粒体和肌原纤维等，后者是肌纤维进行舒缩运动的主要物质基础。肌肉组织包括平滑肌、心肌和骨骼肌。

四、神经组织

神经组织由神经细胞和神经胶质细胞构成。神经细胞又称神经元，具有接受刺激和传导冲动的功能。有的神经细胞还具有分泌功能。神经胶质细胞不能接受刺激和传导冲动，但对神经元起着支持、营养、绝缘和防御等作用。

【思考题】

1. 人体最小的单位是什么？
2. 细胞的主要结构有哪些？
3. 人体的基本组织有哪几种？

第三节　生命活动的基本特征

生命现象有多种多样，它的基本特征是什么呢？科学家们通过对各种生物体，特别是对细菌和原生动物等简单生物的研究，发现生命至少包括三种基本活动，即新陈代谢、兴奋性和生殖。因为这些活动为活的生物体所特有，所以被认为是生命的基本特征。了解生命的基本特征，有助于对机体生命活动规律的理解。

一、新陈代谢

机体与其周围环境之间所进行的物质交换和能量转换的自我更新过程，称为新陈代谢。

二、兴奋性

兴奋性是指机体或组织对刺激发生反应的能力或特性。由于神经、肌肉和腺体兴奋性最高，它们的反应迅速，易被观察，故这些组织被称为可兴奋组织。能被机体或组织感受到的环境条件变化，称为刺激。刺激的种类很多，可分为化学刺激、物理刺激、生物刺激及社会因素形成的心理刺激。

三、生殖

生物体生长发育到一定阶段后，能够产生与自己相似的子代个体，这种功能称为生殖或自我复制。任何生物个体的寿命都是有限的，必然要衰老、死亡。一切生物都是通过产生新个体来延续种系的，所以生殖也是生命活动的基本特征之一。

【思考题】

1. 人体生命活动的基本特征有哪些？

2. 什么叫新陈代谢？

3. 哪些因素刺激可以使人产生兴奋？

第四节　运动系统

运动系统包括骨、骨连结和骨骼肌三部分。它们在神经系统的支配下对身体起着运动、支持和保护的作用。运动系统约占成人体重的60%。

一、骨

骨是人体重要的器官之一，主要由骨组织（骨细胞、胶原纤维和基质）构成，具有一定的形态和构造，外覆骨膜，内容骨髓，含有丰富的血管、淋巴管及神经；具有一定的功能，能不断进行新陈代谢和生长发育，并有修复、再生和改建的能力。骨基质中有大量钙盐和磷酸盐沉积，是钙、磷的储存库，参与体内钙、磷代谢。骨髓具有造血功能。

（一）骨的分类

成人有206块骨（图3–4–1），可分为颅骨、躯干骨和四肢骨三部分。按形态，骨可分为长骨、短骨、扁骨、不规则骨四类。

（二）骨的构造

每块骨都由骨质、骨髓、骨膜三部分组成（图3–4–2）。

（三）骨的化学成分和物理性质

骨主要由有机质和无机质组成。有机质主要是由骨胶原纤维束和粘多糖蛋白构成，即骨的支架，赋予骨以弹性和韧性。无机质主要是碱性磷酸钙，使骨坚硬挺实。两种成分的比例，随年龄的增长而发生变化。幼儿时期骨的有机质和无机质各占一半，故弹性较大、柔软，易发生变形，在外力作用下不易骨折或折而不断，称青枝状骨折。成年人骨有机质和无机质的比例约为3 ∶ 7，最为合适，因而骨具有很大硬度和一定的弹性，较坚韧。老年人的骨无机质所占

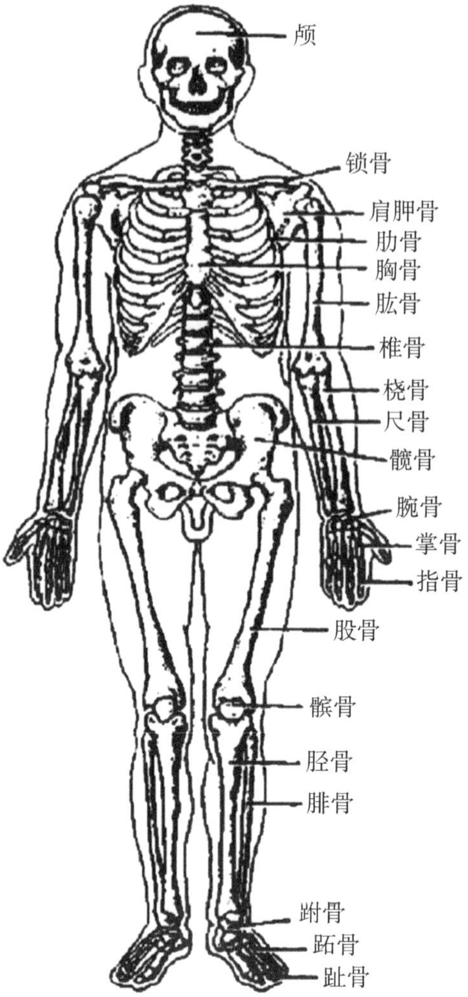

图 3-4-1　人体骨骼

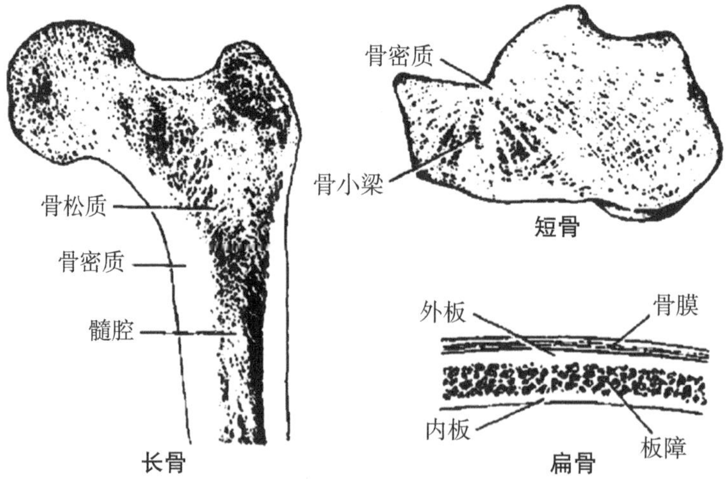

图 3-4-2　骨的构造

比例更大，但因激素水平下降，影响钙、磷的吸收和沉积，此时脆性较大，易发生骨折。

（四）躯干骨

躯干骨包括 24 块椎骨、1 块骶骨、1 块尾骨、1 块胸骨和 12 对肋骨。它们分别参与脊柱、骨性胸廓和骨盆的构成。

1. 椎骨

幼年时包括颈椎 7 块、胸椎 12 块、腰椎 5 块、骶椎 5 块、尾椎 3 ~ 4 块，成年后 5 块骶椎长合成骶骨，3 ~ 4 块尾椎长合成尾骨 1 块。

（1）椎骨的一般形态

椎骨（图 3-4-3）由前方的椎体和后方板状的椎弓组成。

椎体位于椎骨前部，呈短圆柱形，是椎骨负重的主要部分，内部充满骨松质，表面的骨密质较薄，椎弓位于椎体的后方，为弓形骨板，与椎体共同围成椎孔。全部椎骨的椎孔贯通，构成容纳脊髓的椎管。椎弓连接椎体的部分缩窄，称椎弓根。根的上、下缘各有一切迹，分别称为椎上、椎下切迹。相邻椎骨的上、下切迹共同围成椎间孔，有脊神经和血管通过。每个椎弓伸出 7 个突起：一是棘突 1 个，伸向后方或后下方，尖端可在体表扪到。二是横突 1 对，伸向两侧。三是关节突 2 对，分别向上、下方突起，即上关节突和下关节突，相邻关节突构成关节突关节。

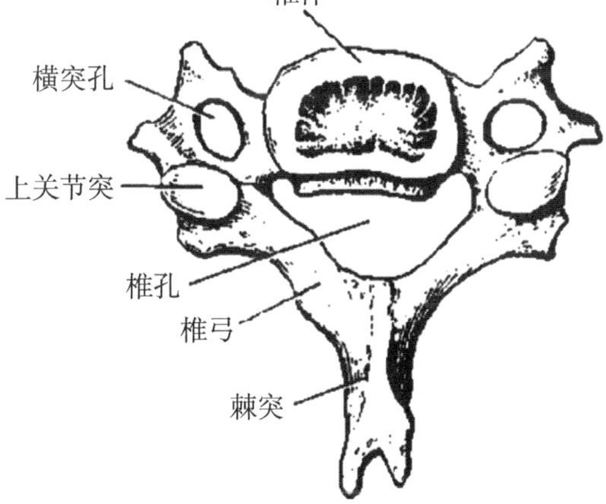

图 3-4-3　椎骨

（2）各部椎骨的主要特征

①颈椎：椎体较小。横突有一圆孔，称横突孔，有椎动脉和椎静脉通过。

第 1 颈椎又名寰椎（图 3–4–4），呈环状，无椎体、棘突和关节突，由前弓、后弓及侧块组成。前弓较短，后面正中有齿突凹，与枢椎的齿突相关联。侧块上面各有一椭圆形关节面，与枕髁相关联；下面有圆形关节面与枢椎上关节面相关联。

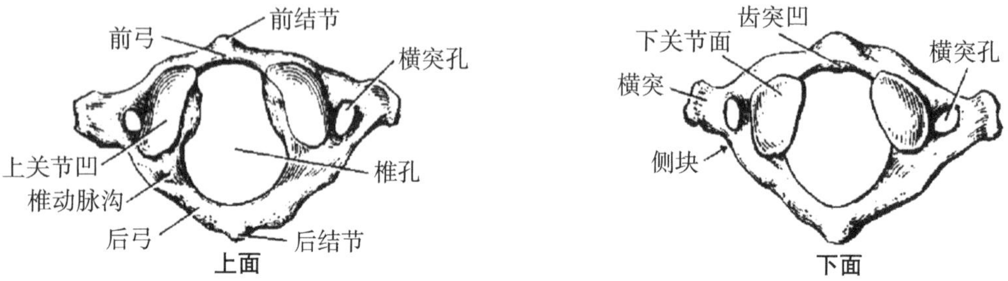

图 3–4–4　寰椎

第 2 颈椎又名枢椎（图 3–4–5），椎体向上伸出齿突，与寰椎齿突凹相关节。

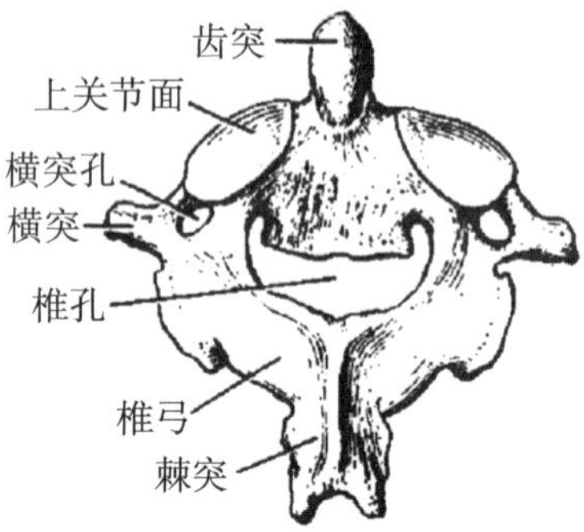

图 3–4–5　枢椎

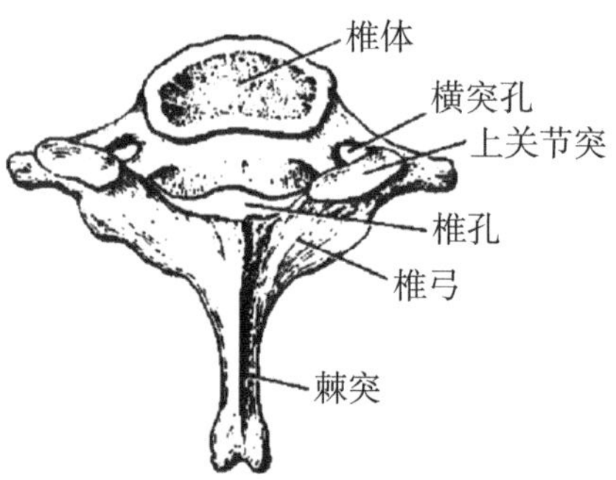

图 3–4–6　隆椎（上面）

第 7 颈椎又名隆椎（图 3–4–6），棘突特长，体表易于触及，常作为计数椎骨序数的标志。

②胸椎（图 3–4–7）：椎体两侧面上、下缘分别有上、下肋凹，与肋头相关节。横突末端前面有横突肋凹与肋结节相关节。棘突较长，向后下方倾斜，呈叠瓦状排列。

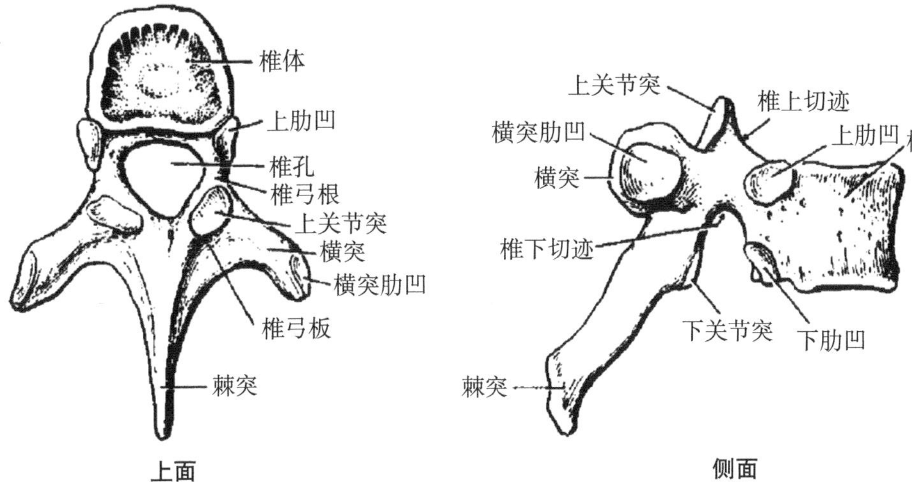

图 3-4-7　胸椎

③腰椎（图 3-4-8）：椎体粗壮，棘突宽而短，呈长方形板状，水平后伸。各棘突的间隙较宽，临床上可在此处做腰椎穿刺术。

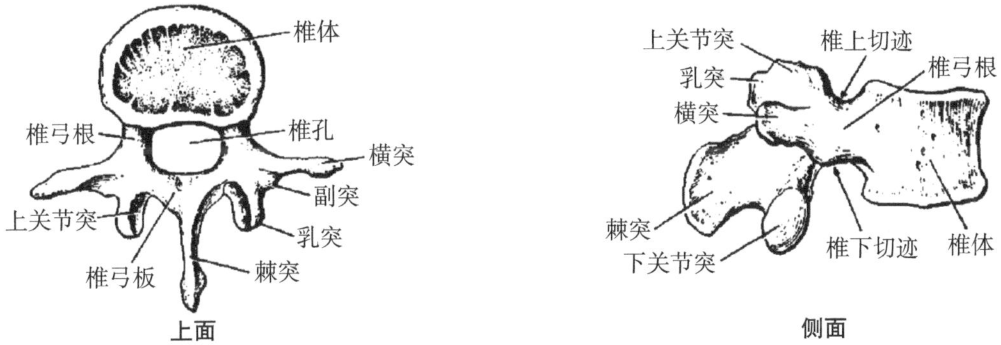

图 3-4-8　腰椎

④骶骨（图 3-4-9）：它由 5 块骶椎融合而成，呈三角形。底向上，尖向下，盆面（前面）凹陷。底前缘中份向前隆凸，称岬。中线两端有 4 对骶前孔。背面粗糙隆凸，正中线上有骶正中嵴，嵴外侧有 4 对骶后孔。骶前、后孔均与骶管相通，有骶神经前后支通过。骶管上连椎管，下端的裂孔称骶管裂孔，裂孔两侧有向下突出的骶角，骶管麻醉常以骶角作为标志。骶骨外侧部上宽下窄，上份有耳状面与髂骨的耳状面构成骶髂关节。

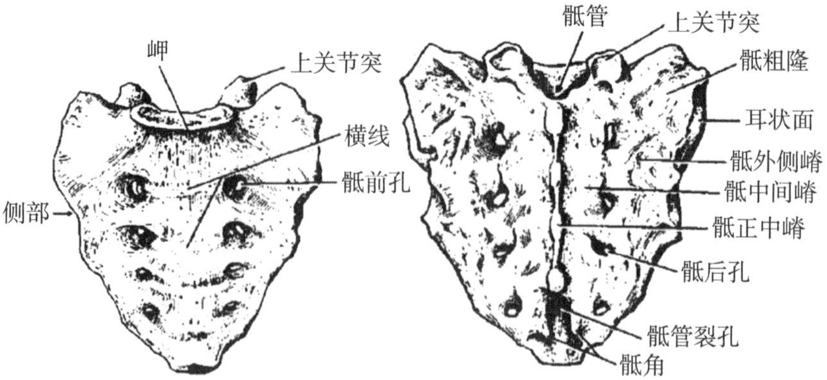

图 3–4–9　骶骨

⑤尾骨（图 3–4–10）：它由 3 ～ 4 块退化的尾椎融合而成。上接骶骨，下端游离为尾骨尖。

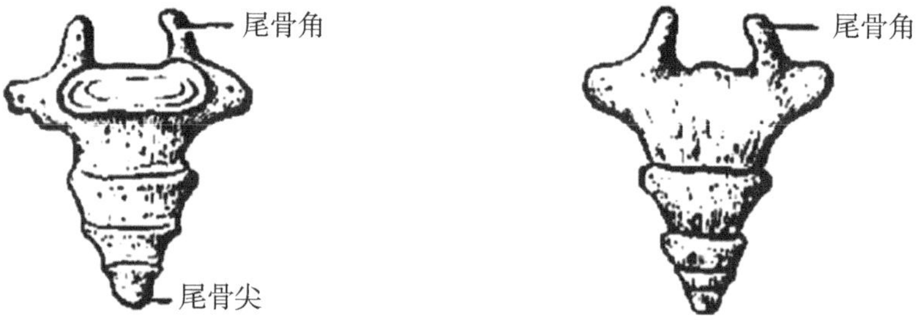

图 3–4–10　尾骨

2. 胸骨

胸骨（图 3–4–11）属于扁骨，位于胸前壁正中。自上而下可分为胸骨柄、胸骨体和剑突三部分。胸骨柄上宽下窄，上缘中份为颈静脉切迹，两侧有锁切迹与锁骨相连结。柄外侧缘上份接第 1 肋。柄与体连接处微向前突，称胸骨角，可在体表扪及，两侧平对第 2 肋是计数肋的重要标志。胸骨角向后平对第 4 胸椎体下缘。外侧缘接第 2 ～ 7 肋软骨。剑突扁而薄，下端游离。

3. 肋

肋由肋骨与肋软骨组成，共 12 对。

（1）肋骨

肋骨（图 3–4–12）为细长弓状扁骨。分为前、后两端和中部的体。后端膨大，称肋头，有关节面与胸椎肋凹相关节。外侧稍细，称肋颈。肋颈外侧的粗糙突起，称肋结节，有关节面与相应胸椎的横突肋凹相关节。肋体长而扁，分

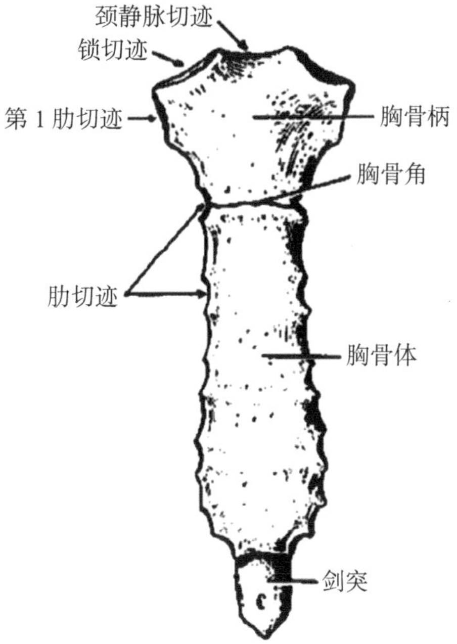

图 3-4-11　胸骨

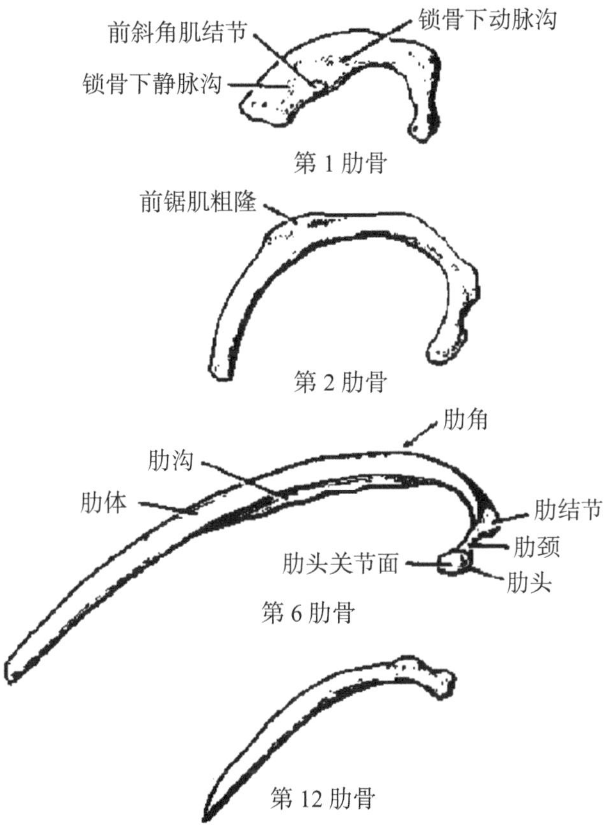

图 3-4-12　肋骨

内、外两面和上、下两缘，内面近下缘处有肋沟，有肋间神经、血管经过，前端稍宽，与肋软骨相接。

（2）肋软骨

肋软骨位于各肋骨的前端，由透明软骨构成。

（五）颅骨

颅位于第一颈椎上方，由扁骨和不规则骨组成，共 23 块（中耳的 3 对听小骨未计入）。颅以眶上缘和外耳门上缘的连线为界，分为后上部的脑颅和前下部的面颅（图 3–4–13、图 3–4–14）。

1. 脑颅骨

脑颅由 8 块组成。其中不成对的有额骨、筛骨、蝶骨和枕骨，成对的有颞骨和顶骨。它们构成颅腔。

2. 面颅骨

面颅有 15 块骨。成对的有上颌骨、腭骨、颧骨、鼻骨、泪骨及下鼻甲，不成对的有犁骨、下颌骨和舌骨。面颅骨围成眶腔、鼻腔和口腔。

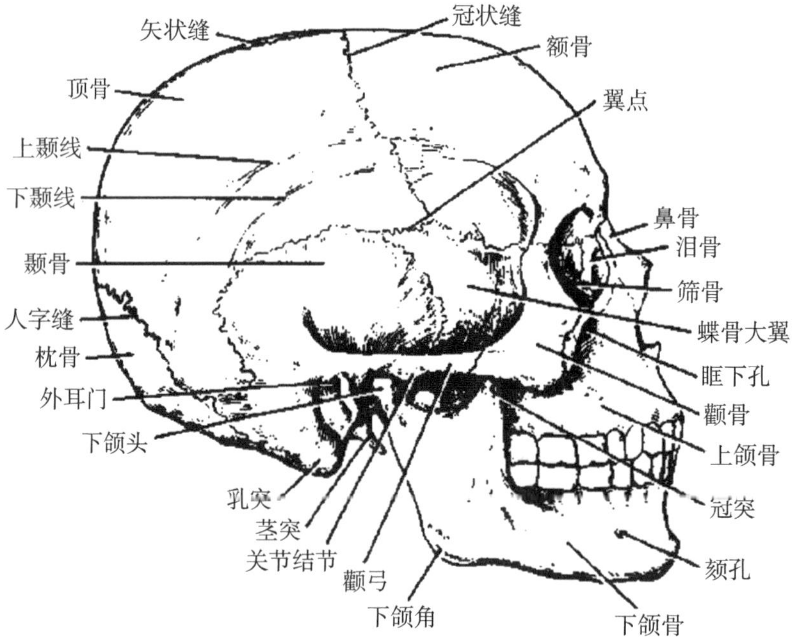

图 3–4–13　颅侧面

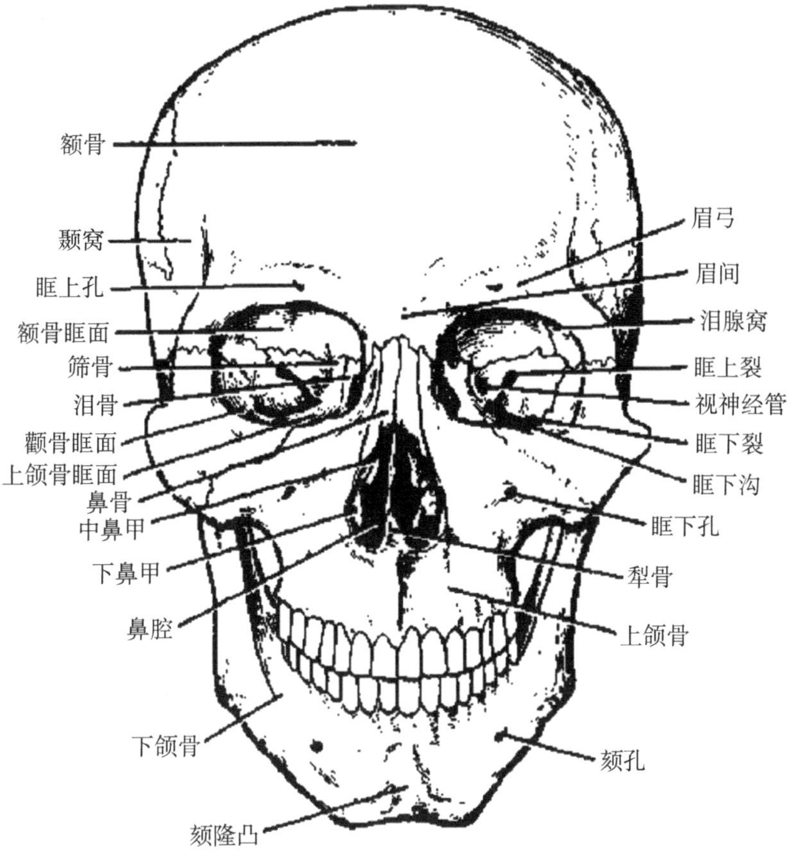

图 3–4–14 颅前面

（六）四肢骨

四肢骨包括上肢骨和下肢骨。上、下肢骨分别由肢带骨和自由肢骨组成。上、下肢骨的数目和排列方式基本相同。由于人体直立，上肢成为灵活的劳动器官，下肢起着支撑和移位的作用。因而，上肢骨纤细轻巧，下肢骨粗大坚固。

1. 上肢骨

（1）上肢带骨

①锁骨（图 3–4–15）：它呈“～”形弯曲，位于胸廓前上方两侧。内端粗大，为胸骨端，与胸骨柄相关节。外端扁平，为肩峰端，与肩胛骨肩峰相关节。锁骨全长可在体表扪到。锁骨将肩胛骨支撑于胸廓之外，以保证上肢的灵活运动。

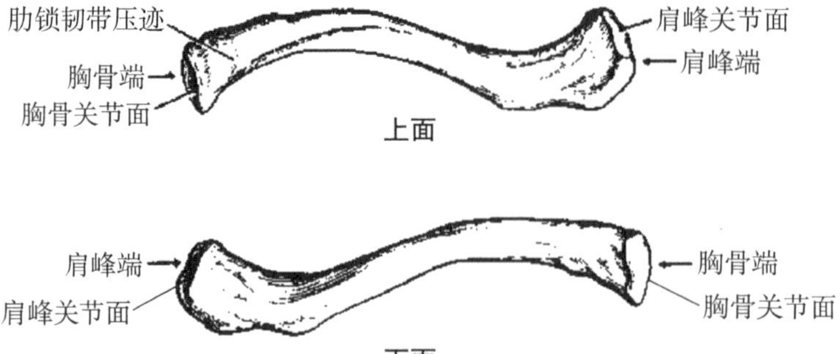

图 3-4-15　锁骨

②肩胛骨（图 3-4-16）：它为三角形扁骨，贴于胸廓后外面，可分二面、三缘和三个角。肩胛骨前面与胸廓相对，为肩胛下窝，背侧面有一横嵴，称肩胛冈。肩胛冈上、下方分别称冈上窝和冈下窝。肩胛冈向外侧延伸的扁平突起称肩峰，与锁骨外侧端相接。肩胛骨上缘外侧有向前的屈指状突起，称喙突。肩胛骨上角平对第 2 肋；下角平对第 7 肋或第 7 肋间隙，为计数肋的标志。外侧角最肥厚，朝向外侧方的梨形浅窝，称关节盂，与肱骨头相关节。关节盂上、下方各有一粗糙隆起，分别称盂上结节和盂下结节。

肩胛冈、肩峰、肩胛骨下角及喙突都可在体表扪到。

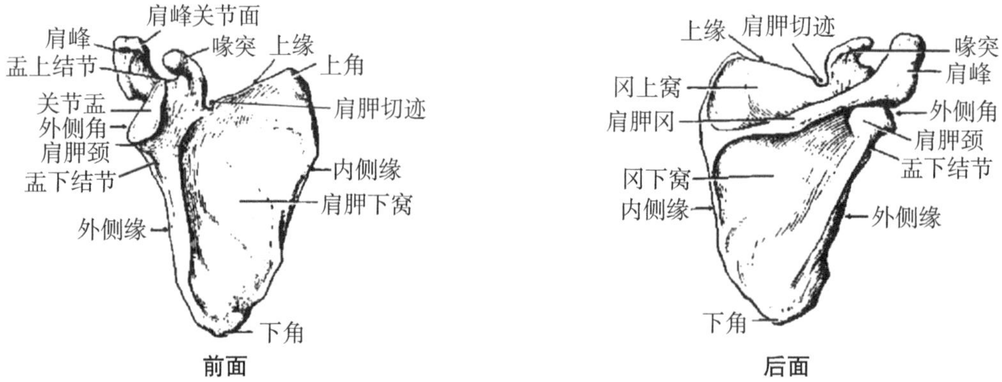

图 3-4-16　肩胛骨

（2）自由上肢骨

①肱骨（图 3-4-17）：它分一体及上、下两端。肱骨上端有朝向内后上方呈半球形的肱骨头，与肩胛骨的关节盂相关节。肱骨头的外侧和前方有隆起的大结节和小结节，向下各延伸一嵴，称大结节嵴和小结节嵴。两结节间有一纵

沟，称结节间沟。肱骨上端与体交界处稍细，称外科颈，较易发生骨折。

肱骨体中部外侧面有粗糙的三角肌粗隆，后面中部有一自内上斜向外下的浅沟，称桡神经沟。肱骨中部骨折可能伤及桡神经。肱骨下端较扁，外侧部前面有半球形的肱骨小头，与桡骨相关节；内侧部有滑车状的肱骨滑车，与尺骨形成关节。滑车后上方有一深窝，称鹰嘴窝，伸肘时容纳尺骨鹰嘴。肱骨下端两侧各有一突起，分别称外上髁和内上髁。内上髁后方有一浅沟，称尺神经沟，尺神经由此经过。肱骨大结节和内、外上髁均可在体表扪及。

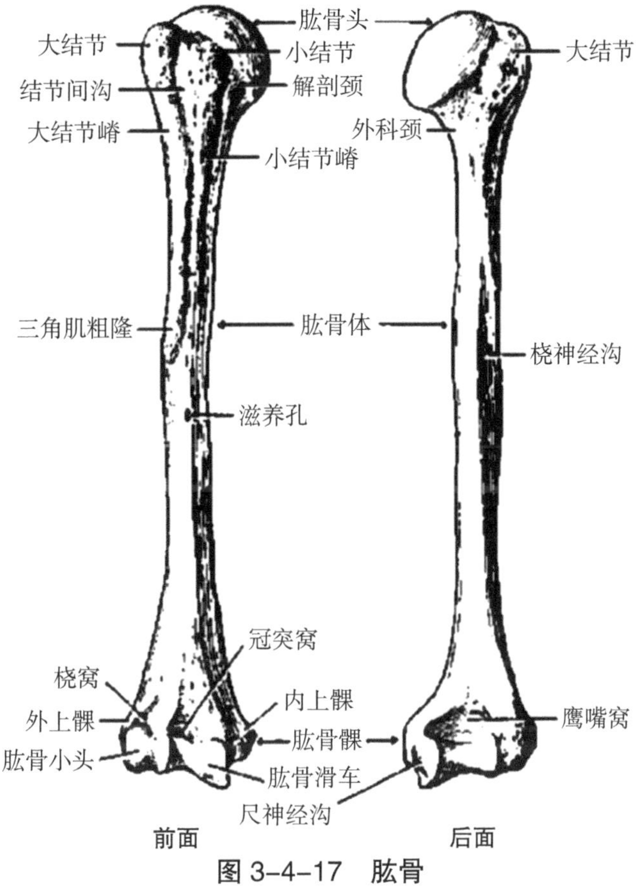

图 3-4-17　肱骨

②桡骨（图 3-4-18）：它位于前臂外侧部，分一体两端。桡骨上端膨大称桡骨头，头上的关节凹、肱骨小头与周围的环状关节面相关节；颈的内下方有突起的桡骨粗隆。桡骨体呈三棱柱形，下端外侧向下突出，称茎突；下端内面有尺切迹，与尺骨头相关节。桡骨下面有腕关节面与腕骨相关节。桡骨茎突和桡骨头在体表可扪到。

③尺骨（图 3-4-18）：它位于前臂内侧，分一体两端，上端粗大，后上方的突起称鹰嘴，前下方有一半圆形深凹，称滑车切迹，与肱骨滑车相关节。尺骨体上段粗，下段细。尺骨下端为尺骨头，头后内侧的锥状突起，称尺骨茎突。鹰嘴、尺骨头和茎突都可在体表扪到。

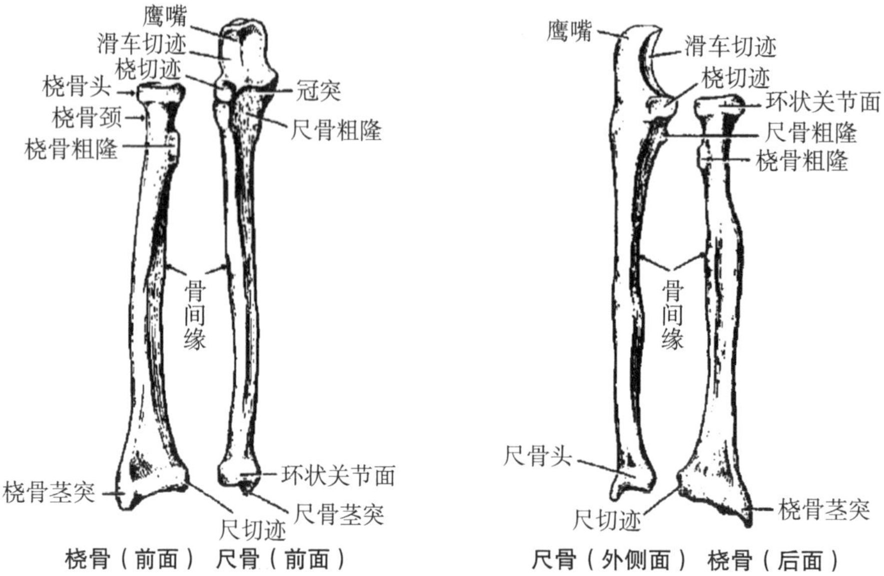

图 3-4-18　桡骨、尺骨

④手骨（图 3-4-19）：它包括 8 块腕骨、5 块掌骨和 14 块指骨。

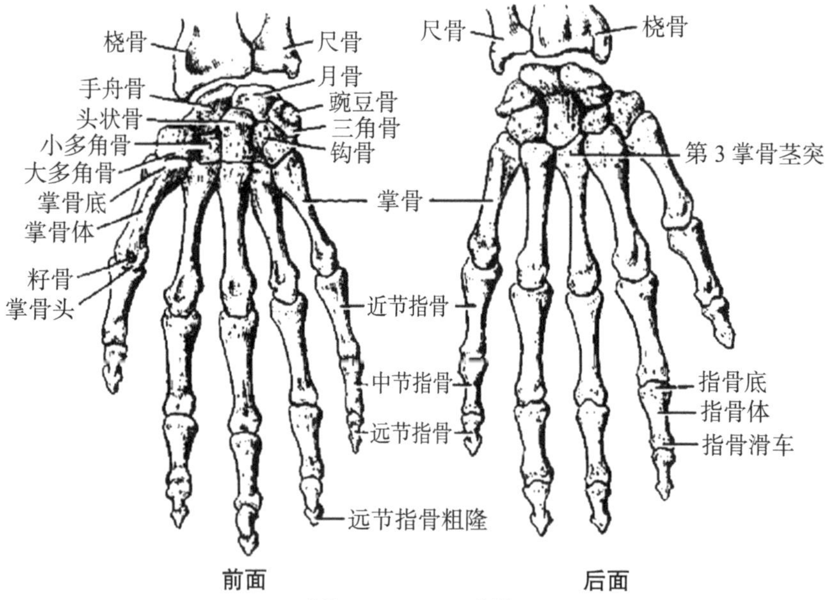

图 3-4-19　手骨

2. 下肢骨

（1）下肢带骨

髋骨（图 3–4–20）：它属于不规则骨，上部扁阔，中部窄厚，有朝向外下的深窝，称髋臼；下部有一大孔，称闭孔。左右髋骨与骶、尾骨组成骨盆。髋骨由髂骨、坐骨和耻骨组成，三骨会合于髋臼，16 岁左右完全融合。

①髂骨：构成髋骨后上部，上缘肥厚，形成弓形的髂嵴。髂嵴前端为髂前上棘，后端为髂后上棘。髂前上棘后方 5 ～ 7 厘米处，髂嵴向外突起，称髂结节，髂骨内面的浅窝称髂窝，髂骨后下方粗糙的耳状面与骶骨相关节。

②坐骨：构成髋骨后下部，后缘有三角形的突起称坐骨棘，棘的下方有坐骨小切迹，上方为坐骨大切迹。坐骨后下部是粗糙的隆起，称坐骨结节，是坐骨最低部，可在体表扪到。

③耻骨：构成髋骨前下部，在两侧耻骨的外侧，于耻骨上缘，有向前突的耻骨结节。耻骨与坐骨共同围成闭孔。

髋臼由髂骨、坐骨、耻骨三骨合成。窝内半月形的关节面称月状面。窝的中央未形成关节面的部分，称髋臼窝。髋臼边缘下部的缺口称髋臼切迹。

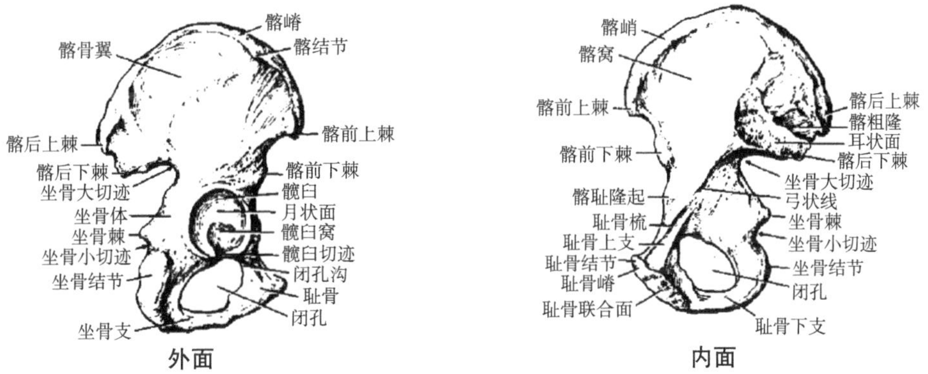

图 3–4–20　髋骨

（2）自由下肢骨

①股骨（图 3–4–21）：它是人体最长、最结实的长骨，长度约为体高的 1/4，分一体两端。

上端有朝向前内上的股骨头与髋臼相关节。头中央稍下有小的股骨头凹。头下外侧的狭细部称股骨颈。颈与体连接处上外侧的方形隆起，称大转子；后内下方的隆起，称小转子。大转子是重要的体表标志，可在体表扪到。

股骨体略弓向前，呈圆柱形，体后面有纵行骨嵴，为粗线。此线上端分叉，向上外延续于粗糙的臀肌粗隆。

下端有两个向后突出的膨大，为内侧髁和外侧髁。两髁前方的关节面称髌面，与髌骨相接。两髁后侧之间的深窝称髁间窝。

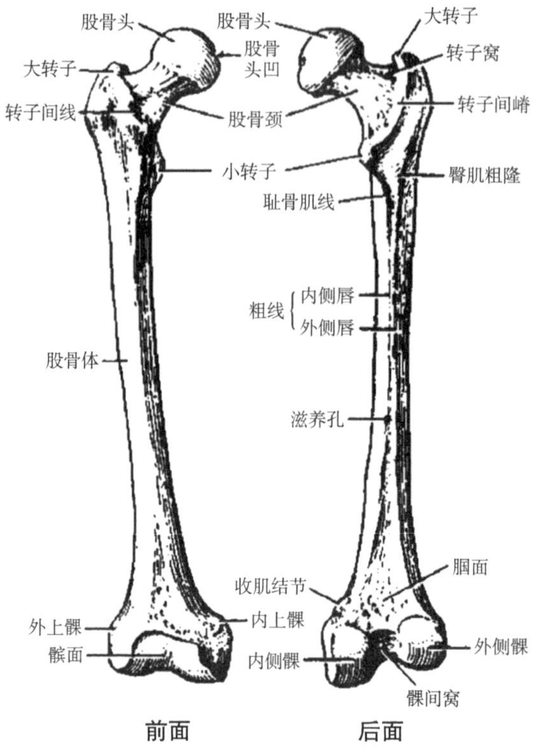

图 3-4-21　股骨

②髌骨（图 3-4-22）：它是人体最大的籽骨，位于股骨下端前面，在股四头肌腱内，上宽下尖，前面粗糙，后面为关节面，与股骨髌面相关节。髌骨可在体表扪到。

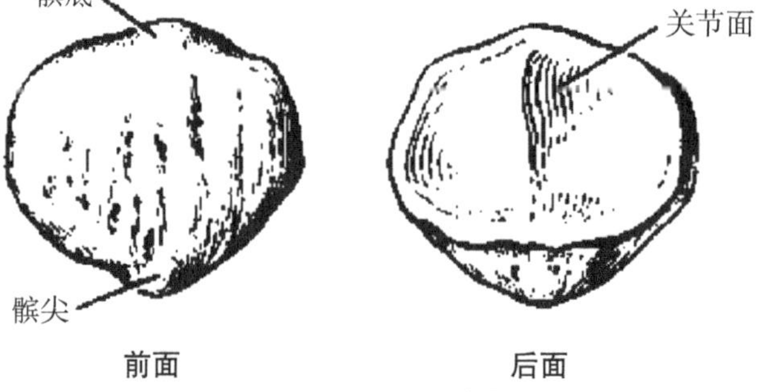

图 3-4-22　髌骨

③胫骨（图 3-4-23）：它位于小腿内侧，是粗大的长骨，分一体两端。上端膨大，向两侧突出，形成内侧髁和外侧髁。两髁上面各有上关节面，与股骨髁相关节。两上关节面之间的粗糙小隆起称髁间隆起。外侧髁后下方有腓关节面与腓骨头相关节。胫骨上端前面的隆起称胫骨粗隆。外侧髁和胫骨粗隆于体表，可扪到。胫骨体呈三棱柱形，前缘较锐。

胫骨下端稍膨大，其内下有一突起，称内踝。胫骨下端下面和内踝的外侧面有关节面与距骨滑车相关节。胫骨下端的外侧面有腓切迹与腓骨相接。内踝可在体表扪到。

④腓骨（图 3-4-23）：它细长，位于胫骨后外方，分一体两端。腓骨上端稍膨大，称腓骨头，有腓骨头关节面与胫骨相关节。头下方缩窄，称腓骨颈。腓骨下端膨大，形成外踝。腓骨头和外踝都可在体表扪到。

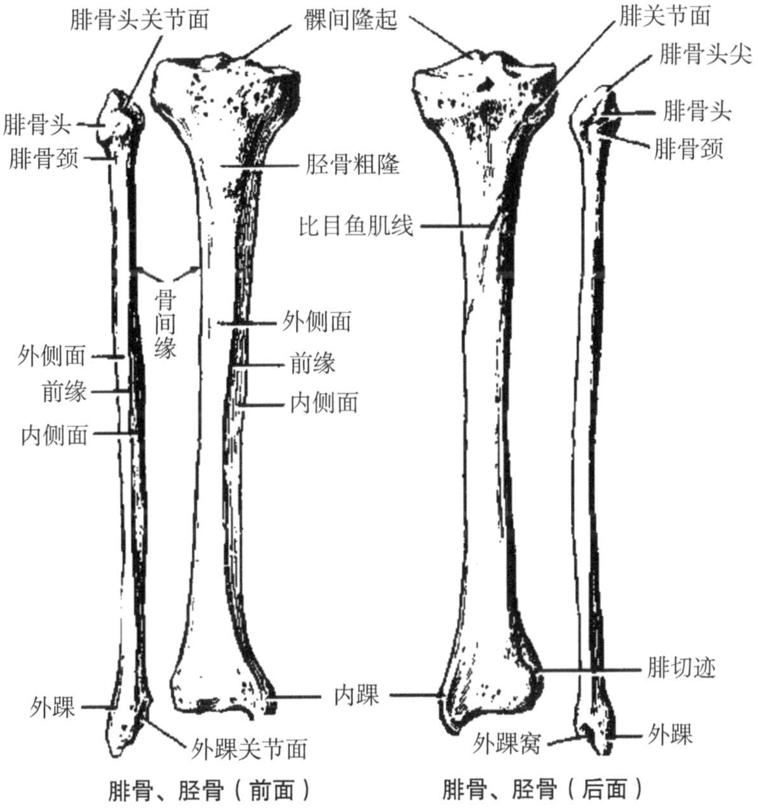

图 3-4-23　胫骨、腓骨

⑤足骨（图 3-4-24）：包括 7 块跗骨、5 块跖骨和 14 块趾骨。

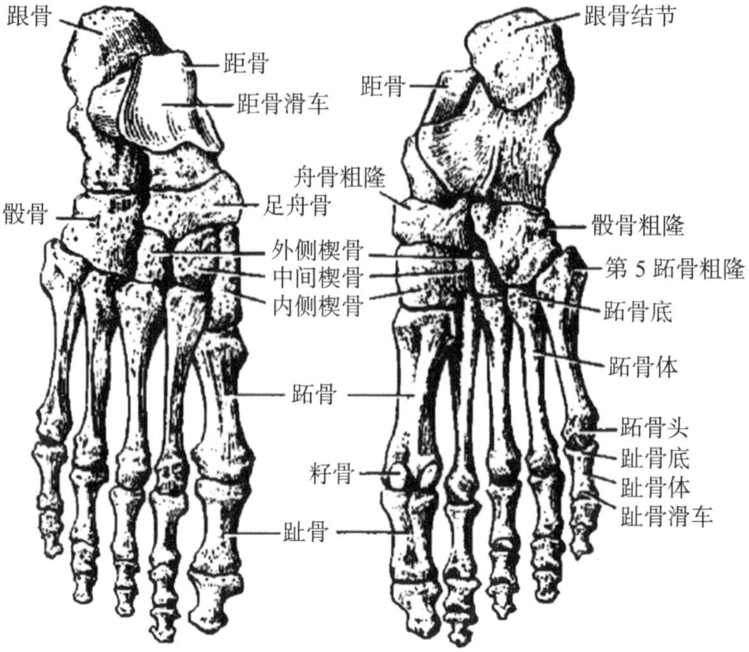

图 3-4-24　足骨

二、骨连结

骨与骨之间借纤维结缔组织、软骨或骨相连，形成骨连结（图 3-4-25）。按骨连结的不同方式，可分为直接连结和间接连结两大类。

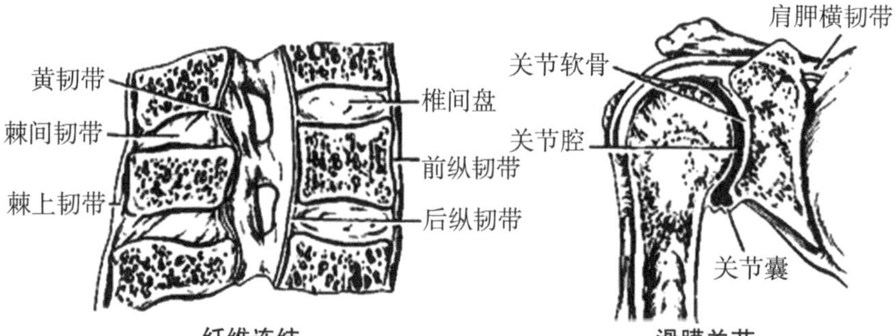

图 3-4-25　骨连结

（一）直接连结

骨与骨借纤维结缔组织或软骨连结，其间一般无间隙，不活动或少活动，这种连结称为直接连结，可分为纤维连结、软骨连结和骨性连结三类。

1. 纤维连结

两骨之间借纤维结缔组织相连结，如颅骨的缝连结和椎骨棘突间的韧带连结等。

2. 软骨连结

两骨之间借软骨相连结，如椎骨的椎体之间的椎间盘及耻骨间的耻骨联合等。

3. 骨性连结

两骨间以骨组织连结，常由纤维连结或透明软骨骨化而成，如各骶椎之间的骨性结合及髂骨、耻骨、坐骨之间在髋臼处的骨性结合等。

（二）间接连结

间接连结又称为关节或滑膜关节，是骨连结的最高分化形式。关节的相对骨面间互相分离，之间具有充以滑液的腔隙，仅借其周围的结缔组织相连结，因而一般具有较大的活动性。

1. 关节的基本构造

（1）关节面

关节面是参与组成关节的各相关骨的接触面。每一关节至少包括两个关节面，一般为一凸一凹，凸者称为关节头，凹者称为关节窝。关节面上被覆有关节软骨。关节软骨不仅使粗糙不平的关节面变为光滑，同时在运动时可以减少关节面的摩擦，缓冲震荡和冲击。

（2）关节囊

关节囊是由纤维结缔组织膜构成的囊，附着于关节的周围，并与骨膜融合续连。它包围关节，封闭关节腔，可分为内外两层。

①外层纤维膜：厚而坚韧，由致密结缔组织构成，含有丰富的血管和神经。纤维膜的厚薄通常与关节的功能有关，纤维膜的有些部分，还可明显增厚形成韧带，以增强关节的稳固，限制其过度运动。

②内层滑膜：由薄而柔润的疏松结缔组织膜构成，衬贴于纤维膜的内面，其边缘附于关节软骨的周缘。滑膜富含血管网，能产生滑液，不仅能起润滑作用，而且也是关节软骨、半月板等新陈代谢的重要媒介。

（3）关节腔

关节腔为关节囊滑膜层和关节面共同围成的密闭腔隙，腔内含有少量滑液，关节腔内呈负压，对维持关节的稳固有一定作用。

2. 关节的辅助结构

关节除了具备上述的三项基本结构外，一些关节为适应其功能还形成了特殊的辅助结构，这些辅助结构对于增加关节的灵活性或稳固性都有重要作用。

（1）韧带（筋）

韧带是连于相邻两骨之间的致密结缔组织纤维束，有加强关节的稳固或限制其过度运动的作用。位于关节囊外的称囊外韧带，位于囊两侧的称侧副韧带，位于关节囊内的称囊内韧带，如膝关节内的交叉韧带等。中医认为：肝主全身筋膜，与肢体运动有关。肝之气血充盛，筋膜得其所养，则筋力强健，运动灵活；肝之气血亏虚，筋膜失养，则筋力不健，运动不利。

（2）关节盘和关节唇

关节盘和关节唇是关节腔两种不同形态的纤维软骨。

关节盘位于两骨的关节面之间，其周缘附于关节囊，呈圆盘状，中部稍薄，周缘略厚。有的关节盘呈半月形，称关节半月板。关节盘可调整关节面，使其更为适配，并减少外力对关节的冲击和震荡。

关节唇是附于关节窝周缘的纤维软骨环，它加深关节窝，增大关节面，如髋臼唇等，增加了关节的稳固性。

（3）滑膜囊

有些关节囊的滑膜表面积大于纤维层，滑膜重叠卷折突入肌腱与骨面之间，形成滑膜囊，可减少肌肉活动时与骨面之间的摩擦。

3. 关节的运动

滑膜关节的关节面的复杂形态、运动轴的数量和位置，决定了关节的运动形式和范围。滑膜关节的运动形式基本上是沿三个互相垂直的轴所做的运动。

（1）屈和伸

屈和伸是关节沿冠状轴进行的运动。运动时，相关两骨之间的角度变小称为屈，角度增大称为伸。一般关节的屈是指向腹侧面成角，而膝关节则相反，小腿向后贴近大腿的运动称为膝关节的屈，反之称为伸。

（2）收和展

收和展是关节沿矢状轴进行的运动。运动时，骨向正中矢状面靠拢称为收，反之，远离正中矢状面称为展。

（3）旋转

旋转是关节沿垂直轴进行的运动，如肱骨围绕骨中心轴向前内侧旋转，称旋内；向后外侧旋转，则称旋外。在前臂桡骨对尺骨的旋前、旋后运动，则是围绕桡骨头中心到尺骨头的轴线旋转，将手背转向前方的运动称旋前，将手掌恢复到向前，而手背转向后方的运动称旋后。

（4）环转

环转是指运动骨的上端在原位转动，下端则做圆周运动，运动时全骨描绘出一圆锥形的轨迹。能沿两轴以上运动的关节均可做环转运动，如肩关节、髋关节和桡腕关节等，环转运动实际上是屈、展、伸、收依次结合的连续动作。

（三）躯干骨的连结

躯干骨借骨连结形成脊柱和胸廓。脊柱由躯干骨的 24 块椎骨、1 块骶骨和 1 块尾骨连结而成，构成人体的中轴，上承载颅，下连肢带骨。胸廓由 12 块胸椎、12 对肋和胸骨连结而成。

1. 脊柱

（1）椎骨间的连结（图 3–4–26）

各椎骨之间借韧带、软骨和滑膜关节相连，可分为椎体间连结和椎弓间连结。

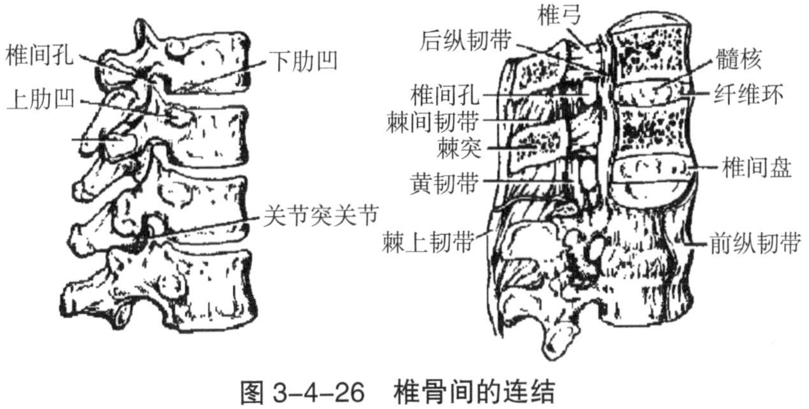

图 3–4–26 椎骨间的连结

①椎体间的连结：椎体之间连结包括椎间盘、前纵韧带、后纵韧带。

②椎弓间的连结：包括椎弓板、棘突、横突间的韧带和上、下关节突关节。

（2）寰椎与枕骨及枢椎的关节

①寰枕关节：本关节为两侧枕髁与寰椎侧块的上关节凹构成的联合关节。两侧关节同时活动，可使头做俯仰和侧屈运动。

②寰枢关节：本关节为寰椎与枢椎间的间接连结，能使头做俯仰、侧屈和旋转运动。

（3）脊柱的整体观及其运动

①脊柱的整体观（图 3-4-27）：脊柱的功能是支持躯干和保护脊髓。成年男性脊柱长约 70 厘米，女性的略短，约 60 厘米。椎间盘的总厚度约为脊柱全长的 1/4。老年人因椎间盘变薄，骨质萎缩，脊柱可变短。

②脊柱的运动：脊柱的运动在相邻两椎骨之间是有限的，但整个脊柱的活动范围较大，可作屈、伸、侧屈、旋转和环转运动。

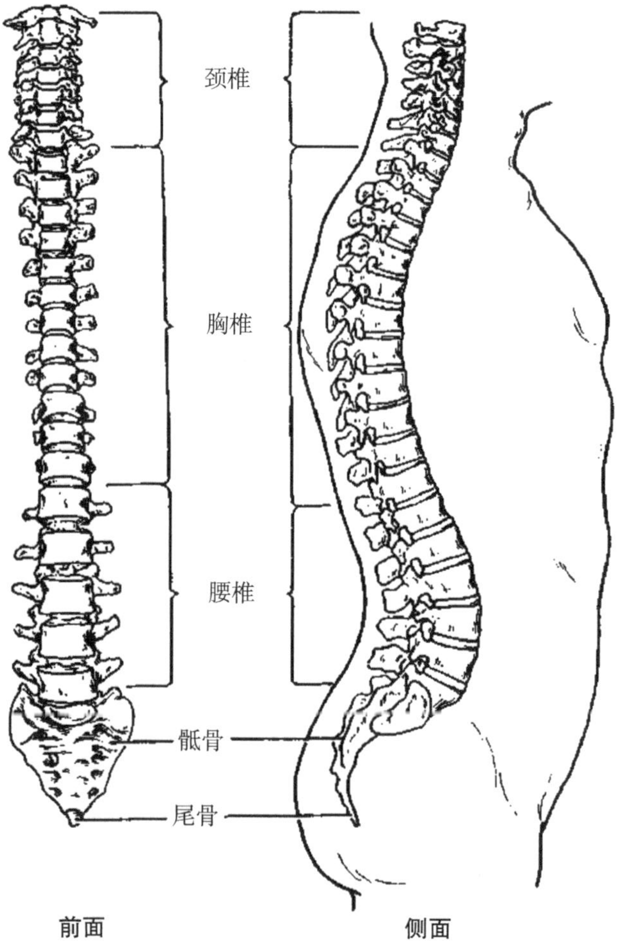

图 3-4-27　脊柱的整体观

2. 胸廓

胸廓由 12 块胸椎、12 对肋、1 块胸骨和它们之间的连结共同构成。构成胸廓的主要关节有肋椎关节和胸肋关节。

（四）颅骨的连结

各颅骨之间多数借缝、软骨和骨相连结，彼此之间结合较为牢固，无活动性。只有下颌骨与颞骨构成颞下颌关节。

（五）四肢骨连结

四肢的主要功能是支撑和运动，故四肢骨的连结以滑膜关节为主。人类由于直立，上肢获得了适于抓握和操作的很大活动度，因而上肢关节以运动的灵活为主；下肢起着支撑身体的重要作用，所以下肢关节以运动的稳定为主。

1. 上肢骨连结

上肢骨的连结包括上肢带的连结和自由上肢骨的连结。

（1）上肢带连结

①胸锁关节（图 3–4–28）：本关节是上肢骨与躯干骨连结的唯一关节。由锁骨的胸骨端与胸骨的锁切迹及第 1 肋软骨的上面构成。囊内有关节盘，为多轴微动关节。

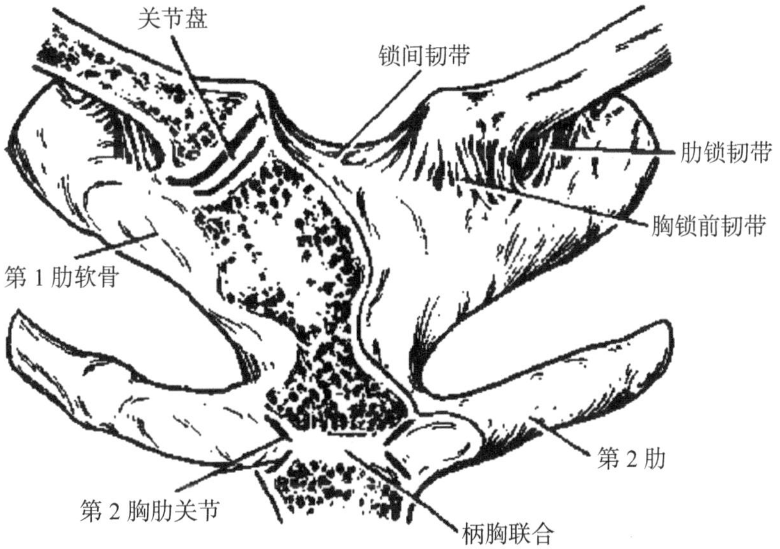

图 3–4–28　胸锁关节

②肩锁关节：本关节由锁骨的肩峰端与肩峰的关节面构成，是肩胛骨活动的支点。

（2）自由上肢骨连结

①肩关节（图 3–4–29）：本关节由肱骨头与肩胛骨关节盂构成。关节盂浅而小，关节盂周缘有纤维软骨构成的盂唇来加深关节窝，关节囊薄而松弛。有肱二头肌长头腱穿过关节，关节囊的上壁有喙肱韧带。囊的前壁和后壁也有许多肌腱加入，以增加关节的稳固性。囊的下壁相对最为薄弱，故肩关节脱位时，肱骨头常从下方脱出，发生前下方脱位。

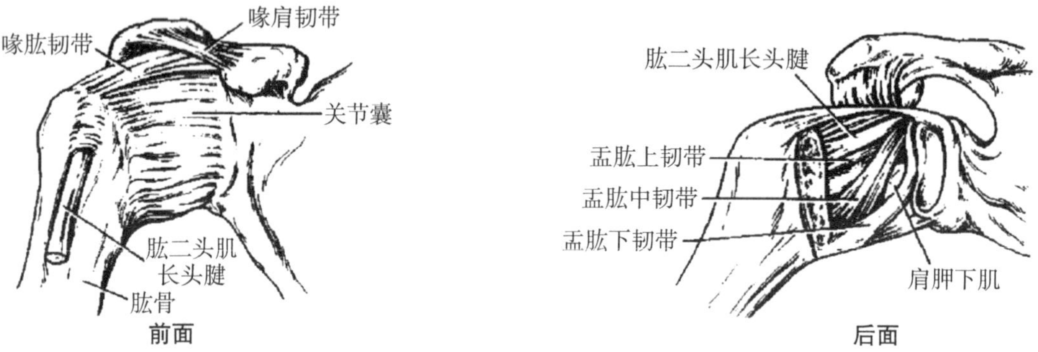

图 3–4–29　肩关节

肩关节为全身最灵活的关节，可做三轴运动，即冠状轴上的屈和伸，矢状轴上的收和展，垂直轴上的旋内、旋外运动及环转运动。

②肘关节（图 3–4–30）：本关节由肱骨下端与尺、桡骨上端构成复关节，包括三个关节。

肱尺关节：本关节由肱骨滑车和尺骨滑车切迹构成。

肱桡关节：本关节由肱骨小头和桡骨头的关节凹构成。

桡尺近侧关节：本关节由桡骨环状关节面和尺骨桡切迹构成。

③桡尺连结（图 3–4–31）：桡、尺骨借桡尺近侧关节、桡尺远侧关节和前臂骨间膜相连。

④手关节（图 3–4–32）：本关节包括桡腕关节、腕骨间关节、腕掌关节、掌骨间关节、掌指关节和指骨间关节。

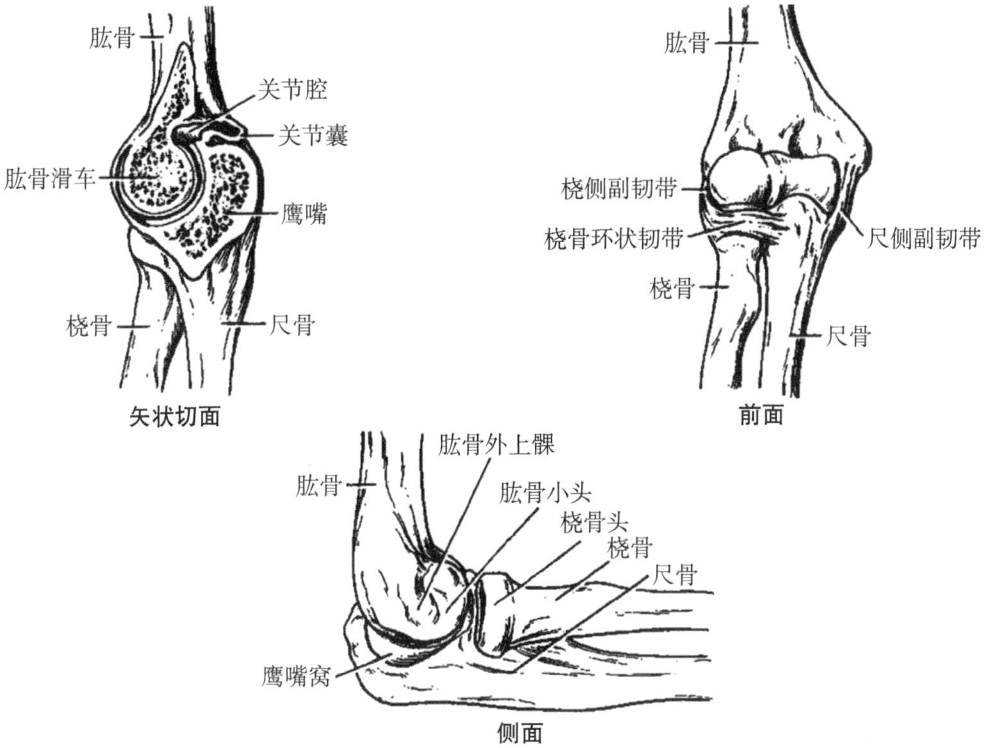

图 3–4–30　肘关节

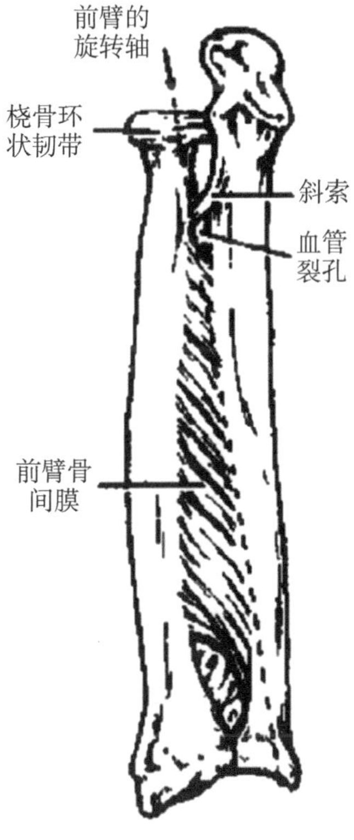

图 3–4–31　桡尺连结

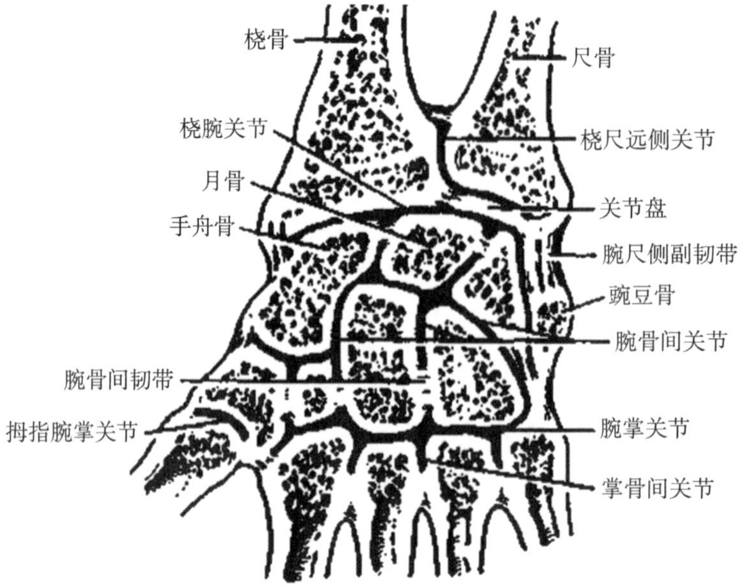

图 3–4–32　手关节

2. 下肢骨连结

下肢骨的连结包括下肢带的连结和自由下肢骨的连结。

（1）下肢带连结

①骶髂关节：本关节由骶骨和髂骨的耳状面构成，关节面凸凹不平，彼此结合十分紧密。关节囊紧张，有骶髂前、后韧带加强。骶髂关节具有相当大的稳固性，以适应支撑体重的功能。

②耻骨联合：它由两侧耻骨联合面及纤维软骨构成的耻骨间盘连结构成。耻骨间盘中有一矢状位的裂隙，女性较男性的厚，裂隙也较大，孕妇和经产妇尤为显著。耻骨联合的活动甚微，但在分娩过程中，耻骨间盘中的裂隙增宽，以增大骨盆的径线。

③骨盆：它由左右髋骨和骶、尾骨以及其间的骨连结构成。人体直立时，骨盆向前倾斜。骨盆可由骶骨岬向两侧至耻骨联合上缘构成的环形界线，分为上方的大骨盆和下方的小骨盆。骨盆的主要功能是运动，但女性骨盆还要适应分娩的需要，因此，女性骨盆外形短而宽，骨盆上口近似圆形，较宽大，骨盆下口和耻骨下角较大，女性耻骨下角可达 90° ~ 100°，男性则为 70° ~ 75°。

（2）自由下肢骨连结

①髋关节（图 3–4–33）：由髋臼与股骨头构成。髋关节的关节囊紧张而坚韧，向上附于髋臼周缘及横韧带，向下附于股骨颈，前面达转子间线，后面包

罩股骨颈的内侧 2/3，使股骨颈骨折有囊内、囊外骨折之分。关节囊周围有多条韧带加强，主要有髂股韧带，位于前壁，可限制大腿过伸，对维持人体直立姿势起很大作用。关节囊内有股骨头韧带，连结股骨头凹和髋臼横韧带，内含营养股骨头的血管。

髋关节可做三轴的屈、伸、展、收、旋内、旋外以及环转运动。

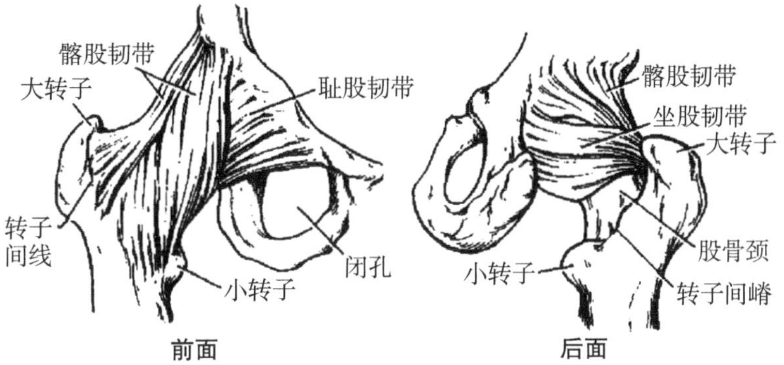

图 3-4-33　髋关节

②膝关节（图 3-4-34）：它由股骨下端、胫骨上端和髌骨构成，是人体最大、最复杂的关节。

膝关节的关节囊薄而松弛，附于各关节面的周缘，周围有韧带加固，以增加关节的稳定性。膝关节主要做屈、伸运动。膝关节在半屈时，小腿可做约 40° 的旋转运动。

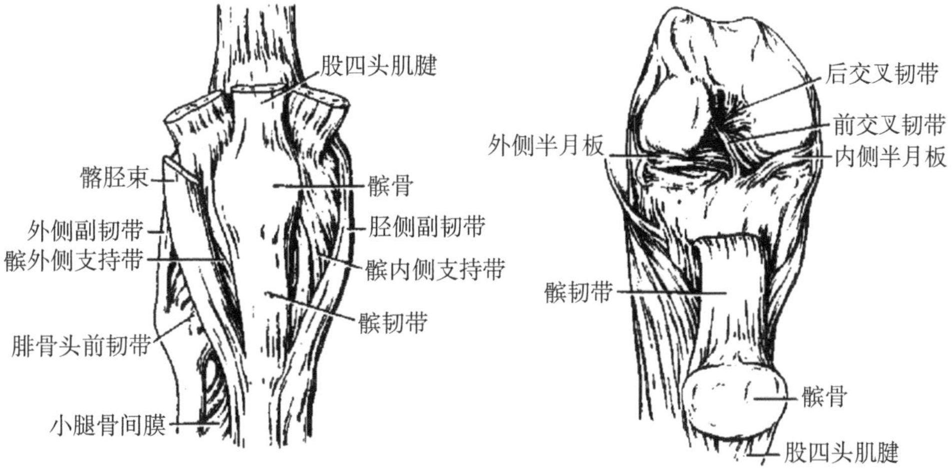

图 3-4-34　膝关节

③胫腓连结：胫、腓两骨之间的连结紧密，上端由胫骨外侧髁与腓骨头构成微动的胫腓关节，两骨干之间有坚韧的小腿骨间膜相连，下端借胫腓前、后韧带构成坚强的韧带连结。小腿两骨间的活动度甚小。

④足关节：它包括距小腿（踝）关节、跗骨间关节、跗跖关节、跖骨间关节、跖趾关节和趾骨间关节。

⑤足弓（图 3–4–35）：跗骨和跖骨借其连结形成凸向上的弓，称为足弓。足弓增加了足的弹性，使足成为具有弹性的“三脚架”，从而保证直立时足底着地支撑的稳固性，在行走和跳跃时发挥弹性和缓冲震荡的作用。足弓还可保护足底的血管、神经免受压迫，减少地面对身体的冲击，以保护体内器官，特别是大脑免受震荡。

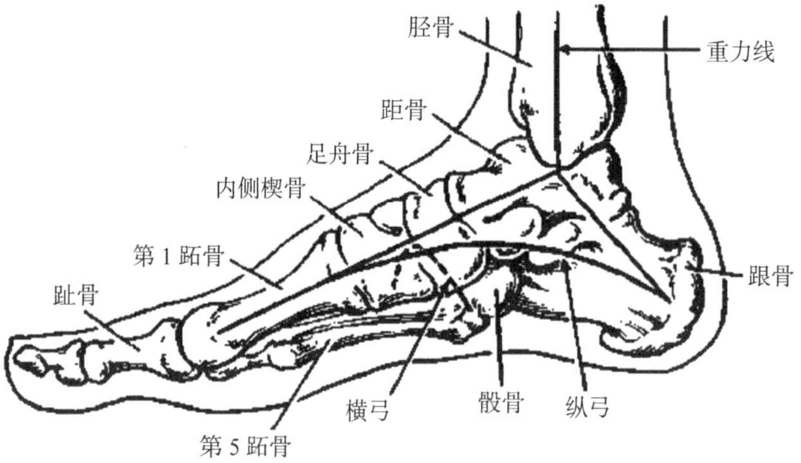

图 3–4–35　足弓

三、骨骼肌

肌根据构造不同可分为平滑肌、心肌和骨骼肌。

骨骼肌是运动系统的动力部分，多数附着于骨骼，少数附着于皮肤者，称为皮肌。骨骼肌在人体内的分布极为广泛，有 600 多块，约占体重的 40%。骨骼肌受躯体神经支配，直接受人的意志控制，故称为随意肌。

（一）头肌

头肌可分为面肌和咀嚼肌两部分。

1. 面肌

面肌为扁薄的皮肌，位于浅表，大多起自颅骨的不同部位，止于面部皮肤，主要分布于面部口裂、眼裂、鼻孔周围，可分为环形肌和辐射肌两种，有闭合或开大上述孔裂的作用，同时牵动面部皮肤显示喜怒哀乐等各种表情，故面肌又叫表情肌。人耳周围肌已明显退化。

2. 咀嚼肌

咀嚼肌主要有咬肌和颞肌，分布于下颌关节周围，参加咀嚼运动。

（二）颈肌

颈以斜方肌前缘分为前后两部，后部为项部，前部为狭义的颈。颈肌可依其所在位置分为颈浅肌、颈前肌和颈深肌三组。

1. 颈浅肌

颈浅肌主要有胸锁乳突肌（图 3-4-36），位于颈部两侧皮下，起自胸骨柄前面和锁骨的胸骨端，二头会合斜向后上方，止于颞骨的乳突。颈浅肌一侧肌收缩可使头向同侧倾斜，脸转向对侧；两侧同时收缩可使头后仰；一侧病变使肌挛缩时，可引起斜颈。

2. 颈前肌

颈前肌（图 3-4-37）包括舌骨上肌群和舌骨下肌群。

3. 颈深肌

颈深肌（图 3-4-38）位于脊柱颈段的两侧，有前斜角肌、中斜角肌和后斜角肌。各肌均起自颈椎横突，其中前、中斜角肌止于第 1 肋，后斜角肌止于第 2 肋。前、中斜角肌与第 1 肋之间的空隙为斜角肌间隙，有锁骨下动脉和臂丛通过。前斜角肌肥厚或痉挛可压迫这些结构，产生相应症状，称前斜角肌综合征。颈深肌一侧肌收缩，可使颈侧屈；两侧肌同时收缩，可上提第 1、2 肋深吸气；如肋骨固定，则可使颈前屈。

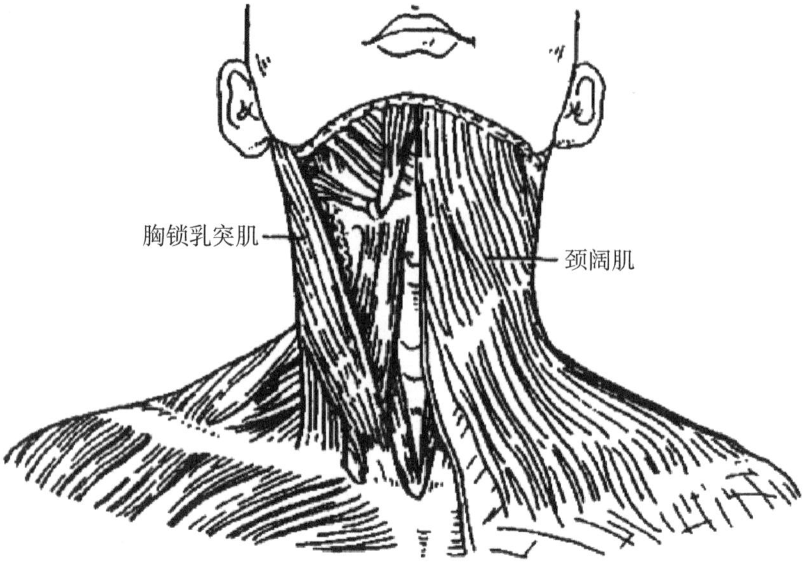

图 3-4-36　颈浅肌

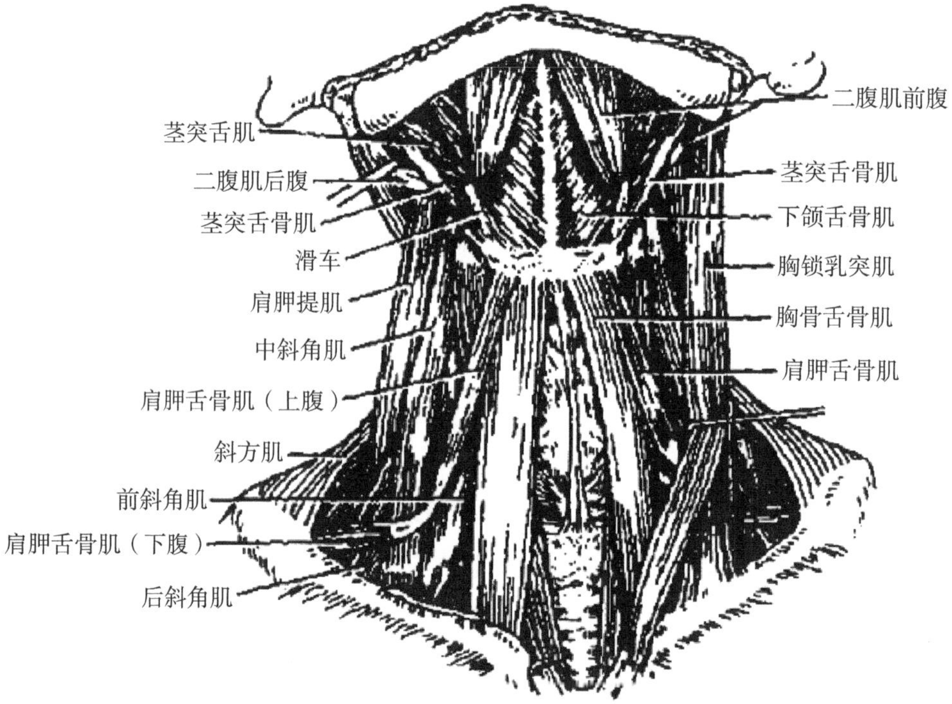

图 3-4-37　颈前肌

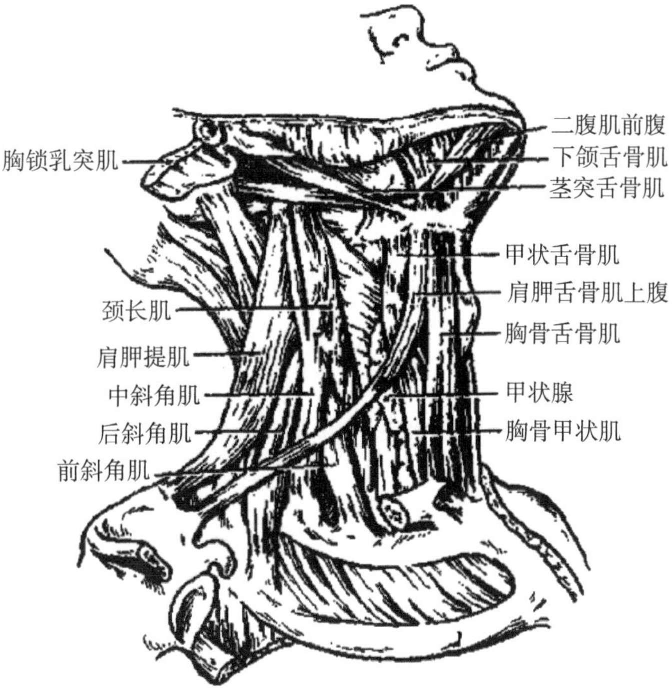

图 3-4-38　颈深肌

（三）躯干肌

躯干肌可分为背肌、胸肌、膈、腹肌等。

1. 背肌

背肌（图 3-4-39）分为浅、深两层，浅层有斜方肌、背阔肌和肩胛提肌，深层有竖脊肌（骶棘肌）。

（1）斜方肌

斜方肌位于项部和背上部的浅层，为三角形的阔肌，左右两侧合在一起呈斜方形，故而得名。该肌起自枕外隆凸、项韧带、第 7 颈椎和全部胸椎的棘突，上部的肌束斜向外下方，中部的肌束平行向外，下部的肌束斜向外上方，止于锁骨的外侧 1/3 部、肩峰和肩胛冈。斜方肌的作用是使肩胛骨向脊柱靠拢，上部肌束可上提肩胛骨，下部肌束使肩胛骨下降；如果肩胛骨固定，两侧同时收缩可使头后仰。

（2）背阔肌

背阔肌为全身最大的阔肌，位于背的下半部及胸的后外侧，以腱膜起自下 6 个胸椎的棘突、全部腰椎的棘突、骶正中嵴及髂嵴后部等处。肌束向外上方

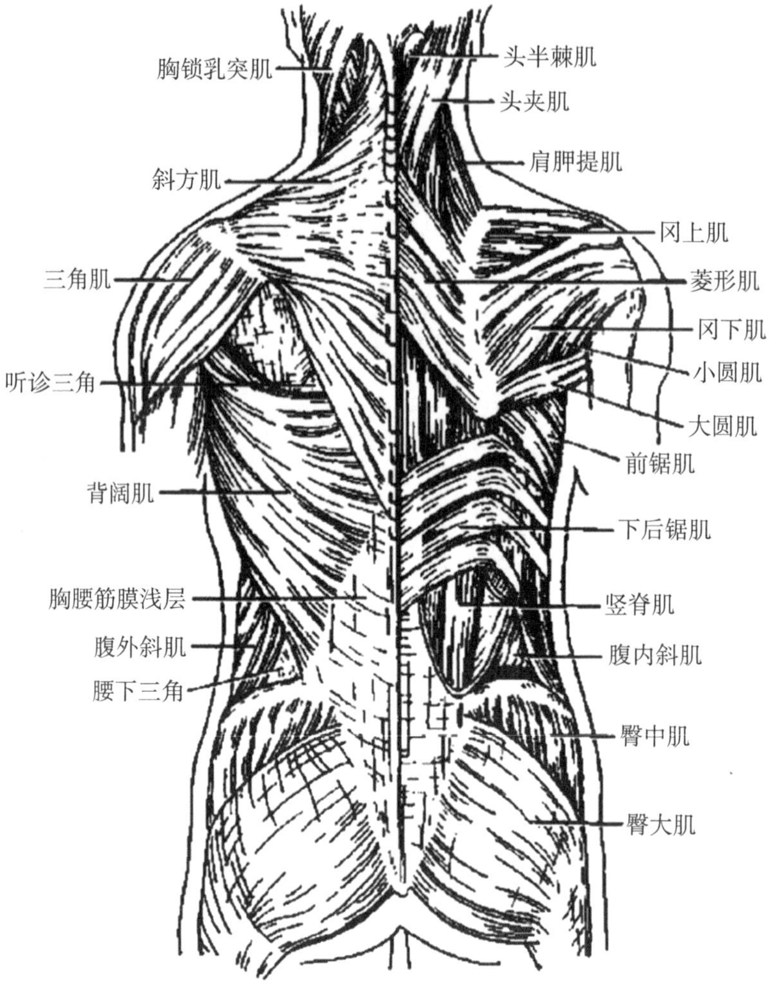

图 3-4-39　背肌

集中，经肱骨的内侧至其前方，以扁腱止于肱骨小结节嵴。背阔肌的作用是使肱骨内收、旋内和后伸；当上肢上举固定时，可引体向上。

（3）肩胛提肌

肩胛提肌位于项部两侧，斜方肌的深面，起自上 4 个颈椎的横突，止于肩胛骨的上角。肩胛提肌的作用是上提肩胛骨，并使肩胛骨下角转向内；如肩胛骨固定，可使颈向同侧屈曲。

（4）竖脊肌（骶棘肌）

竖脊肌（骶棘肌）为背肌中最长、最大的肌。纵列于躯干的背面，脊柱两侧的沟内。起自骶骨背面和髂嵴的后部，向上分出三群肌束，就近止于椎骨和肋骨，向上可到达颞骨乳突。竖脊肌（骶棘肌）的作用是使脊柱后伸和仰头，一侧收缩使脊柱侧屈。

（5）背部筋膜

背部筋膜被覆于斜方肌和背阔肌表面的深筋膜较薄弱，但在竖脊肌周围的筋膜特别发达，称胸腰筋膜。

胸腰筋膜包裹在竖脊肌和腰方肌的周围，腰部筋膜明显增厚，可分为浅、中和深层。浅层位于竖脊肌的浅面，向内附于棘上韧带，向外侧附于肋角，向下附于髂嵴，也是背阔肌的起始腱膜，白色而有光泽。中层分隔竖脊肌和腰方肌，中层和浅层在外侧会合，构成竖脊肌鞘。深层覆盖腰方肌的前面。三层筋膜在腰方肌外侧缘会合而成为腹内斜肌和腹横肌的起部。由于腰部活动度大，在剧烈运动中，胸腰筋膜常可扭伤，为腰背劳损病因之一。

2. 胸肌

胸肌可分为胸上肢肌和胸固有肌。

（1）胸上肢肌

胸上肢肌主要有胸大肌（图 3–4–40），位置表浅，宽而厚，呈扇形，覆盖胸廓前壁的大部，起自锁骨的内侧半、胸骨和第 1 ~ 6 肋软骨等处，各部肌束聚合向外，以扁腱止于肱骨大结节嵴。

作用：使关节内收、旋内和前屈。如上肢固定，可上提躯干，与背阔肌一起完成引体向上的动作，也可提肋助吸气。

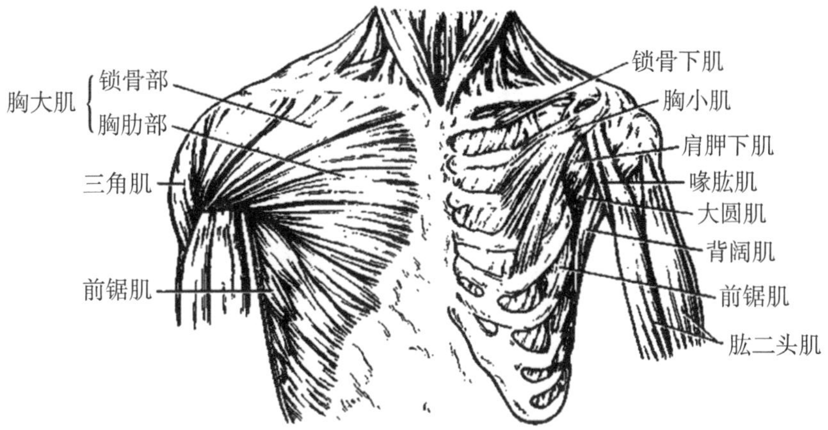

图 3–4–40　胸大肌

（2）胸固有肌

①肋间外肌：它位于各肋间隙的浅层，起自肋骨下缘，肌束斜向前下，止

于下一肋骨的上缘。肋间外肌的作用是提肋，使胸廓纵径及横径均扩大，以助吸气。

②肋间内肌：它位于肋间外肌的深面，起自下位肋骨的上缘，止于上位肋骨的下缘，肌束方向与肋间外肌相反。肋间内肌的作用是降肋助呼气。

3. 膈

膈（图 3–4–41）是向上膨隆呈穹隆形的扁薄阔肌，膈的肌纤维起自胸廓下口的内面和腰椎前面，各部肌纤维向中央移行于中心腱，故膈的外周是肌性部，而中央部分是腱膜。

膈的作用：膈为主要的呼吸肌，收缩时，膈穹窿下降，胸腔容积扩大，以助吸气；松弛时，膈穹窿上升恢复原位，胸腔容积减小，以助呼气。膈与腹肌同时收缩，则能增加腹压，协助排便、呕吐、咳嗽、喷嚏及分娩等活动。

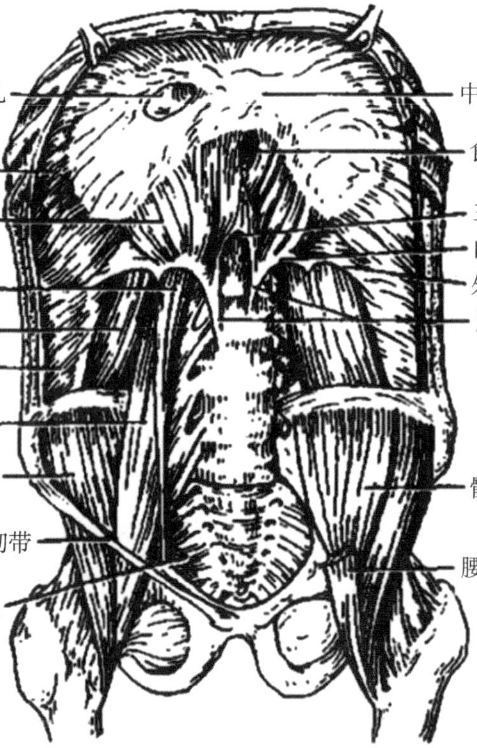

图 3–4–41　膈与腹后壁肌

4. 腹肌

腹肌位于胸廓与骨盆之间，参与腹壁的组成。按其部位可分为前外侧群、后群两部分。

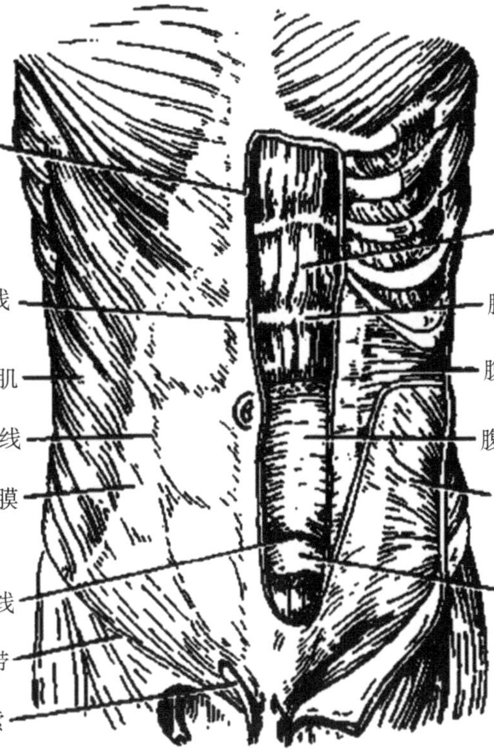

图 3–4–42　腹肌（前外侧群）

（1）前外侧群

前外侧群构成腹腔的前外侧壁，包括带形的腹直肌和 3 块宽阔的扁肌：腹外斜肌、腹内斜肌和腹横肌（图 3–4–42）。

①腹直肌：它位于腹前壁正中线的两旁，居腹直肌鞘中，上宽下窄，起自耻骨联合至耻结节上缘，肌束向上止于胸骨剑突和第 5 ~ 7 肋软骨的前面，肌的全长被 3 ~ 4 条横行的腱划分成几个肌腹。

②腹外斜肌：它为宽阔扁肌，位于腹前外侧部的浅层，以 8 个肌齿起自下 8 个肋骨的外面，肌纤维斜向前下，后部肌束向下止于髂嵴前部，其余肌束向内移行于腱膜，经腹直肌的前面，并参与构成腹直肌鞘的前层，终于腹前正中线。腹外斜肌腱膜的下缘卷曲增厚连于髂前上棘与耻骨结节之间，称为腹股沟韧带。

③腹内斜肌：它在腹外斜肌深面。起始于胸腰筋膜、髂嵴和腹股沟韧带的外侧 1/2，止于下位 3 个肋骨，大部分肌束向前上方延为腱膜，在腹直肌外侧缘分为前后两层包裹腹直肌，参与构成腹直肌鞘的前层及后层，终于腹前

正中线。

④腹横肌：它在腹内斜肌深面，起自下 6 个肋软骨的内面、胸腰筋膜、髂嵴和腹股沟韧带的外侧 1/3，肌束横行向前延为腱膜，腱膜越过腹直肌后面参与组成腹直肌鞘后层，止于白线。

腹前外侧群肌的作用：三块扁肌肌纤维互相交错，结构如三合板，薄而坚韧，与腹直肌共同形成牢固而有弹性的腹壁，保护腹腔脏器，维持腹内压，而腹内压对腹腔脏器位置的固定有重要意义。当腹肌收缩时，可增加腹内压以完成排便、分娩、呕吐和咳嗽等生理功能，能使脊柱前屈、侧屈与旋转，还可降肋助呼气。

⑤白线：它位于腹前壁正中线上，坚韧而少血管，上部较宽，为左右腹直肌鞘之间的隔，由两侧三层扁肌腱膜的纤维交织而成。上方起自剑突，下方止于耻骨联合。

（2）后群肌

后群肌（图 3–4–41）有腰大肌和腰方肌（腰大肌将在下肢肌中叙述）。

腰方肌位于腹后壁，在脊柱两侧，其内侧有腰大肌，其后方有竖脊肌，两者之间隔有胸腰筋膜的中层。起自髂嵴的后部，向上止于第 12 肋和第 1 ~ 4 腰椎横突。后群肌的作用是下降和固定第 12 肋，并使脊柱侧屈。

（四）上肢肌

上肢肌分为上肢带肌、臂肌、前臂肌和手肌。

1. 上肢带肌

上肢带肌（图 3–4–43）分布于肩关节周围，均起自上肢带骨，而止于肱骨，既能运动肩关节，又能增强关节的稳固性。

（1）三角肌

三角肌位于肩部，呈三角形。起自锁骨的外侧段、肩峰和肩胛冈，肌束从前、外、后包裹肩关节，逐渐向外下方集中，止于肱骨体中部外侧的三角肌粗隆。作用是外展肩关节。前部肌束可以使肩关节屈和旋内，后部肌束能使肩关节伸和旋外。

（2）冈上肌

冈上肌位于斜方肌深面，起自肩胛骨的冈上窝，肌束向外经肩峰和喙肩韧带的下方，跨越肩关节，止于肱骨大结节的上部。作用是使肩关节外展。

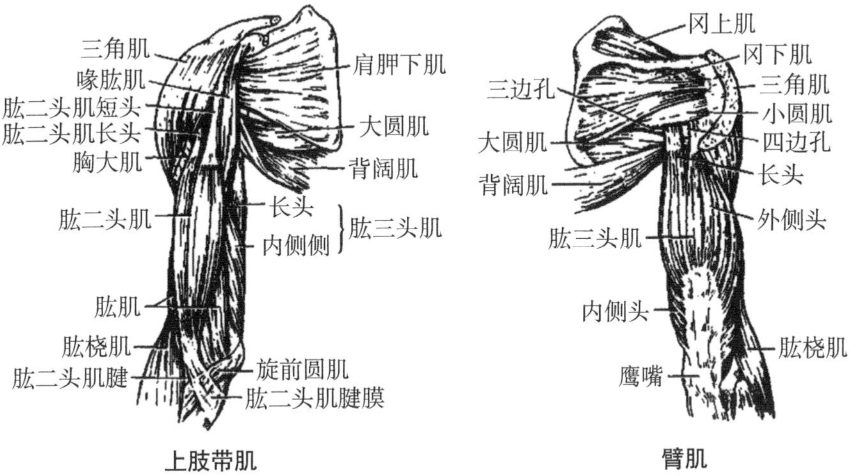

图 3-4-43　上肢带肌与臂肌

（3）冈下肌

冈下肌位于冈下窝内，肌的一部分被三角肌和斜方肌覆盖。起自冈下窝，肌束向外经肩关节后面，止于肱骨大结节的中部。冈下肌的作用是使肩关节旋外。

（4）小圆肌

小圆肌位于冈下肌的下方，起自肩胛骨外侧缘背面，止于肱骨大结节的下部。小圆肌的作用是使肩关节旋外。

（5）大圆肌

大圆肌位于小圆肌的下方，其下缘被背阔肌遮盖。起自肩胛骨下角的背面，肌束向上外方，止于肱骨小结节嵴。大圆肌的作用是使肩关节内收和旋内。

（6）肩胛下肌

肩胛下肌呈三角形，起自肩胛下窝，肌束向上外经肩关节的前方，止于肱骨小结节。肩胛下肌的作用是使肩关节内收和旋内。

2. 臂肌

臂肌覆盖肱骨，分为前、后两群。前群为屈肌，后群为伸肌。

（1）前群

前群（图 3-4-43）：主要为肱二头肌。肱二头肌呈梭形，起端有两个头，长头以长腱起自肩胛骨盂上结节，通过肩关节囊，经结节间沟下降；短头在内侧，起自肩胛骨喙突。两头在臂的下部合并成一个肌腹。向下移行为肌腱，止于桡骨粗隆。前群肌的作用是屈肘关节；当前臂在旋前位时，能使其旋后。此外，还能协助屈肩关节。

（2）后群

后群（图 3-4-43）：肱三头肌起端有三个头，长头以长腱起自肩胛骨盂下结节，向下行经大、小圆肌之间；外侧头与内侧头分别起自肱骨后面桡神经沟的外上方和内下方的骨面，三个头向下以一坚韧的肌腱止于尺骨鹰嘴。后群肌的作用是伸肘关节，长头还可使肩关节后伸和内收。

3. 前臂肌

前臂肌位于尺、桡骨的周围，分为前（屈肌）后（伸肌）两群。主要运动腕关节、指间关节。前臂肌大多数是长肌，肌腹位于近侧，细长的腱位于远侧，所以前臂的上半部膨隆，下半部逐渐变细。其命名与功能、位置关系密切。

4. 手肌

手肌是手的固有肌，位于手的掌侧，短小纤细，其作用为运动手指。人类手指灵巧，除可做屈、伸、收、展外，还有对掌运动，因而也配备了相应的肌。手肌可分为外侧、中间和内侧三群。

（五）下肢肌

下肢肌可分为髋肌、大腿肌、小腿肌和足肌。由于下肢功能主要是维持直立姿势、支持体重和行走，故下肢肌均比上肢肌粗壮。

1. 髋肌

髋肌（图 3-4-44）主要起自骨盆的内面和外面，跨过髋关节，止于股骨上部，是主要的运动髋关节。按其所在的部位和作用，可分为前、后两群。

（1）前群

前群主要由腰大肌和髂肌组成。腰大肌起自腰椎体侧面和横突。髂肌呈扇形，位于腰大肌的外侧，起自髂窝。两肌向下会合，经腹股沟韧带深面，止于股骨小转子。前群的作用是使髋关节前屈和旋外。下肢固定时，可使躯干前屈，如仰卧起坐。

（2）后群肌

后群肌位于臀部，故又称臀肌，主要有 4 块。

①臀大肌：它位于臀部浅层，大而肥厚，形成特有的臀部隆起。起自髂骨翼外面和骶骨背面，肌束斜向下外，止于髂胫束和股骨的臀肌粗隆。臀大肌的作用是使髋关节屈伸和外旋。下肢固定时，能伸直躯干，防止躯干前倾，是维持人体直立的重要肌肉。

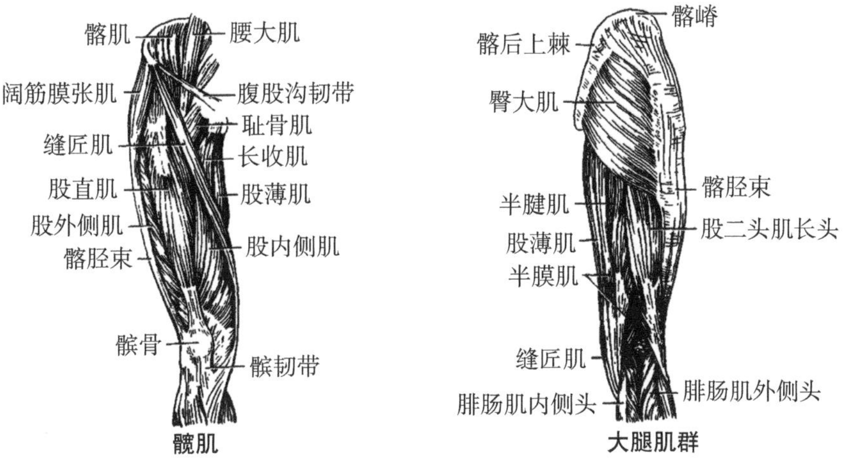

图 3-4-44　髋肌与大腿肌群

②臀中肌（图 3-4-45）：前上部位于皮下，后下部位于臀大肌的深面。

③臀小肌：它位于臀中肌的深面。

臀中肌与臀小肌都呈扇形，皆起自髂骨翼外面，肌束向下集中形成短腱，止于股骨大转子。二肌作用相同，使髋关节外展，前部肌束能使髋关节旋内，后部肌束则使髋关节旋外。

④梨状肌（图 3-4-45）：起自盆内骶骨前面，纤维向外出坐骨大孔达臀部，止于股骨大转子。梨状肌的作用是外旋、外展髋关节。

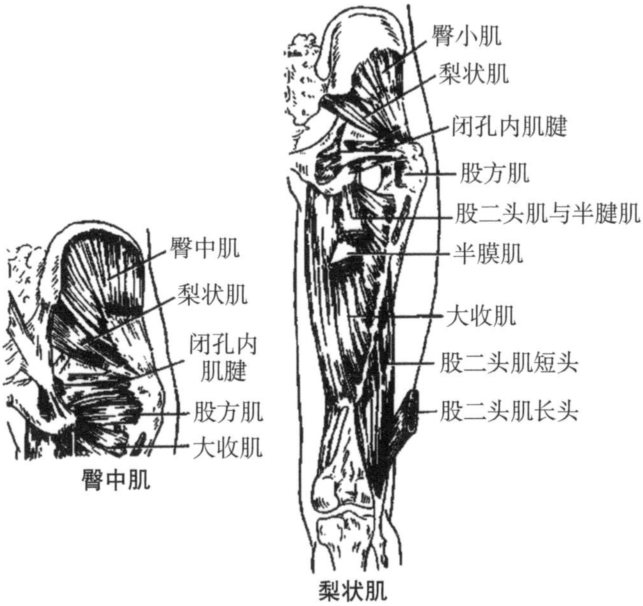

图 3-4-45　臀中肌与梨状肌

2. 大腿肌

大腿肌分为前群、后群和内侧群。

（1）前群肌

①缝匠肌（图 3–4–44）：它是全身最长的肌，呈扁带状。起于髂前上棘，经大腿的前面，斜向下内，止于胫骨上端的内侧面。缝匠肌的作用是屈髋和屈膝关节，并使已屈的膝关节旋内。

②股四头肌：它是全身最大的肌，有四个头，即股直肌、股内侧肌、股外侧肌和股中间肌。股直肌起自髂前下棘；股内侧肌和股外侧肌分别起自股骨粗线内、外侧；股中间肌位于股直肌的深面，在股内、外侧肌之间，起自股骨体的前面。四个头向下形成一腱，包绕髌骨的前面和两侧，向下续为髌韧带，止于胫骨粗隆。股四头肌是膝关节强有力的伸肌，股直肌还可屈髋关节。

（2）内侧群肌

内侧群肌（图 3–4–44）共有 5 块肌，位于大腿的内侧。均起自闭孔周围的耻骨支、坐骨支和坐骨结节等骨面，分层排列。

浅层自外侧向内侧有耻骨肌、长收肌和股薄肌。在耻骨肌和长收肌的深面，为短收肌。在上述肌的深面，有一块大而厚、呈三角形的大收肌。

除股薄肌止于胫骨上端的内侧以外，其他各肌都止于股骨粗线。内侧群肌的作用主要是使髋关节内收。

（3）后群肌

后群肌（图 3–4–44）有股二头肌、半腱肌、半膜肌，均起自坐骨结节，跨越髋、膝两个关节，常称之为腘绳肌。

①股二头肌：它位于股后部的外侧，有长、短两个头，长头起自坐骨结节，短头起自股骨粗线，两头会合后，以长腱止于腓骨头。

②半腱肌：它位于股后部的内侧，肌腱细长，几乎占肌的一半，止于胫骨上端的内侧。

③半膜肌：它在半腱肌的深面，上部是扁薄的腱膜，几乎占了一半，肌的下端以腱止于胫骨内侧髁的后面。

半膜肌的作用：后群 3 块肌可以屈膝关节、伸髋关节。屈膝时股二头肌可以使小腿旋外，半腱肌和半膜肌使小腿旋内。

3. 小腿肌

小腿肌可分为三群，前群在小腿骨间膜的前面，后群在骨间膜的后面，外侧群在腓骨的外侧面。

（1）前群肌

前群肌（图 3-4-46）由内侧向外侧排列，有 3 块肌。

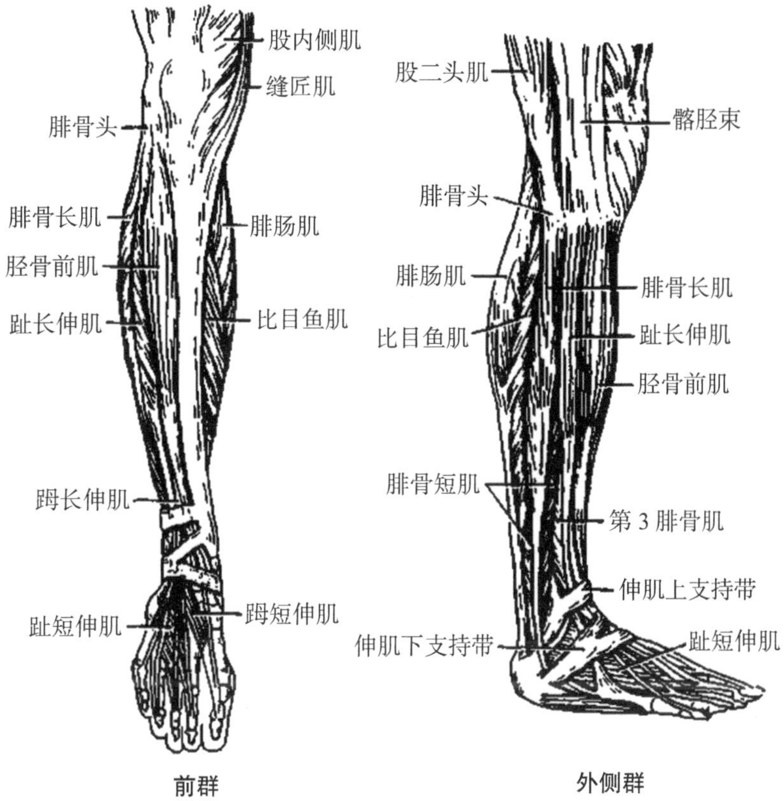

图 3-4-46　小腿前群肌与外侧群肌

①胫骨前肌：它起自胫骨外侧面，止于内侧楔骨内侧面和第 1 跖骨底。它的作用为伸踝关节（背屈），使足内翻。

②趾长伸肌：它起自腓骨前面、胫骨上端和小腿骨间膜，至足背分为 4 个腱到第 2—5 趾，成为趾背腱膜，止于中节、远节趾骨底。它的作用为伸踝关节、伸趾。

③踇长伸肌：它位于上述二肌之间，起自腓骨内侧面的中侧和骨间膜，止于趾远节趾骨底。它的作用为伸踝关节、伸趾。

（2）外侧群肌

外侧群肌有腓骨长肌和腓骨短肌，两肌皆起自腓骨外侧面，长肌起点较高，并掩盖短肌。两肌的腱经外踝后方转向前，短肌腱向前止于第 5 跖骨粗隆，长肌腱绕至足底，斜行至足内侧，止于内侧楔骨和第 1 跖骨底。

外侧群肌的作用是使足外翻和屈踝关节（跖屈）。此外，腓骨长肌腱和胫骨前肌腱共同形成腱环，对维持足横弓，调节足的内翻、外翻有重要作用。

（3）后群肌

后群肌（图 3–4–47）分浅、深两层。

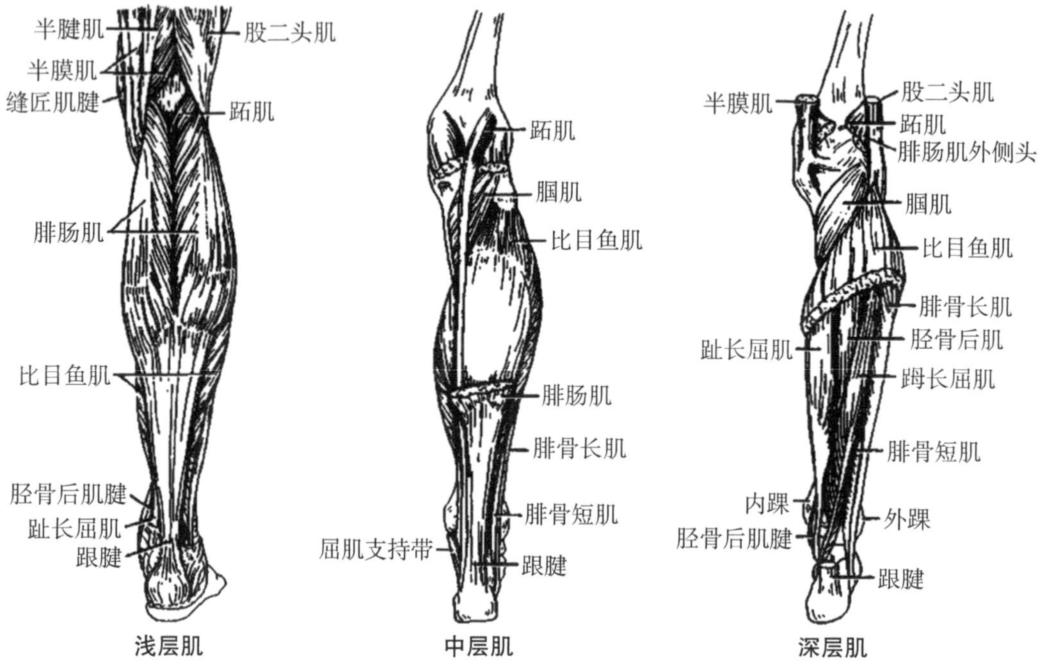

图 3–4–47　小腿后群肌

①浅层肌：有强大的小腿三头肌，浅表的两个头称腓肠肌，起自股骨内、外侧髁的后面，内、外两头相合，约在小腿中点移行为腱；位置较深的一个头是比目鱼肌，起自胫腓骨上端的后面。三个头会合，在小腿上部形成膨隆的小腿肚肌束向下移行为跟腱（即肌腱），止于跟骨的跟结节。浅层肌的作用是屈踝关节和屈膝关节。在站立时，能固定踝关节和膝关节，以防止身体向前倾斜。

②深层肌：主要有 3 块肌，分别为：

A. 趾长屈肌：它位于胫侧，作用是屈踝关节（跖屈）和屈第 2—5 趾。

B. 踇长屈肌：它位于腓骨后面，作用是屈踝关节（跖屈）和屈趾。

C. 胫骨后肌：它位于趾长屈肌和踇长屈肌之间，作用是屈踝关节（跖屈）

和使足内翻。

4. 足肌

足肌可分为足背肌和足底肌。足背肌较薄弱，为伸趾的短伸肌和伸第 2 ~ 4 趾的趾短伸肌。

[附] 女性骨盆

骨盆是躯体和下肢之间的骨性连结，是支持躯体和保护盆腔脏器的重要结构。女性骨盆又是胎儿娩出时必经的骨性产道，其大小、形态与分娩密切相关。骨盆形态及组成骨间各径线异常可导致异常分娩。通常女性骨盆较男性骨盆宽而浅，有利于胎儿娩出。

一、骨盆的组成

（一）骨盆的骨骼

骨盆由左右两块髋骨和骶骨、尾骨通过骶髂关节、耻骨联合和骶尾关节及其周边韧带连结成盆状，是连接躯干和下肢的骨性结构。每块髋骨又是由髂骨、坐骨及耻骨组成的不规则骨骼。骶骨形似三角，前面凹陷称骶窝，三角形底的中部前缘突出，形成骶岬（相当于髂总动脉分叉水平）。骶岬是产科骨盆内测量对角径的重要据点。

（二）骨盆的关节

1. 耻骨联合：它是两耻骨间的纤维软骨连结。女性分娩后，两耻骨间的间隙要恢复到正常水平，若大于 1 厘米则为耻骨联合分离。

2. 骶髂关节：它位于骶骨与髂骨间，是连接髂骨和骶骨的微动关节，关节面凹凸不平，相互嵌合，使关节活动性减少而稳定性增加，有少许旋转度，可微微做上下、前后动作。在骶髂间，骶骨和坐骨间有强大的韧带连结。人体直立时，重心由脊柱经骶髂关节向下传递至下肢，女性在妊娠、分娩及产后，因负重、内分泌作用等，骨盆在扭转、牵拉时，骶髂关节周边韧带容易受损，发生骶髂关节紊乱，产生腰腿疼痛、翻身困难等症状。

3. 骶尾关节：它的活动性较大，分娩时可后移，使骨盆出口前后径增大。

（三）骨盆的韧带

骨盆有两对重要的韧带，包括骶骨、尾骨与坐骨结节间的骶结节韧带和骶骨、尾骨与坐骨棘之间的骶棘韧带。骶棘韧带宽度即坐骨切迹宽度，是判断中骨盆后矢状径是否狭窄的重要指标。妊娠期受激素影响，韧带较松弛，各关节的活动度也有增加，有利于胎儿娩出。

二、骨盆的分界

以耻骨联合上缘、髂耻线及骶岬上缘的连线为界，将骨盆分为大骨盆和小骨盆两部分。

大骨盆是界线以上的部分，又称假骨盆，属于腹腔的髂窝部。小骨盆是界线以下的部分，又称真骨盆，其内腔即盆腔，前界为耻骨和耻骨联合，后界为骶、尾骨的前面，两侧为髋骨的内面、闭孔膜及韧带，侧壁上有坐骨大、小孔。骨盆通常指界线以下的小骨盆部分，它包括盆壁、盆膈和盆腔器官等。盆腔的上口由界线来围成，下口被盆膈封闭，盆膈以下的软组织称为会阴。大骨盆可以支持妊娠时增大的子宫，与分娩没有关系，但临床上可通过观察大骨盆的形状和测量某些径线来间接了解小骨盆的情况。小骨盆有上、下两口，上口又称为入口，由界线围绕而成；下口又称为出口，高低不平，由两个在不同平面的三角形组成，其周界由后向前为尾骨尖、骶结节韧带、坐骨结节、坐骨下支、耻骨降支、耻骨联合下缘。两侧耻骨降支在耻骨联合下缘所形成的夹角为耻骨弓角度，女性约为 90° ~ 100°。大骨盆与产道、性功能无直接关系。小骨盆容纳子宫、卵巢、输卵管、阴道及邻近的输尿管、膀胱、尿道、直肠等器官。

三、骨盆的类型

根据骨盆形状，女性骨盆分为 4 种类型。

1. 女型

骨盆入口呈横椭圆形，入口横径较前后径稍长，骨盆侧壁直，坐骨棘不突出，耻骨弓较宽，坐骨棘间径≥ 10 厘米。这种类型最常见，为女性正常骨盆，我国妇女占 52% ~ 58%。

2. 扁平型

骨盆入口呈长椭圆形，入口横径大于前后径，骨盆侧壁直，耻骨弓宽，骶骨失去正常弯度，变直向后翘或呈深弧形，故盆骨浅。此型较为常见，我国妇女占 23.2% ~ 29%。

3. 类人猿型

盆骨入口呈长椭圆形，入口前后径大于横径，盆骨两侧壁稍内聚，坐骨棘较突出，坐骨切迹较宽，耻骨弓较窄，骶骨向后倾斜，故骨盆前部较窄而后部较宽，骶骨往往有 6 节。类人猿型骨盆较其他类型深，我国妇女占

14.2% ~ 18%。

4. 男型

骨盆入口略呈三角形，两侧壁内聚，坐骨棘突出，耻骨弓较窄，坐骨切迹窄，呈高弓形，骶骨较直而前倾，致出口后矢状径较短。骨盆腔呈漏斗形，往往造成难产，此种类型骨盆较少见，我国妇女仅占 1% ~ 3.7%。

四、女性骨盆的特点

女性骨盆是胎儿娩出的通道，所以男女骨盆有着显著的差异。女性骨盆主要表现为：骨盆全形短而宽阔，上口为圆形，较宽大，下口的各径（矢状径和横径）均较男性者大，加之尾骨的活动性较大，耻骨联合也较宽，坐骨结节外翻，从而使骨盆各径在分娩时可有一定程度的延长。具体体现在以下三个方面。

一是骨盆四壁耻骨联合短而宽，耻骨弓角度较大，骶岬突出较小，坐骨棘平伏，骨盆腔呈圆筒形，浅而宽。

二是骨盆入口近乎圆形或椭圆形。

三是骨盆出口宽大，坐骨结节间距宽。

五、骨盆腔

骨盆腔为一前短后长的弯曲圆柱形管道，为便于了解分娩时胎儿在产道中的行经过程，现将骨盆的形状按以下三个平面分别叙述，由上至下为入口平面、中骨盆平面、出口平面。

（一）入口平面

入口平面为大小骨盆的交界面（即盆腔的入口），呈横椭圆形，径线如下：

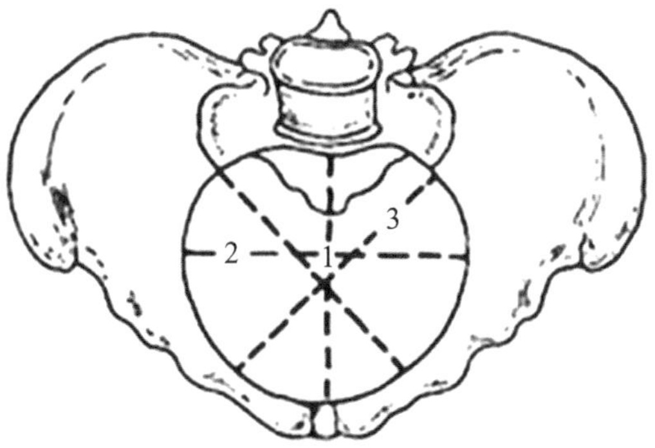

1. 前后径 11 厘米；2. 横径 13 厘米；3. 斜径 12.75 厘米

图 3– 附 –1 骨盆入口平面各径线

1. 前后径

它是指耻骨联合上缘至骶岬前缘中点距离，又称骶耻内径，平均长约 11 厘米。

2. 横径

它是入口平面最大的径线，为两髂耻线间的最宽距离，平均约 13 厘米。

3. 斜径

左右各一条，为一侧骶髂关节至对侧髂耻隆突间的距离，长约 12.5 厘米。从左骶髂关节至右髂耻隆突者为左斜径，反之为右斜径。

临床上以前后径最为重要，扁平骨盆的前后径较小，将影响胎儿头入盆。

（二）中骨盆平面

骨盆中上段为骨盆腔的最宽大部分，近似圆形，其前方为耻骨联合后方的中点，两侧相当于髋臼中心，后缘位于第二、三骶椎之间。下段为骨盆的最小平面（中骨盆平面），系耻骨联合下缘、坐骨棘至骶骨下端的平面，呈前后径长的椭圆形。前后径约 11.5 厘米，横径（坐骨棘间径）长约 10 厘米。

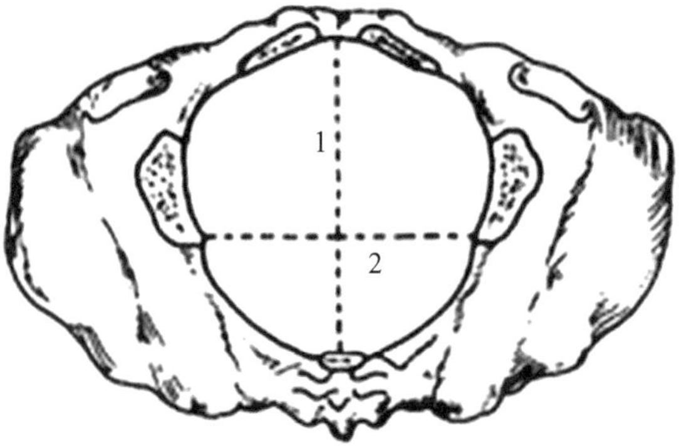

1. 前后径 11.5 厘米；2. 横径 10 厘米

图 3– 附 –2　中骨盆平面各径线

（三）出口平面

由两个以坐骨结节间径为其共同底边的三角平面组成。

前三角的顶为耻骨联合下缘，两侧边为耻骨降支，后三角的顶为尾骨尖，两侧边为骶结节韧带。坐骨结节间径，即出口横径，平均长 9 厘米。耻骨联合下缘至尾骨尖的距离为其前后径，平均长 9.5 厘米。分娩时尾骨尖可向后移

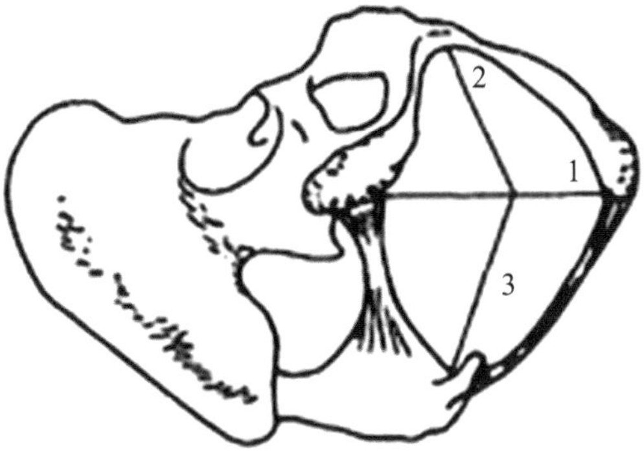

1. 出口横径；2. 出口前矢状径；3. 出口后矢状径

图 3– 附 –3　骨盆出口平面各径线（斜面观）

1.5 ~ 2 厘米，使前后径伸长至 11 ~ 11.5 厘米。两侧耻骨降支在耻骨联合下方形成一接近直角的耻骨弓。由耻骨联合下缘至坐骨结节间径的中点称为前矢状径，平均长 6 厘米；骶尾关节至坐骨结节间径的中点称后矢状径，平均长 9 厘米。临床上单纯出口平面狭窄者少见，多同时伴有中骨盆平面狭窄。

骨盆入口呈横扁圆形，骶岬向前下突出，使骨盆入口前后径缩短而横径正常。

1. 骨盆轴

它是指连接骨盆各假想平面中点的曲线。此轴上段向下向后，中段向下，下段向下向前。分娩时胎儿沿此轴娩出。

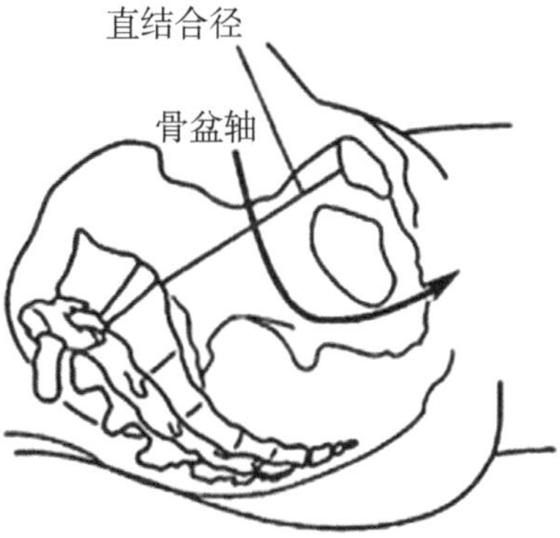

图 3– 附 –4　骨盆轴

2. 骨盆倾斜度

人体直立时，骨盆上口平面向前下倾斜，两侧髂前上棘和耻骨结节处于一个冠状面上，尾骨尖和耻骨联合上缘则处于一个水平面上。骨盆上口平面与地平面之间形成的夹角称为骨盆倾斜度，为 50° ~ 55°。女性的倾斜度比男性稍大。

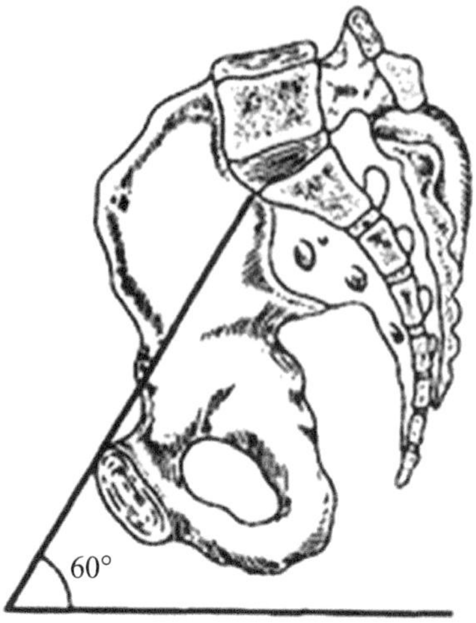

图 3– 附 –5　骨盆倾斜度

3. 骨盆底

骨盆底由三层肌肉和筋膜组成，它封闭骨盆出口，并承载和支持盆腔内的器官。

（1）外层

它由会阴浅筋膜与肌肉组成，包括会阴浅横肌、球海绵体肌、坐骨海绵体肌和肛门外括约肌。均会合于阴道处口与肛门之间，形成会阴中心腱。

（2）中层

它是尿生殖膈，覆盖在耻骨弓及两坐骨结节间所形成的骨盆出口前部的三角平面上，包括会阴深横肌及尿道括约肌。

（3）内层

它称为盆膈，由提肛肌、盆筋膜组成，为尿道、阴道、直肠所贯穿。

4. 盆壁与盆底软组织

（1）盆壁肌

它包括闭孔内肌、梨状肌、肛提肌和尾骨肌 4 对。

（2）盆筋膜

它是腹内筋膜的直接延续，可分为盆筋膜壁层、盆膈筋膜和盆筋膜脏层。

（3）盆筋膜间隙及盆腔腹膜凹陷

它是指盆内腹膜外组织在盆底腹膜与盆膈之间形成的一些蜂窝组织间隙，主要有耻骨后间隙、骨盆直肠间隙、直肠后间隙。

（4）盆底

它由多层肌肉和筋膜组成，封闭骨盆出口，尿道、阴道和直肠经此贯穿而出。盆底承载盆腔脏器并保持其正常位置。盆底肌有三层组织，即外层、中层（泌尿生殖膈）和内层（盆膈）。

5. 骨盆与分娩

女性骨盆是产道的重要组成部分，是胎儿经阴道娩出的必经之路，其大小、形状直接影响到分娩。女性骨盆上半部宽大，对分娩关系不大（产科称为假骨盆）；而其下部与分娩关系十分密切（称为真骨盆），所谓的“骨产道”即指这一部分而言。真骨盆根据它与分娩的关系又分为三个平面，即入口、中腔及出口平面。这三个平面都是比较狭窄的部分，分娩时胎儿可受到阻力，尤其中骨盆平面是最窄的部分。骨盆的大小及形状对分娩的难易影响很大，它与产力及胎儿构成了分娩的三要素。正常的骨盆，如产力及胎儿无异常，胎儿很容易娩出。明显狭窄的骨盆，活的胎儿根本不能娩出。相对狭窄的骨盆，胎儿能否正常娩出，就取决于胎儿及产力情况。女性骨盆在解剖上如若宽而浅，就利于胎儿通过，但并非所有妇女骨盆的形状均如此。有的发育上有变异，类似

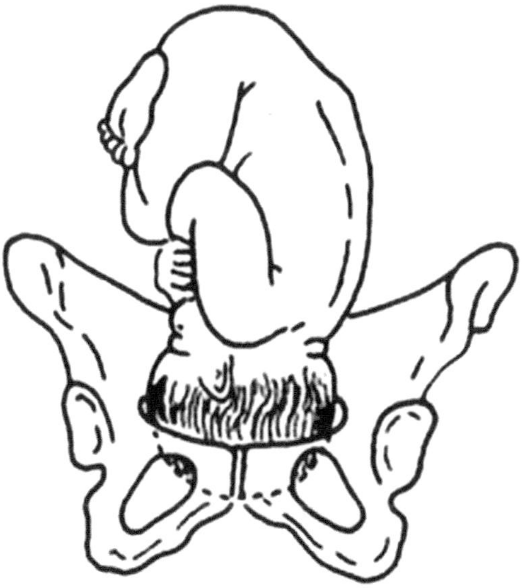

图 3– 附 –6　正常分娩过程示意图

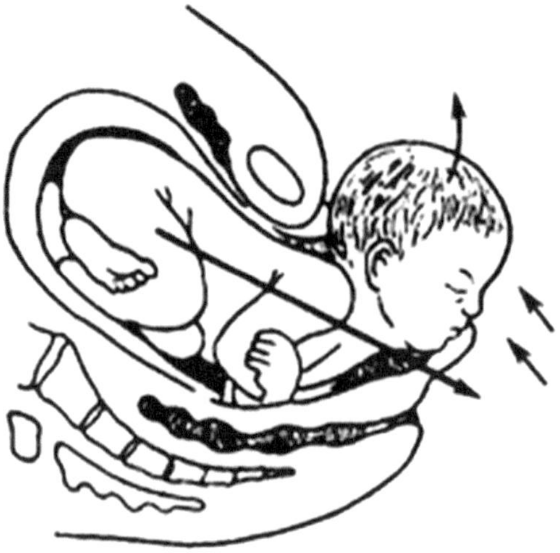

图 3– 附 –7　正常分娩过程示意图

男型的骨盆，即骨盆深而窄，骨盆前后径相对长，而横径相对较短，胎儿就不易娩出，有的骨盆呈扁平状，入口前后径很短，胎儿就不能通过骨盆入口；有的骨盆入口正常，中、下平面越来越窄，称为漏斗骨盆，亦会造成难产。某些情况下，骨及关节病变也可造成骨盆形状的异常，如因钙缺乏引起的佝偻病（骨软化症），它可以造成骨盆严重变形，胎儿根本不能从阴道分娩。偶有外伤造成骨盆骨折，日后发生畸形的，这些均可能造成分娩时的难产。除非有明显的畸形，一般不能只从外形就准确地判断骨盆的大小。因此妇女妊娠后一定要做产前检查，于妊娠 34 ～ 36 周测量骨盆的大小，以决定分娩方式。

（1）狭窄骨盆对母婴的影响

①对母体的影响：若骨盆入口平面狭窄，影响胎先露部的衔接，就容易发生胎位异常、胎头高浮，引起继发性子宫收缩乏力，导致产程延长或停滞。若中骨盆平面狭窄，影响胎头内旋转，就容易发生持续性枕横位或枕后位，胎头长时间嵌顿于产道内，压迫软组织引起局部缺血、水肿、坏死、脱落，于产后形成生殖道瘘。骨盆狭窄还会导致胎膜早破，甚至造成严重梗阻性难产，若不及时处理，可导致先兆子宫破裂，甚至子宫破裂，危及产妇生命。

②对胎儿及新生儿的影响：头盆不相称容易发生胎膜早破、脐带脱垂，导致胎儿窘迫，甚至胎儿死亡；产程延长，胎头受压，缺血缺氧，容易发生颅内出血；产道狭窄，手术助产机会增多，易发生新生儿产伤及感染。

（2）产后盆底的恢复锻炼

骨盆体操有助于锻炼阴道、肛门括约肌力量，适合产后进行恢复锻炼。

①卧式锻炼：靠床沿仰卧，臀部放在床沿，双腿挺直伸出悬空，不要着地。双手把住床沿，以防滑下。双腿合拢，慢慢向上举起，向上身靠拢，双膝伸直。当双腿举至身躯的上方时，双手扶住双腿，使之靠向腹部，双膝保持伸直。然后，慢慢放下，双腿恢复原来姿势。如此反复六次，每日一次，可常年不辍。

②立式锻炼：站立，双腿微分开，收缩两侧臀部肌肉，使之相挟，使大腿部靠拢，膝部外转，然后收缩括约肌，使阴道向往上提的方向动。经过耐心锻炼，即可学会分清阴道和肛门括约肌舒缩，改善阴道松弛状态，提高阴道的夹缩机能，借以掌握夫妻同房时的舒缩能力，使性生活和谐、美满。

参考文献：

乐杰．妇产科学（第 7 版）．北京．人民卫生出版社，2008.

【思考题】

1. 运动系统主要包括哪些内容？
2. 骨的主要构造包括哪些？
3. 正常成人颈椎、胸椎、腰椎各有多少？
4. 脊柱有哪些韧带？

第五节　消化系统

消化系统由消化管和消化腺两部分组成（图 3–5–1）。

一、消化管

消化管是从口腔至肛门的迂曲管道，其各部的功能不同，形态各异，可分为口腔、咽、食管、胃、小肠（十二指肠、空肠和回肠）和大肠（盲肠、阑尾、结肠、直肠和肛管）等部。临床上通常把口腔至十二指肠的一段，称为上消化道；空肠以下的部分，称为下消化道。

（一）胃

胃是消化管中最膨大的部分，上连食管，下续十二指肠。除具有受纳食物、分泌胃液的作用外，还有内分泌功能。

1. 胃的形态

胃的形态可受体位、体型、年龄、性别和胃的充盈状态等因素的影响。成年人的胃容量约为 1500 毫升，空虚时可缩成管状。胃有上下两口、前后两壁、大小两弯。上口为入口称贲门，与食管相接；下口为出口称幽门，与十二指肠相连。

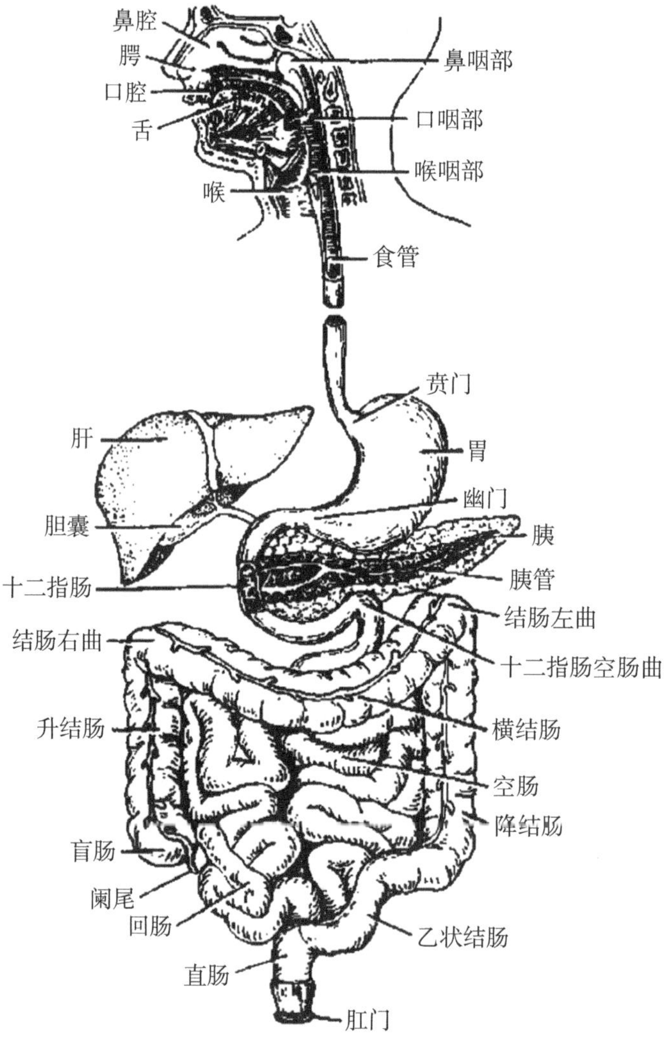

图 3-5-1　消化系统模式图

胃前壁朝向前上方；胃后壁朝向后下方。胃的右上缘为凹缘，称为胃小弯，该弯的最低点弯曲成角状，叫角切迹；胃的左下缘为凸缘，称为胃大弯。胃外部有脂肪包绕称大网膜，大网膜的厚薄与人体胖瘦有关。

2. 胃的分部

胃可分为 4 部分（图 3–5–2）。靠近贲门的部分叫贲门部；贲门平面以上，向左上方膨出的部分称为胃底；胃的中间大部称为胃体；在角切迹至幽门之间的部分称幽门部；幽门部紧接幽门而呈管状的部分称为幽门管；幽门管向左至角切迹之间稍膨大的部分称为幽门窦。胃小弯和幽门部是溃疡的好发部位。

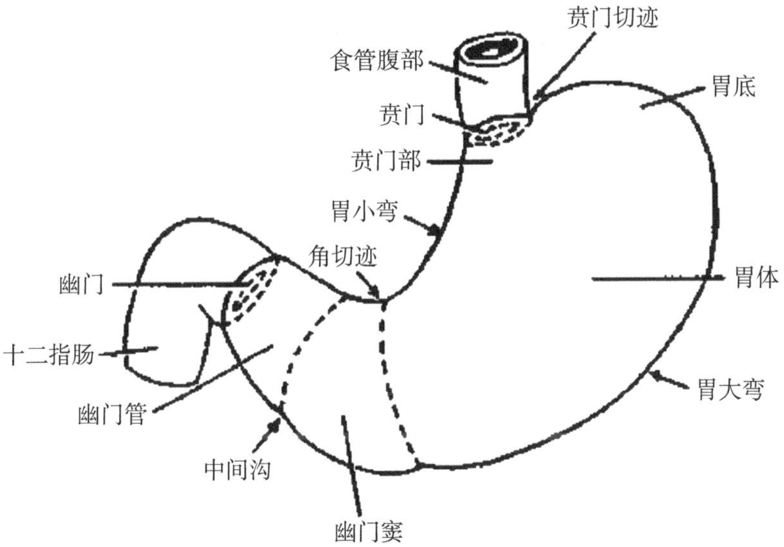

图 3–5–2　胃的分部

3. 胃的位置

胃在中等充盈时，其大部位于左季肋区，小部位于腹上区。贲门位于第 11 胸椎左侧，幽门位于第 1 腰椎右侧。当胃特别充盈时，胃大弯可降至脐以下。胃前壁的右侧贴于肝左叶下面；左侧则被膈和左肋弓所掩盖；在剑突下，胃部分直接与腹前壁相贴，该处是胃的触诊部位。胃后壁与左肾、左肾上腺及胰相邻。胃底与膈、脾相贴，胃大弯的后下方有横结肠横过。

4. 胃壁的构造

胃壁（图 3–5–3）由 4 层结构构成，即黏膜、黏膜下组织、肌织膜和外膜。胃黏膜呈淡红色，有丰富的胃腺。胃空虚时，黏膜形成许多不规则的皱襞；充盈时则皱襞减少或展平。在胃小弯处皱襞多为纵行，有 4 ~ 5 条；在贲门和幽门附近的皱襞则呈放射状排列；在幽门括约肌内表面的黏膜向内形成环状皱襞，称幽门瓣，有阻止胃内容物进入十二指肠的功能。胃黏膜下组织富含血管、淋巴管和神经丛。胃的肌织膜比较发达，由内斜、中环、外纵 3 层平滑肌构成。在幽门处环形肌特别增厚，形成幽门括约肌。胃的外膜为浆膜。

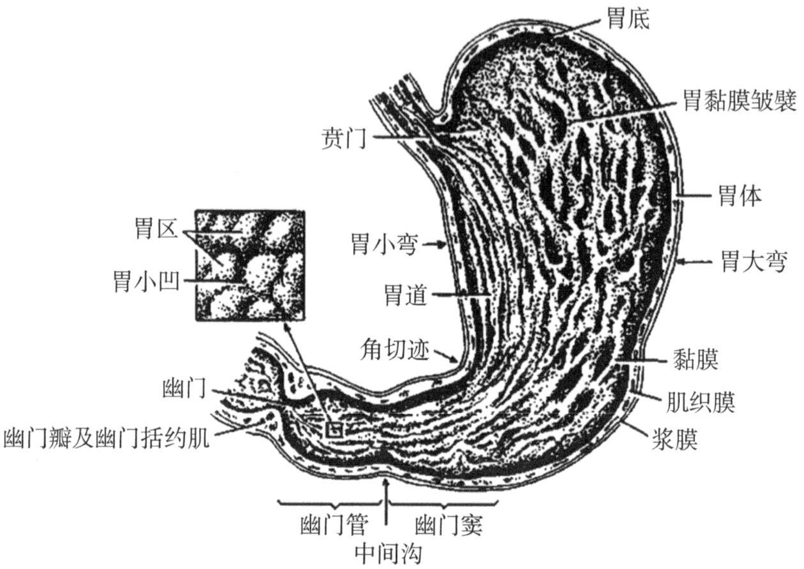

图 3–5–3　胃壁

5. 食物在胃内的消化

胃液主要是由胃腺分泌的无色、酸性液体，pH 值为 0.9 ~ 1.5。正常成人每日分泌胃液 1.5 ~ 2.5 升。胃液的主要成分包括盐酸、胃蛋白酶原、黏液、内因子以及钠、钾、氯等。

6. 胃排空

食糜由胃经幽门进入十二指肠的过程，称为胃排空。胃运动使胃内压增高是胃排空的动力。每次排空可使 1 ~ 3 毫升的食糜排入十二指肠。幽门括约肌过度收缩或脂肪多的食物、十二指肠酸性食糜堆积均可延缓胃的排空。胃的体积和食物的理化性质影响胃排空的速度。胃内容物多、体积大，排空快；流体食物排空快于固体食物。在三种营养物质中，糖类排空最快，蛋白质次之，脂肪最慢。一餐混合性食物，由胃完全排空需 4 ~ 6 小时。

（二）小肠

小肠是消化管中最长的一段，也是食物消化吸收最重要的场所。上起于胃的幽门，下接盲肠，全长 5 ～ 7 米，分为十二指肠、空肠和回肠 3 部分。

1. 十二指肠

十二指肠为小肠的起始段，长约 25 厘米，约相当于十二手指并列横向的距离，因而得名。此肠上起于幽门，下续于空肠，呈“C”字形包绕胰头，可分为上部、降部、水平部和升部。在降部中份肠腔后内侧壁有一乳头状隆起，称十二指肠大乳头，为胆总管与胰管的共同开口。

2. 空肠和回肠

上端起自十二指肠空肠曲，下端接盲肠。位于腹腔的中部和下部，周围为大肠所环抱。空肠于第 2 腰椎左侧起于十二指肠空肠曲，约占空肠、回肠全长的上 2/5，主要占据腹腔的左上部（左腹外侧区和脐区）；回肠约占全长的下 3/5，主要占据腹腔的右下部（脐区和右腹股沟区），其末端连接盲肠。

3. 小肠壁的组织结构

小肠壁的组织结构为典型的消化管壁构造，由内向外分为黏膜层、黏膜下层、肌层、外膜 4 层。

黏膜层表面有环行皱襞和绒毛，增加了小肠与食物的接触面积，有利于营养物质的吸收。小肠绒毛内含一根贯穿全长的中央乳糜管（毛细淋巴管），在乳糜管周围有毛细血管网。

4. 小肠液及作用

小肠液是由小肠腺分泌的一种弱碱性（pH 值约 7.6）液体，成人每日分泌 1 ～ 3 升。小肠液中的肠激酶可激活胰蛋白酶原；肠淀粉酶水解淀粉为麦芽糖；双糖酶（包括麦芽糖酶、蔗糖酶和乳糖酶）水解双糖为单糖；肠肽酶水解多肽为氨基酸。此外，大量的小肠液能稀释消化产物，有利于小肠黏膜的吸收。

5. 食物在小肠内的消化与吸收

在消化道的不同部位，吸收的物质、吸收的速度不尽相同，这主要取决于该处消化道的组织结构、内容物的成分和停留的时间。在口腔和食管内，食物基本上是不被吸收的，但某些药物（如硝酸甘油）可被口腔黏膜吸收。胃内可吸收酒精和少量水分。大肠主要是吸收水分和盐类。小肠是各种营养物质吸收的主要部位。其原因：一是小肠的吸收面积大。小肠长约 6 米，其黏膜具有环状皱褶、大量绒毛，因而使其表面积可达 200 平方米。二是食物在小肠已被消化成适于吸收的小分子物质。三是食物在小肠内停留的时间较长，可达 3 ~ 8 个小时。四是小肠有丰富的毛细血管网和淋巴管网，提供了输送营养物质的途径。这些都是小肠吸收的有利条件。

（1）糖的吸收

食物中的淀粉和糖原需要消化成单糖后，才被吸收。在肠道中吸收的主要单糖是葡萄糖，而半乳糖和果糖较少。糖被吸收后，主要通过毛细血管进入血液，进入淋巴的很少。

（2）蛋白质的吸收

蛋白质食物分解为氨基酸后，由小肠全部吸收。氨基酸吸收后，全部通过毛细血管进入血液。

（3）脂肪的吸收

脂肪吸收以淋巴途径为主。脂肪的消化产物有甘油、脂肪酸和甘油一酯等。中医认为：小肠有泌别清浊的功能。

主泌别清浊是指小肠在对胃传给它的食糜做进一步消化的过程中，将其分为清、浊两部分，清者，即水谷精微和津液，由小肠吸收，经脾的升清作用输布全身；浊者，即食物残渣，经胃及小肠之气的作用传送到大肠。小肠在吸收水谷精微的同时，还吸收了大量的水液，参与了人体的水液代谢，故有“小肠主液”之说。

小肠泌别清浊的功能正常，则水液和糟粕各行其道而二便正常；若小肠泌别清浊功能失常，清浊不分，水液归于糟粕，就会出现大便泄泻、小便短少等症状，故治疗这种泄泻，常用“利小便所以实大便”的方法。

由此可见，小肠受盛化物、泌别清浊的功能，在饮食的消化过程中起着十分重要的作用。但在藏象学说中，常将其归属于脾胃的纳运功能，所以，临床上对小肠消化吸收不良的病症，多从脾胃论治。

（三）大肠

大肠是消化管的下段，全长 1.5 米，全程围绕在空、回肠的周围。可分为盲肠、阑尾、结肠、直肠和肛门 5 部分。大肠的主要功能为吸收水分、维生素和无机盐，并将食物残渣形成粪便，排出体外。大肠内的大肠杆菌能产生维生素 K，人体的维生素 K 主要靠大肠杆菌提供。

1. 盲肠

盲肠是大肠的起始部，长 6 ~ 8 厘米。其下端为盲端，上续升结肠，左侧与回肠相连接。盲肠一般位于右髂窝内。

回肠末端向盲肠的开口称回盲口。此处肠壁内的环行肌增厚，并覆以黏膜而形成上、下两片半月形的皱襞，称回盲瓣，此瓣的作用为阻止小肠内容物过快地流入大肠，以便食物在小肠内充分消化吸收，并可防止盲肠内容物逆流回小肠。在回盲口下方约 2 厘米处，有阑尾的开口。

2. 阑尾

阑尾是附属于盲肠的一段肠管，形似蚯蚓，又称蚓突。其长度因人而异，一般长 5 ～ 7 厘米。阑尾根部较固定，连于盲肠后内侧壁，并经阑尾孔通盲肠腔；阑尾尖端为游离的盲端，位置不固定；阑尾的外径介于 0.5 ～ 1.0 厘米之间，管腔狭小，排空欠佳，易形成阻塞性阑尾炎。

阑尾的位置，一般常与盲肠一起位于右髂窝内，但变化甚大，因人而异。阑尾根部的体表投影点，在右髂前上棘与脐连线的中、外 1/3 交点处。

3. 结肠

结肠是介于盲肠与直肠之间的一段大肠，整体呈“M”形，包绕于空肠、回肠周围。结肠分为升结肠、横结肠、降结肠和乙状结肠 4 部分。

4. 直肠与肛门

直肠是消化管位于盆腔下部的一段，全长 10 ～ 14 厘米。直肠在第 3 骶椎前方起自乙状结肠，下端终于肛门。肛门周围有内、外括约肌，肛门外括约肌为骨骼肌，围绕于肛门内括约肌的外下方。肛门外括约肌受意识支配，有较强的控制排便功能。

二、消化腺

消化腺是分泌消化液的腺体，包括大消化腺和小消化腺两种。大消化腺是肉眼可见、独立存在的器官，如大唾液腺、肝、胰等；小消化腺则是散于整个消化管壁内的无数小腺体，如胃腺和肠腺等。

（一）肝

1. 肝的形态

肝是人体内最大的腺体，也是体内最大的消化腺。肝呈不规则的楔形，可分为上、下两面，前、后、左、右 4 缘。肝上面膨隆，与膈相接触，故又称膈面。肝膈面上有矢状位的镰状韧带附着，借此将肝分为左、右两叶。肝左叶小而薄，肝右叶大而厚。肝下面凹凸不平，邻接一些腹腔器官，又称脏面。脏面中部有略呈“H”形的3条沟。其中横行的沟位于脏面正中，有肝左、右管，肝固有动脉左、右支，肝门静脉左、右支和肝的神经、淋巴管等由此出入，故称肝门。出入肝门的这些结构被结缔组织包绕，构成肝蒂。左侧的纵沟较窄而深，沟的前部内有肝圆韧带通过；后部容纳静脉韧带。右侧的纵沟比左侧的宽而浅，沟的前部为一浅窝，容纳胆囊，故称胆囊窝；后部为腔静脉沟，容纳下腔静脉。

肝的前缘（也称下缘）是肝的脏面与膈面之间的分界线，薄而锐利。肝的右缘是肝右叶的右下缘，钝圆。肝的左缘即肝左叶的左缘，薄而锐利。

2. 肝的位置

肝大部分位于右季肋区和腹上区，小部分位于左季肋区。肝的前面大部分被肋所掩盖，仅在腹上区的左、右肋弓之间有一小部分露出于剑突之下，直接与腹前壁相接触。

3. 肝外胆道系统

肝外胆道系统是指走出肝门之外的胆道系统而言，包括胆囊和输胆管道（肝左管、肝右管、肝总管和胆总管）。这些管道与肝内胆道一起，将肝分泌的胆汁输送到十二指肠。

4. 胆汁的作用

胆汁是浓稠味苦的液体，颜色决定于胆色素的种类和浓度。肝胆汁为金黄色或橘黄色，浓缩后颜色较深。

胆汁中与消化、吸收有关的成分主要是胆盐。胆盐是各种结合胆酸形成的钠盐的总称。胆盐的作用：一是激活胰脂肪酶，加速它对脂肪的分解作用。二是乳化脂肪，使脂肪乳化成极小的微粒，增加脂肪与脂肪酶的接触面积，利于消化。卵磷脂、胆固醇也有相同的作用。三是可以与脂肪酸结合形成水溶性复合物，促进脂肪酸的吸收。四是促进脂溶性维生素的吸收。

肝脏、胆道患病者，胆汁分泌减少或排放受阻，会出现脂肪的消化和吸收不良，以及脂溶性维生素吸收障碍。

（二）胰

1. 胰的位置与毗邻

胰是位于腹后壁的一个狭长腺体，质地柔软，呈灰红色。胰横置于腹上区和左季肋区，平对第 1 ~ 2 腰椎体。胰的前面与胃相邻，其右端被十二指肠环抱，左端抵达脾门。

2. 胰的分部

胰可分头、颈、体、尾 4 部分，各部之间无明显界限。头、颈部在腹中线右侧，体、尾部在腹中线左侧。

胰头为胰右端膨大部分，位于第 2 腰椎体的右前方，被十二指肠“C”形凹槽所包绕。

3. 胰液的成分及作用

胰液是胰腺分泌的无色液体，胰液中含水、多种消化酶等。

（1）胰淀粉酶

胰淀粉酶对生熟淀粉均有催化作用，其催化效率高，可将淀粉分解成麦芽糖和葡萄糖。

（2）胰脂肪酶

胰脂肪酶催化脂肪分解成甘油和脂肪酸。

（3）胰蛋白酶

胰蛋白酶可以催化蛋白质的分解。

胰液含的消化酶种类全、数量多，是消化力最强的消化液。若胰液分泌过少或缺乏，将出现消化不良，食物中的脂肪和蛋白质不能被完全消化和吸收。

（三）脾

中医认为脾是消化系统的重要组成部分，主运化水谷精微（图 3-5-4）。

1. 脾的位置

脾位于左腹腔上部，膈膜之下，与胃以膜相连，与胃、肉、唇、口等构成脾系统。主运化、统血、输布水谷精微，为气血生化之源，人体脏腑百骸都赖脾以濡养，故有脾为“后天之本”之称。

2. 脾的主要生理功能

（1）主运化

运，即转运输送；化，即消化吸收。脾主运化，是指脾具有把水谷转化为精微，并把精微物质吸收、转输到全身的生理功能。脾的运化功能包括运化水谷和运化水液两个方面。

①运化水谷：脾有对饮食物的消化及精微物质的吸收和转输作用。饮食

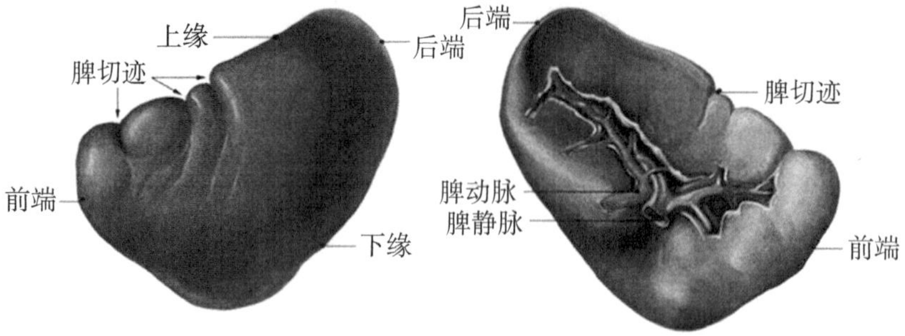

图 3-5-4　脾

物入胃，经胃的受纳腐熟作用，初步消化，变为食糜，下送于小肠，经小肠受盛化物作用，进一步消化后分为水谷精微和糟粕两部分，这一过程称之为“化”。其精微部分由小肠吸收，经脾的转输和布散作用，“上输于肺”和“灌溉四旁”，这一过程称之为“运”。食物的消化、吸收虽在胃和小肠中进行，但必须依靠脾的运化功能才能完成。因此，脾的运化功能健全，则能为化生精、气、血等提供充足的养料，全身脏腑组织就能得到充足的营养而发挥正常的生理功能。由于饮食水谷是人出生之后维持生命活动所必需的营养物质的主要来源，也是生成气血的物质基础，饮食水谷的运化由脾所主，故说“脾为后天之本”“气血生化之源”。若脾的运化功能减退，称为脾失健运，影响食物的消化和水谷精微的吸收，可出现腹胀、便溏、食欲不振、倦怠、消瘦等病变。

②运化水液：脾有吸收、转输水液，调节水液代谢的功能。脾的这一功能主要表现为两个方面：一是将胃和小肠消化吸收的津液，大肠吸收的水液，以及由肾气的气化作用重新吸收的水液，经脾气的转输作用上输于肺，再由肺的宣发肃降作用输布于全身；二是在水液的代谢过程中起枢纽作用。肺为水之上源，肾主水而居于下，而脾居中焦，为水液升降输布的枢纽，凡水液之上腾下达均赖于脾的枢转。若脾运化水液的功能减退，则必然导致水液在体内停聚的各种病变，产生水湿痰饮等病理产物，甚至导致水肿，或流注肠道而成泄泻。

（2）脾主升

脾气的运动特点以上升为主，具体表现为升清和升举内脏两方面生理作用。

①升清：清是指水谷精微等营养物质。脾主升清，是指脾气上升，并将其运化的水谷精微上输于心、肺等脏腑，通过心、肺的作用化生气血，以营养全身。脾主升清是与胃主降浊相对而言的，两者相互为用，相反相成。脾胃升降协调，共同完成饮食水谷的消化，水谷精微的吸收、转输及糟粕的排泄。若脾

气虚弱而不能升清，浊气亦不得下降，则上不得精气滋养而见头目眩晕，神疲乏力；中有浊气停滞而见腹胀满闷；下有精气下流而见便溏、泄泻等。

②升举内脏：脾气上升能起到维持内脏位置的相对稳定，防止其下垂的作用。若脾气虚弱，无力升举，反而下陷，可导致某些内脏下垂，如胃下垂、肾下垂、子宫脱垂、脱肛等，称为“中气下陷”或“脾气下陷”。

（3）主统血

统即统摄、控制的意思。脾主统血，是指脾气有统摄、控制血液在脉中运行而不溢出脉外的功能。脾气统摄血液的功能实际上是气的固摄作用的体现。脾气健旺，固摄作用健全，血液则循脉运行而不溢出脉外；若脾气虚弱，则固摄功能减退，血液失去统摄而导致出血。

【思考题】

1. 消化系统的组成包括哪些？
2. 什么是大消化腺、小消化腺？
3. 脾的生理功能有哪些？

第六节　神经系统

神经系统（图 3-6-1）由脑、脊髓以及与它们相连并遍布于全身各处的周围神经所组成，在人类各器官、系统中起有重要的主导作用。神经系统在形态和功能上是一个整体，一般将其分为中枢部和周围部。

一、中枢神经系统

（一）脊髓

脊髓（图 3-6-2）位于椎管内，上端在平枕骨大孔处与延髓相连，下端在成人平第 1 腰椎体下缘（新生儿可达第 3 腰椎下缘平面），长度为 42 ~ 45 厘米，最宽处的横径仅为 1 厘米。脊髓呈前后稍扁的圆柱形，全长粗细不等，有两个梭形的膨大，即颈膨大和腰骶膨大。这两个膨大的形成是由于此处的脊髓

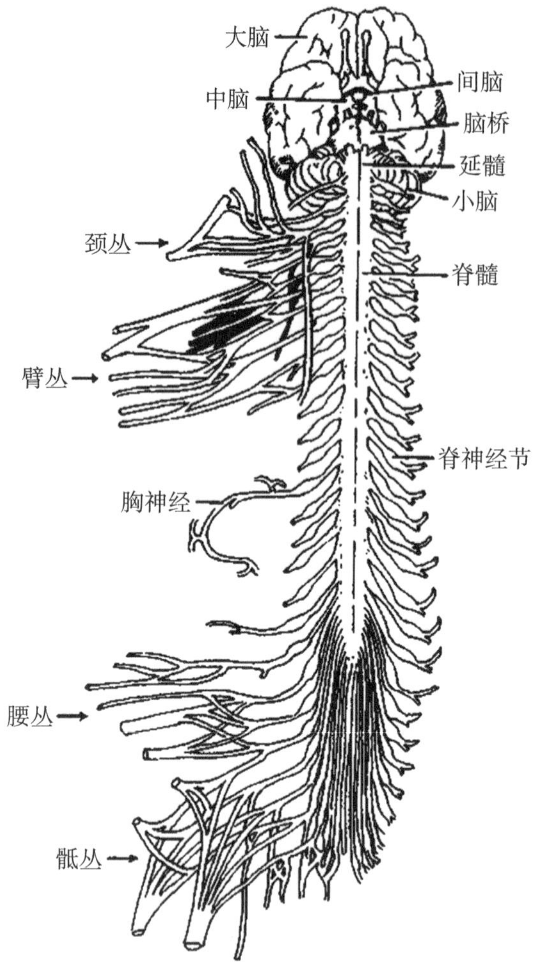

图 3-6-1　神经系统模式图

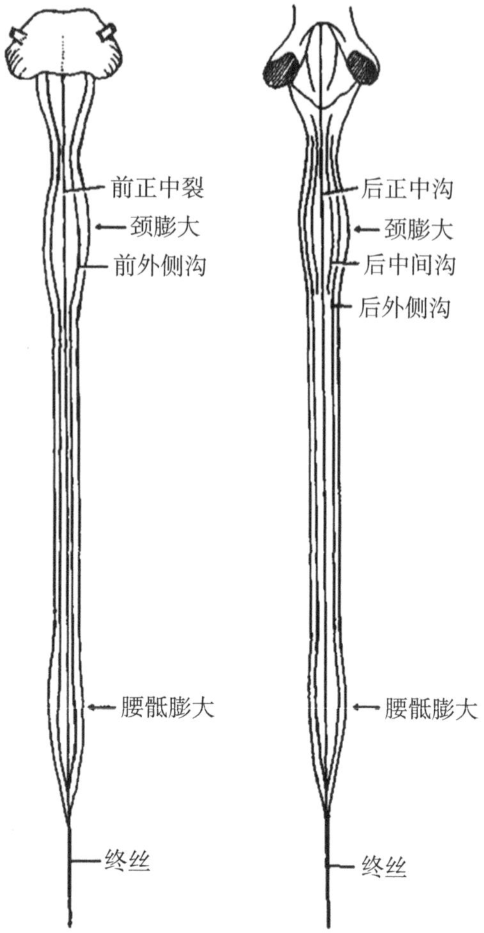

图 3-6-2　脊髓

节段的神经元数量相对较多，是分别发出支配上肢和下肢脊神经的部位。脊髓末端变细，称脊髓圆锥，自此处向下延为细长的无神经组织的终丝，向下在第 2 骶椎水平以下由硬脊膜包裹，止于尾骨的背面。

脊髓表面借前后两条位于正中的纵沟分为左右对称的两半。前面的裂隙明显，称前正中裂，后面的称后正中沟，不甚明显。此外还有两对外侧沟，即前外侧沟和后外侧沟。前外侧沟内为脊神经前根纤维，是前根从脊髓发出的位置，后外侧沟内为脊神经后根纤维。

脊髓在外形上没有明显的节段性，但每一对脊神经及其前、后根的根丝附着范围的脊髓即构成一个脊髓节段。因为有 31 对脊神经，故脊髓可分为 31 个节段：8 个颈节（C），12 个胸节（T），5 个腰节（L），5 个骶节（S）和 1 个尾节（Co）。

由于在胚胎三个月后，人体脊柱的生长速度比脊髓要快，因此成人脊髓与脊柱的长度是不相等的，脊柱长脊髓短。这样一来，脊髓的节段与脊柱的节段并不完全对应。因此，腰、骶、尾部的脊神经前后根在通过相应的椎间孔离开脊柱以前，在椎管内向下行走一段距离，这就形成马尾。也就是说，成人椎管内在相当第 1 腰椎以下已无脊髓而只有马尾。

脊髓是中枢神经的低级部分，正常情况下，它受脑的控制。因此，它具有双重机能，一种是以脊髓为中枢完成各种简单的脊髓反射，即反射机能；另一种是参加以脑为中枢的各种复杂反射，此时它向上或向下传导各种神经冲动，具有传导机能。

在脊髓受损时，脊髓的反射功能和传导功能都有可能出现障碍。如损伤腰髓第 2 ~ 4 节段的受术者可出现如下障碍：一是脊髓反射障碍，以此部腰髓为中枢的膝反射消失。二是脊髓传导障碍，由于途经伤区的上、下行传导束被阻断，下肢的各种感觉丧失，而下肢的骨骼肌因为失去神经控制而不能随意运动，整个下肢处于瘫痪状态。除此以外，由于脑通过腰髓到骶副交感核的下行传导被阻断，还可能出现大、小便功能障碍。

（二）脑

脑位于颅腔内，一般可分为端脑、间脑、小脑、中脑、脑桥和延髓 6 个部分。通常将延髓、脑桥和中脑合称为脑干。在成人，其平均重量约 1400 克。在正常范围内，人脑的重量有明显的个体差异，单纯以此差异来衡量人智力的高低是没有科学根据的。

1. 脑干

脑干位于颅底内面的斜坡上，在平枕骨大孔处与脊髓相续，上接间脑。延髓和脑桥的背面与小脑相连，它们之间的腔室为第四脑室。该室上通中脑水管，向下与延髓及脊髓的中央管相续。

2. 小脑

小脑位于颅后窝内，在大脑半球枕叶下方，脑桥与延髓的后方。小脑借大量纤维与脑干相连。

小脑在外形上，可分中间的小脑蚓和两侧的小脑半球。小脑上面稍平坦；下面膨隆，在小脑半球下面的前内侧，各有一个突出部，称为小脑扁桃体。它紧靠枕骨大孔，其腹侧邻近延髓，当颅内压增高时，小脑扁桃体可被挤入枕骨大孔内，压迫延髓而危及生命，临床上称为小脑扁桃体疝或枕骨大孔疝。

3. 间脑

间脑位于中脑的前上方，由于大脑半球的高度发达，间脑除腹面的一部分露于表面外，余皆被大脑半球所掩盖。间脑的外侧与大脑半球愈合。间脑中间有一矢状裂隙，称第三脑室，它向下通中脑水管，向上经室间孔与侧脑室相通。

间脑主要包括背侧丘脑、后丘脑和下丘脑 3 个部分。

4. 端脑

端脑通常又称为大脑，由左右大脑半球构成。人类大脑半球高度发展掩盖了间脑、中脑以及小脑的上面。左右半球之间的裂隙为大脑纵裂，裂底有连接两半球的横行纤维，称为胼胝体。它是调节人体生命活动的最高中枢。

二、周围神经系统

周围神经系统一端连于中枢神经系统的脑或脊髓，另一端借各种末梢装置连于身体各系统、器官。其中与脑相连的部分称为脑神经，共 12 对；与脊髓相连的为脊神经，共 31 对。如果以周围神经系统在身体各系统、器官中的分布对象不同进行区分，周围神经系统又可分为躯体神经和内脏神经，前者分布于体表、骨、关节和骨骼肌；后者分布于内脏、心血管、平滑肌和腺体。躯体神经和内脏神经都需经脑神经或脊神经与中枢神经相连。通常将周围神经系统分为脑神经、脊神经和内脏运动神经 3 个部分。

（一）脊神经

脊神经共 31 对。每对脊神经借前根和后根与脊髓相连。前根属运动性，后根属感觉性，后根较前根略粗，两者在椎间孔处合成一条脊神经干，感觉和运动纤维在干中混合。脊神经干很短，出椎间孔后立即分为前支、后支。后支较细，是混合性的，经相邻的椎骨横突之间向后走行（骶部的出骶后孔），分皮支和肌支布于项、背及腰骶部的深层肌和枕、项、背、腰、臀部的皮肤，其分布有明显的节段性。其中，第 2 颈神经后支的皮支粗大，称为枕大神经，穿斜方肌腱至皮下，分布于枕和项部的皮肤。腰神经后支分为内侧支和外侧支。

内侧支细小，经横突下方向后，分布于腰椎棘突附近的短肌与长肌。腰椎骨质增生病人，可因横突附近软组织骨化，压迫此支而引起腰痛。第 1 ～ 3 腰神经后支的外侧支较粗大，分布于臀上区的皮肤，称为臀上皮神经。

脊神经前支粗大，是混合性的，分布于躯干前外侧和四肢的肌和皮肤。在人类，除胸神经前支具有明显的节段性，其余的前支分别交织成丛，即颈丛、臂丛、腰丛和骶丛，由丛再分支分布于相应的区域。

1. 颈丛

颈丛由第 1 ～ 4 颈神经的前支构成。位于胸锁乳突肌上部的深面，中斜角肌和肩胛提肌起始端的前方。颈丛的分支（图 3–6–3）有浅支和深支。浅支由胸锁乳突肌后缘中点附近穿出，位置表浅，散开行向各方，其穿出部位，是颈部皮肤浸润麻醉的一个阻滞点。主要浅支有：

（1）枕小神经

枕小神经布于枕部及耳郭背面上部的皮肤。

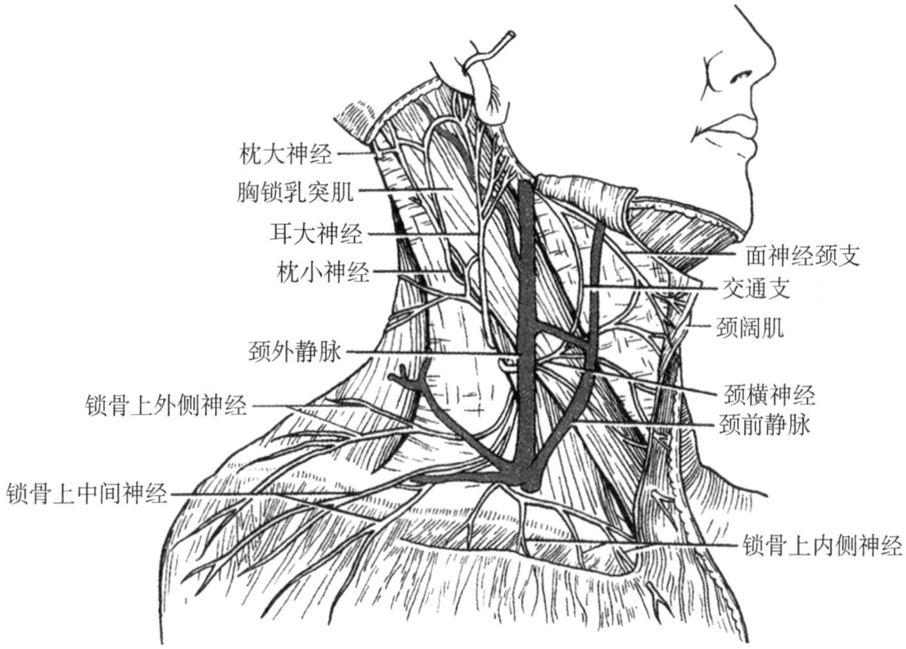

图 3–6–3　颈丛分支、分部

（2）耳大神经

耳大神经布于耳郭及其附近的皮肤。

（3）颈横神经

颈横神经布于颈部皮肤。

（4）锁骨上神经

锁骨上神经布于颈侧部、胸壁上部和肩部的皮肤。颈丛深支主要支配颈部深肌、肩胛提肌、舌骨下肌群和膈。

主要深支有：膈神经。膈神经是颈丛最重要的分支。先在前斜角肌上端的外侧，沿该肌前面下降至其内侧，在锁骨下动、静脉之间经胸廓上口进入胸腔，经肺根前方，在纵膈胸膜与心包之间下行到达膈肌。其运动纤维支配膈肌，感觉纤维分布于胸膜、心包。右膈神经的感觉纤维还分布到肝、胆囊和肝外胆道等。

膈神经损伤的主要表现为同侧的膈肌瘫痪，腹式呼吸减弱或消失，严重的可有窒息。膈神经受到刺激时可出现呃逆。

2. 臂丛

臂丛（图 3–6–4）是由第 5 ～ 8 颈神经前支和第 1 胸神经前支的大部分组成，经斜角肌间隙，走行于锁骨下动脉后上方，经锁骨后方进入腋窝。可依据其发出的局部位置分为锁骨上、下两部。上部分支是短的肌支，分布于颈深肌、背浅肌（除斜方肌），锁骨下部分支多为长支，臂丛神经主要有：

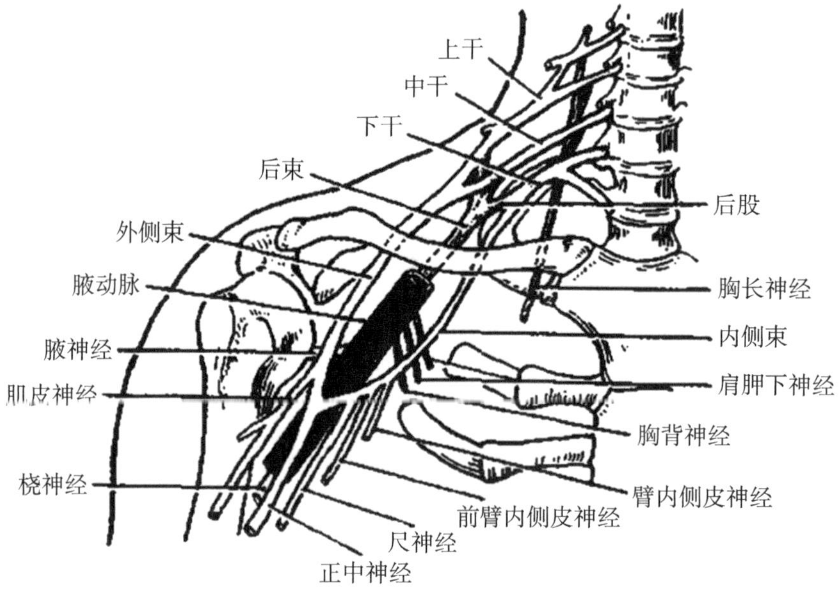

图 3–6–4　臂丛组成模式图

（1）腋神经

腋神经在腋窝绕肱骨外科颈至三角肌深面。肌支支配三角肌和小圆肌。皮支由三角肌后缘穿出，分布于肩部和臂外侧上部的皮肤。

（2）肌皮神经

肌皮神经发出后斜穿喙肱肌，经肱二头肌和肱肌间下降，发出肌支支配这三块肌。

（3）正中神经

正中神经由腋动脉前方发出，在臂部，沿肱二头肌内侧沟下行，由外侧向内侧跨过肱动脉下降至肘窝。从肘窝向下穿旋前圆肌，继而在前臂正中下行到达腕部。后自桡肌腕屈肌腱与掌长肌腱之间经腕管入手掌。正中神经在臂部无分支，在肘部、前臂发出许多肌支，支配除肱桡肌、尺侧腕屈肌和指深屈肌尺侧半以外的所有前臂的屈肌，拇收肌以外的鱼际肌，第 1、2 蚓状肌以及掌心、鱼际、桡侧 3 个半指的掌面及其中节和远节手指背面的皮肤。

正中神经干如在臂部损伤，运动障碍表现为前臂不能旋前，屈腕能力减弱，拇、食指不能屈曲，拇指不能对掌。由于鱼际肌萎缩，手掌显平坦，称为“猿手”。感觉障碍以拇指、食指和中指的远节最为显著。

（4）尺神经

尺神经在肱动脉内侧下行至肱骨内上髁后方的尺神经沟。在此处，其位置表浅又贴近骨面，隔皮肤可触摸到，易受损伤。由尺神经沟向下转到前臂掌面内侧，继续下降在桡腕关节上方发出手背支，主干下行于豌豆骨的桡侧，分浅深两支，于掌腱膜深面进入手掌。

尺神经在前臂上部发肌支支配尺侧腕屈肌的指深屈肌的尺侧半。手背支分布于手背尺侧半和小指、环指及中指尺侧半背面的皮肤。浅支分布于小鱼际、小指和环指尺侧半掌面的皮肤。深支支配小鱼际肌、拇收肌、骨间肌和第 3、第 4 蚓状肌。

尺神经损伤后，运动障碍表现为屈腕能力减弱，环指和小指的远节指骨不能屈曲，小鱼际肌萎缩，变平坦，拇指不能内收，骨间肌萎缩，各指不能互相靠拢，各掌指关节过伸，第 4、5 指的指间关节弯曲，出现“爪形手”。感觉丧失区域以手内侧缘为主。

（5）桡神经

桡神经在腋窝内位于腋动脉的后方，经肱三头肌深面紧贴肱骨体，沿桡神经沟向外下行，在肱骨外上髁上方分为浅、深二支。桡神经在臂部发出的皮支分布于前臂背面皮肤。肌支支配肱三头肌等。桡神经浅支为皮支，分布于手背桡侧半和桡侧两个半手指近节背面的皮肤。深支支配前臂的伸肌。

桡神经损伤后的主要运动障碍是前臂伸肌瘫痪，表现为抬前臂时呈现垂腕状态。感觉障碍以第 1、第 2 掌骨间隙背面虎口区皮肤最为明显。

3. 胸神经前支

胸神经前支共 12 对。第 1 至第 11 对各自位于相应的肋间隙中，称为肋间神经，第 12 对胸神经前支位于第 12 肋下方，称为肋下神经。肋间神经在肋间内、外肌之间，肋间血管的下方，沿各肋沟前行，在腋前线附近离开肋骨下缘，行于肋间隙中。肋间神经的肌支支配肋间肌和腹肌的前外侧群，皮支分布于胸、腹壁的皮肤以及胸腹膜壁层。

胸神经前支在胸、腹壁皮肤的节段性分布最为明显，由上向下按神经序数依次排列。如 T2 相当胸骨角平面，T4 相当于乳头平面，T6 相当剑突平面，T8 相当肋弓平面，T10 相当于脐平面，T12 则分布于耻骨联合与脐连线中点平面。临床上常以上述胸骨角、肋骨、剑突、脐等为标志检查感觉障碍的节段。

4. 腰丛

腰丛（图 3–6–5）由第 12 胸神经前支的一部分、第 1 ～ 3 腰神经前支和第 4 腰神经前支的一部分组成。腰丛位于腰大肌深面，除发出肌支支配髂腰肌和腰方肌外，还发出分支分布于腹股沟区及大腿的前部和内侧部。腰丛的分支有：

（1）股神经

股神经是腰丛中最大的神经，发出后，先在腰大肌与髂肌之间下行，在腹股沟中点稍外侧，经腹股沟韧带深面、股动脉外侧至股三角，随即分为数支：肌支支配耻骨肌、股四头肌和缝匠肌；皮支分布于大腿和膝关节前面的皮肤。最长的皮支为隐神经，是股神经的终支，分布于髌下、小腿内侧面和足内侧缘的皮肤。

（2）闭孔神经

闭孔神经于腰大肌内侧缘穿出，于小骨盆侧壁前行，穿闭膜管出小骨盆。其肌支支配闭孔外肌、大腿内收肌群。皮支分布于大腿内侧面的皮肤。

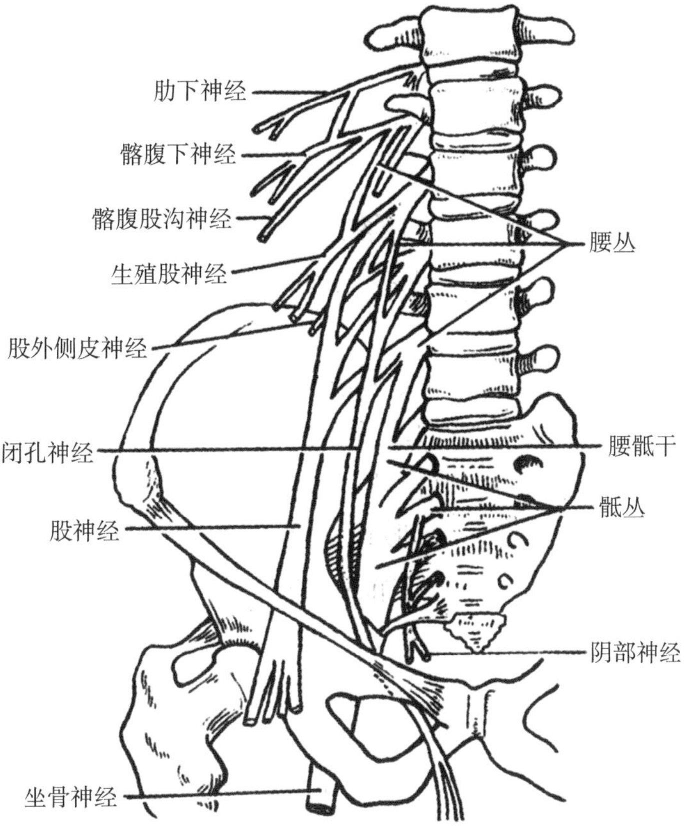

图 3-6-5　腰丛、骶丛

5. 骶丛

骶丛（图 3-6-5）由第 4 腰神经前支的一部分、第 5 腰神经前支以及全部骶神经和尾神经的前支组成。它位于盆腔内，在骶骨和梨状肌前面，髂内动脉的后方。骶丛分布于盆壁、臀部、会阴、股后部、小腿及足肌和皮肤。骶丛的分支有：

（1）坐骨神经

坐骨神经是全身最粗大的神经，经梨状肌下孔出盆腔，在臀大肌深面，经坐骨结节与股骨大转子之间到股后，在股二头肌深面下降，在腘窝上方分为胫神经和腓总神经。在股后部发出肌支支配大腿后群肌。

（2）胫神经

胫神经为坐骨神经本干的直接延续。沿腘窝中线下行，在小腿经比目鱼肌深面伴胫后动脉下降，过内踝后方，分为足底内侧神经和足底外侧神经，二终支入足底。足底内侧神经分布于足底内侧群及足底内侧和内侧 3 个半趾跖面皮肤；足底外侧神经分布于足底肌中间群和外侧群以及足底外侧和外侧一个半趾跖面皮肤。胫神经在腘窝及小腿还发出肌支支配小腿肌后群。

（3）腓总神经

自坐骨神经发出后沿股二头肌内侧走向外下，绕腓骨颈外侧向前，穿腓骨长肌分为腓浅神经和腓深神经。

（二）脑神经

脑神经是与脑相连的周围神经，共 12 对，其排列顺序通常用罗马字码表示。每对脑神经所含纤维成分不同，可含一种或多种，按各脑神经所含的纤维成分和功能的不同可分为感觉性神经、运动性神经和混合性神经 3 种。

1. 嗅神经

嗅神经为感觉性神经，由上鼻甲上部和鼻中隔上部黏膜内的嗅神经中枢突聚集成 20 多条嗅丝（即嗅神经）穿筛孔入颅，进入嗅球，传导嗅觉。

2. 视神经

视神经为感觉性神经，传导视觉冲动。由视网膜节细胞的轴突在视神经盘处会聚，再穿过巩膜而构成视神经。视神经在眶内行向后内穿视神经管入颅中窝，连于视交叉，再经视束连于间脑。

3. 动眼神经

动眼神经为运动性神经，含有躯体运动和内脏运动两种纤维。躯体运动纤维起于中脑动眼神经核，内脏运动纤维起于动眼神经副核。动眼神经自脚间窝出脑，经眶上裂入眶，支配上直肌、下直肌、内直肌、下斜肌和上睑肌。内脏运动纤维（副交感）分布于睫状肌和瞳孔括约肌，参与瞳孔对光反射和调节反射。

4. 滑车神经

滑车神经为运动性神经，起于滑车神经核，由中脑的下丘下方出脑后，绕大脑脚外侧前行，经眶上裂入眶，支配上斜肌。

5. 三叉神经

三叉神经为混合性神经，由脑桥与脑桥臂交界处出脑，位于感觉根的前内侧，后并入下颌神经。躯体感觉纤维的胞体位于三叉神经节内。该节位于垂体窝后外方，其中枢突聚集成粗大的三叉神经感觉根入脑，止于三叉神经脑桥核和三叉神经脊束核；其周围突组成三个分支，称为眼神经、上颌神经和下颌神经。

（1）眼神经

眼神经自三叉神经节发出后，经眶上裂入眶，分支布于硬脑膜、眼眶、眼球、泪腺、结膜和部分鼻腔黏膜及额顶部，以及上睑和鼻背的皮肤。

（2）上颌神经

上颌神经自三叉神经节发出后，经圆孔出颅，再经眶下裂入眶，延续为眶下神经。上颌神经分布于硬脑膜、眼裂和口裂间的皮肤、上颌牙齿以及鼻腔和口腔黏膜。

（3）下颌神经

下颌神经是三支中最粗大的分支，为混合性神经，自卵圆孔出颅后，主要分布于咀嚼肌、下颌牙及牙龈、舌前 2/3 及口腔底黏膜、耳颞区和口裂以下的皮肤。

6. 展神经

展神经属于躯体运动性，起于展神经核，从延髓脑桥沟中部出脑，经眶上裂入眶，支配外直肌。展神经损伤可引起外直肌瘫痪，产生内斜视。

7. 面神经

面神经为混合性神经，大部分为运动纤维，起于面神经核和上泌涎核。

面神经出脑后进入内耳门，穿过内耳道底由茎乳孔出颅，向前穿过腮腺到达面部，支配面部表情肌。行程中发出分支分布于舌前 2/3 黏膜管理味觉，分布于下颌下腺和舌下腺，支配腺体分泌。

面神经损伤后，同侧表情肌瘫痪，表现为：患侧额纹消失，不能闭眼，鼻唇沟变浅；发笑时，健侧口角向上斜，说话时唾液可从患侧口角流出；患侧角膜反应消失。

8. 前庭蜗神经（位听神经）

前庭蜗神经由蜗神经和前庭神经组成，属于躯体感觉性神经。

（1）前庭神经

前庭神经传导平衡觉。感觉神经元的胞体在内耳道底聚集成前庭神经节，其周围突穿内耳道底，分布于内耳球的囊斑、椭圆囊和壶腹嵴中的毛细胞，中枢突组成前庭神经，经内耳门入脑，终于脑干的前庭核群和小脑。

（2）蜗神经

蜗神经传导听觉。其神经元的胞体在蜗轴内聚集成蜗神经节，其周围突分布至内耳螺旋器上的毛细胞，中枢突组成蜗神经，经内耳门入颅腔，于脑桥延髓沟入脑，终于脑干蜗神经前、后核。

前庭蜗神经的损伤表现为伤侧耳聋和前庭的平衡功能障碍。

9. 舌咽神经

舌咽神经为混合性神经，分支分布于腮腺，管理腺体分泌，舌后 1/3 的味蕾，咽、舌后 1/3 及咽鼓管、鼓室等处的黏膜。

舌咽神经自延髓出脑，与迷走神经和副神经同经颈静脉孔出颅，在动、静脉间下降，然后呈弓形向前，经舌骨舌肌内侧达舌根。

10. 迷走神经

迷走神经为混合性神经，以副交感成分为主，是行程最长、分布范围最广的脑神经，含有 4 种纤维成分：一是副交感纤维，起于迷走神经背核，主要分布到颈、胸和腹部的多种脏器，控制平滑肌、心肌和腺体的活动；二是一般内脏感觉纤维，其胞体位于下神经节内，中枢突终于孤束核，周围突分布于颈、胸和腹部的脏器；三是一般躯体感觉纤维，其胞体位于上神经节内，其中枢突止于三叉神经脊束核，周围突主要分布于耳郭、外耳道的皮肤和硬脑膜；四是特殊内脏运动纤维，起于疑核，支配咽喉肌。

迷走神经由延髓前外侧出脑，经颈静脉孔出颅，在颈两侧下行达颈根部，由此向下。左、右迷走神经的行程略有差异。左迷走神经在颈总动脉与左锁骨下动脉间，越过主动脉弓的前方，经左肺根的后方至食管前面分散成若干细支，构成左肺丛和食管前丛，在食管下端延续为迷走神经前干。右迷走神经过锁骨下动脉前方，沿气管右侧下行，经右肺根后方达食管后面，分支构成右肺丛和食管后丛，向下延为迷走神经后干。迷走神经前、后干再向下与食管一起穿膈肌的食管裂孔进入腹腔，分布于胃前、后壁，其终支为腹腔支，与交感神经纤维交织一起，形成腹腔丛。迷走神经在颅、胸和腹部发出许多分支，其中较重要的分支有颈部的分支、胸部的分支、腹部的分支。

11. 副神经

副神经属于运动性神经，由颅根和脊髓根组成。经颈静脉孔出颅。下行分支支配胸锁乳突肌和斜方肌。

12. 舌下神经

舌下神经主要由躯体运动纤维组成，由舌下神经核发出，自延髓的前外侧沟出脑，经舌下神经管出颅，入舌支配舌肌。一侧舌下神经完全损伤时，同侧半舌肌瘫痪，继而舌肌萎缩，伸舌时，舌尖偏向患侧；缩舌时，舌则偏向健侧。

（三）内脏运动神经

1. 内脏运动神经与躯体运动神经的差别

内脏运动神经与躯体运动神经在结构和功能上有较大差别，现就其形态结构上的差异简单陈述如下：

一是躯体运动神经支配骨骼肌，内脏运动神经则支配平滑肌、心肌和腺体。

二是躯体运动神经只有一种纤维成分，内脏运动神经则有交感和副交感两种纤维成分，而多数内脏器官又同时接受交感和副交感神经的双重支配。

三是躯体运动神经自低级中枢至骨骼肌只有一个神经元。而内脏运动神经自低级中枢发出，并在周围部的内脏运动神经节交换神经元，再由节内神经元发出纤维到达效应器，因此，内脏运动神经从低级中枢到达所支配的器官须经过两个神经元，由此有节前、节后纤维之分。

四是内脏运动神经节后纤维的分布形式和躯体神经亦有不同。躯体神经以神经干的形式分布，而内脏神经节后纤维常攀附脏器或血管形成神经丛，由丛再分支至效应器。

五是躯体运动神经一般是比较粗的有髓纤维，而内脏运动神经纤维则是薄髓和无髓的细纤维。

六是躯体运动神经对效应器的支配，一般都受意识的控制；而内脏运动神经对效应器的支配则在一定程度上不受意识的控制。

2. 交感神经与副交感神经的区别

交感神经和副交感神经都是内脏运动神经，常共同支配一个器官，形成对内脏器官的双重神经支配，但在来源、形态结构、分布范围和功能上，交感与副交感神经又各有其特点。

（1）低级中枢的部位不同

交感神经低级中枢位于脊髓胸腰部灰质的中间带外侧核，副交感神经的低级中枢则位于脑干和脊髓骶部的副交感核。

（2）周围部神经节的位置不同

交感神经节位于脊柱两旁（椎旁节）和脊柱前方（椎前节），副交感神经节位于所支配的器官附近（器官旁节）或器官壁内（器官内节）。因此副交感神经节前纤维比交感神经长，而其节后纤维则较短。

（3）节前神经元与节后神经元的比例不同

一个交感节前神经元的轴突可与许多节后神经组成突触，而一个副交感节前神经元的轴突则与较少的节后神经组成突触。所以交感神经的作用范围较广泛，而副交感神经则较局限。

（4）分布范围不同

交感神经在周围的分布范围较广，除至头颈部、胸、腹腔脏器外，尚遍及全身血管、腺体、立毛肌等。副交感神经的分布则不如交感神经广泛，一般认为大部分血管、汗腺、立毛肌、肾上腺髓质均无副交感神经支配。

（5）对同一器官所起的作用不同

交感神经与副交感神经对同一器官的作用既是互相拮抗又是互相统一的。交感神经使心跳加强加快，支气管平滑肌舒张，消化管蠕动减弱，瞳孔开大；而副交感神经则使心跳减缓减慢，支气管平滑肌收缩，消化管蠕动增强，瞳孔缩小等。

【思考题】

1. 神经系统由哪些组成?
2. 中枢神经系统由哪些组成?
3. 臂丛神经由哪些组成?
4. 骶丛神经由哪些组成?

第七节　内分泌系统

内分泌系统是神经系统以外的重要的调节系统，与神经系统相辅相成，共同维持机体内环境的平衡与稳定，调节机体的生长发育和各种代谢活动，并调控生殖和影响行为。内分泌系统由内分泌腺和内分泌组织组成（图 3–7–1）。内分泌腺在结构上与一般腺体最显著的不同是没有排泄管，其分泌的物质称为激素，直接进入血液被动送至全身，作用于特定的靶器官。内分泌组织以细胞团分散存在于机体的其他器官组织内，如消化道、呼吸道、神经组织、胰腺的胰岛等。人体内的内分泌腺或内分泌组织包括垂体、甲状腺、甲状旁腺、肾上腺、胰岛、松果体、胸腺和性腺等。

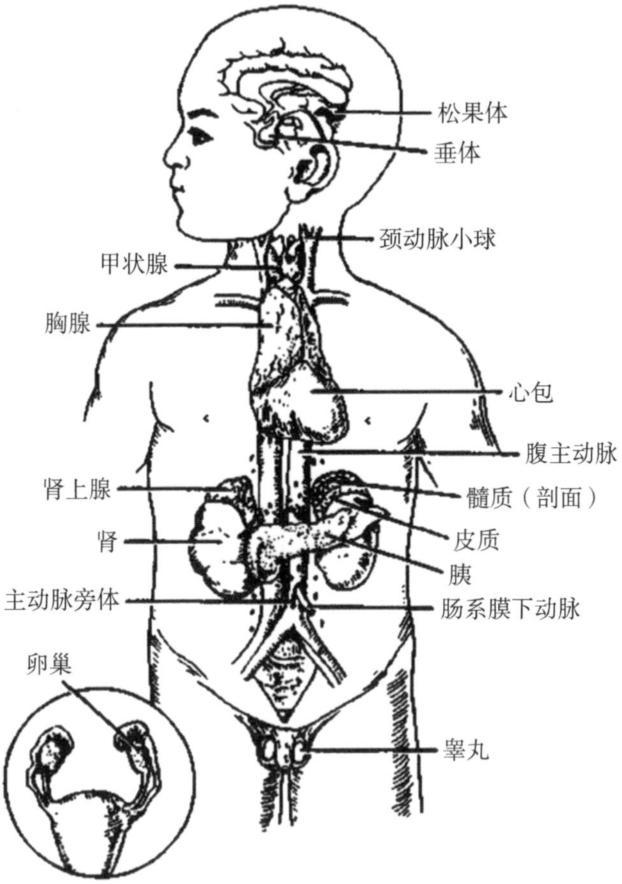

图 3-7-1　内分泌系统模式图

一、垂体

（一）垂体的位置、形态和分部

垂体位于颅中窝的垂体窝内，呈椭圆形，可分为腺垂体和神经垂体两部分。腺垂体包括远侧部、结节部和中间部；神经垂体由神经部和漏斗部组成。

（二）腺垂体激素及生理作用

1. 生长素（GH）

（1）对生长发育的影响

生长素能促进骨骼和肌肉的生长，它可刺激肝产生生长素介质，生长素介质能加速蛋白质合成，促进软骨生长和骨化；对肌、肝和肾等组织也有类似作用。人在幼年时期若 GH 分泌不足，可出现生长迟缓、身材矮小，称侏儒症；若分泌过多，则生长发育过度，身材过于高大，称巨人症。成年后若 GH 分泌过多，因骨骺已骨化，长骨不再生长，则刺激肢端短骨、面骨及其软组织增生，以致出现手足粗大、指粗、鼻高、下颌突出等症状，称为肢端肥大症。

（2）对代谢的影响

GH 可促进蛋白质合成，抑制蛋白质分解；它还能促进脂肪分解产生脂肪酸，加速肝对脂肪酸的氧化以提供能量；生理水平 GH 可刺激胰岛 B 细胞分泌胰岛素，加强对葡萄糖的氧化和利用，使血糖增高，引起垂体性糖尿病。

2. 促激素

促激素包括促甲腺激素（TSH）、促肾上腺皮质激素（ACTH）和促性腺激素。它们分别对相应靶腺的发育和分泌功能有促进作用。

（1）促甲腺激素

促甲腺激素能促进甲状腺增生和甲状腺素的合成和分泌。

（2）促肾上腺皮质激素

促肾上腺皮质激素能促进肾上腺皮质增生，维持其正常功能。

（3）促性腺激素

在女性，促性腺激素是指促卵泡激素（FSH）和黄体生成素（LH）。FSH 能促进卵泡的发育；LH 能促进卵巢排卵、黄体生成和分泌；两者协同作用时，可使卵泡分泌雌激素。在男性，FSH 和 LH 都是睾丸生精过程所必需的。LH 又称间质细胞刺激素，能促进睾丸间质细胞合成与分泌雄激素。

3. 催乳素（PRL）

PRL 能促进乳腺生长发育，引起和维持分娩后的乳腺泌乳。

4. 促黑激素（MSH）

MSH 能促进皮肤黑色素细胞合成黑色素。

（三）腺垂体功能的调节

腺垂体活动，一方面受下丘脑的调节，下丘脑促垂体区的神经细胞可合成和分泌一些调节腺垂体活动的肽类激素，总称下丘脑调节肽；另一方面受靶腺激素的负反馈调节，从而使靶腺激素在血中的浓度保持相对稳定。下丘脑、腺垂体与相应靶腺的这种调节关系，分别称为下丘脑—腺垂体—甲状腺轴、下丘脑—腺垂体—肾上腺皮质轴和下丘脑—腺垂体—性腺轴。

（四）神经垂体激素及生理作用

1. 抗利尿激素（ADH）

生理水平的 ADH 可促进肾小管对水的重吸收，使尿量减少。大剂量时能使全身动脉和毛细血管收缩，血压升高，故又称升压素。临床上主要利用其收缩血管作用进行肺和食管出血时的止血。

2. 催产素

催产素能使乳腺腺泡周围肌上皮细胞收缩，促进泌乳；同时还能使妊娠子宫强烈收缩，对非妊娠子宫作用较小。产科常用于引产和产后宫缩无力的止血。

二、甲状腺与甲状旁腺

甲状腺滤泡上皮细胞分泌甲状腺激素，滤泡旁细胞（又称 C 细胞）分泌降钙素（CT）。甲状旁腺主细胞分泌甲状旁腺素（PTH）。

（一）甲状腺

1. 甲状腺的形态及位置

甲状腺（图 3–7–2）位于颈前部，呈“H”形，分左、右侧叶及中间的甲状腺峡。甲状腺侧叶贴于喉下部和气管上部的两侧，上达甲状腺软骨中部，下至第 6 气管软骨环。后方平对第 5 ～ 7 颈椎高度。甲状腺峡多位于第 2 ～ 4 气管软骨环的前方，约半数人自峡部向上伸出一锥状叶，长短不一，最长者可达舌骨。甲状腺侧叶与甲状软骨、环状软骨之间有韧带相连，故吞咽时，甲状腺可随喉上、下移动。

2. 甲状腺激素的生理作用

甲状腺激素主要有两种，即三碘甲状腺原氨酸（T3）和四碘甲状腺原氨酸（T4）。其作用是：

（1）促进新陈代谢

甲状腺激素能明显促进能量代谢，使机体耗氧量和产热量增加，基础代谢率增高，这种作用称为甲状腺激素的生热效应。甲状腺功能亢进时，产热增加，患者喜凉怕热，基础代谢率明显增高；甲状腺功能减退时，产热减少，患者喜热畏寒，基础代谢率低于正常值。

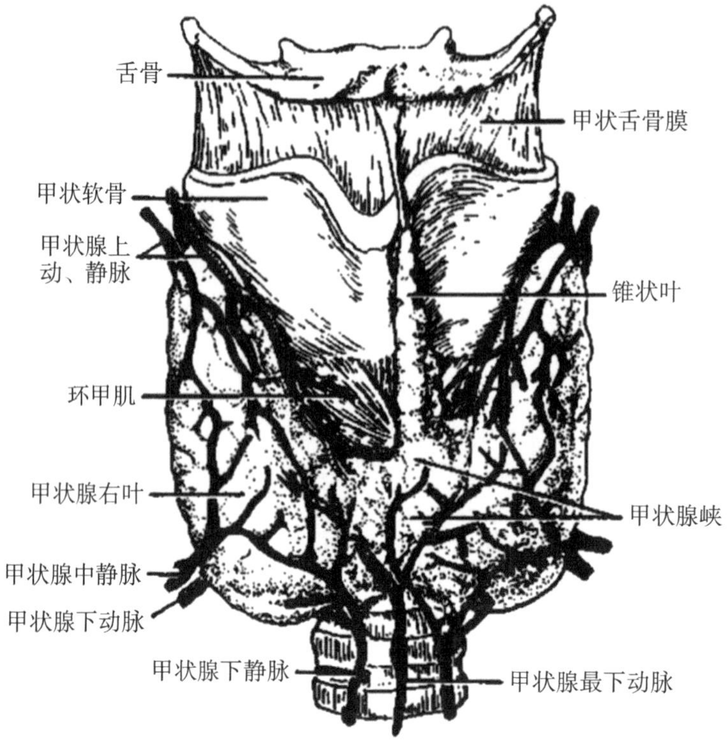

图 3-7-2 甲状腺

甲状腺激素能促进糖的吸收和肝糖原的分解，使血糖升高；也可加速外周组织对糖的利用，使血糖降低。并且，前一作用大于后一作用。所以，甲状腺功能亢进患者可因吃糖稍多而使血糖升高，甚至出现糖尿病。

甲状腺激素能加速胆固醇的代谢，分解作用大于合成作用。所以，甲状腺功能亢进患者血胆固醇低于正常，甲状腺功能减退患者血胆固醇高于正常。

生理剂量的甲状腺激素能促进蛋白质的合成，大剂量则促进蛋白质分解。因此，甲状腺功能亢进时出现消瘦乏力；甲状腺功能减退时，虽然蛋白质合成减少，但细胞间黏蛋白增多，由于黏蛋白能结合大量水分，故出现黏液性水肿。

（2）影响生长发育

甲状腺激素主要影响脑和长骨的生长发育，特别是出生后头 4 个月内影响最大。如果在胚胎发育期及新生儿时期，出现甲状腺功能低下，出生后没有得到及时治疗，则将由于脑和长骨生长发育障碍出现智力低下、身材矮小，称为呆小症。甲状腺激素和生长素在促进生长发育方面有协同作用。

（3）其他

甲状腺激素能提高中枢神经系统的兴奋性。成年人患甲状腺功能亢进时，常有烦躁不安、容易激动、失眠多梦等症状；甲状腺功能减退时则有感觉迟钝、记忆衰退、行动迟缓、困倦嗜睡等表现。

甲状腺激素过多时可使心率增快、心肌收缩力增加、心输出量增加、脉压增大，还可增强食欲，促进肠蠕动。

3. 甲状腺功能的调节

（1）下丘脑—腺垂体的调节

下丘脑促垂体区细胞分泌的促甲状腺激素释放激素，经垂体门脉系统，运送至腺垂体，促进其合成和分泌促甲状腺激素；促甲状腺激素经血液循环，到达甲状腺，进而促进甲状腺激素的合成与分泌。

（2）甲状腺激素的反馈作用

当血液中甲状腺激素升高时，可抑制促甲状腺激素的合成和分泌；相反，当血液中甲状腺激素降低时，则促进促甲状腺激素的合成和分泌。目前认为，甲状腺激素是影响腺垂体促甲状腺激素合成和分泌的主要因素。

（3）碘对甲状腺功能的影响

碘是合成甲状腺激素的原料，但其在血中的含量又影响甲状腺功能，即小剂量的碘促进甲状腺激素的合成和分泌，大剂量的碘则相反。长期缺碘，甲状腺激素合成和分泌减少，对腺垂体的负反馈作用减弱，促使甲状腺激素合成和分泌增加，导致甲状腺代偿性增生肥大，形成地方性甲状腺肿。

（二）甲状旁腺

1. 甲状旁腺的形态及位置

甲状旁腺为呈扁椭圆形略似绿豆大的小腺体，一般有上、下两对，贴附于甲状腺叶后面或埋在甲状腺组织中，上一对一般在甲状腺侧叶后面上中 1/3 交界处，相当于环状软骨下缘水平，下一对多位于甲状腺下动脉附近。

2. 甲状旁腺激素的生理作用

（1）甲状旁腺素

甲状旁腺素作用于破骨细胞，使磷酸钙从骨质中释放入血；促进肾小管对钙的重吸收，抑制对磷的重吸收；加强小肠对钙的吸收。即通过加强溶骨过程和保钙排磷作用，使血钙升高、血磷降低。

（2）降钙素

其生理作用与甲状旁腺素基本相反，能使磷酸钙释放入血减少，同时抑制肾小管对钙、磷、钠的重吸收和小肠对钙的吸收，即通过加强成骨过程和抑制钙的吸收作用，使血钙降低。

3. 甲状旁腺素和降钙素分泌的调节

甲状旁腺素和降钙素分泌主要受血钙浓度调节，即血钙升高时，甲状旁腺素分泌减少，降钙素分泌增多；当血钙降低时，甲状旁腺素分泌增多，降钙素分泌减少。

三、肾上腺

肾上腺（图 3–7–3）是人体重要的内分泌腺之一，左右各一，左肾上腺近似半月形，右肾上腺呈三角形。它们分别位于两肾的上内方，腹膜之后，与肾共同包裹在肾筋膜内。每侧肾上腺的内前方有不明显的门，是肾上腺血管进出处。肾上腺由外层的皮质和内层的髓质两部分组成。

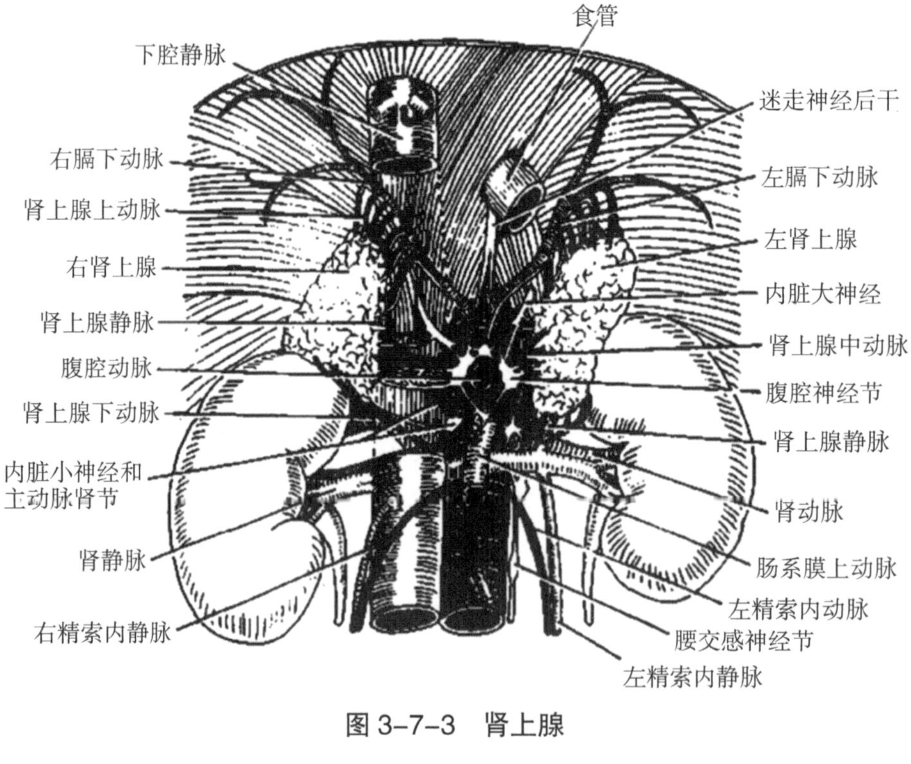

图 3–7–3　肾上腺

（一）肾上腺皮质

肾上腺皮质的组织结构自外向内为球状带、束状带和网状带。球状带分泌的激素（以醛固酮为主），主要参与体内水盐代谢的调节，故称盐皮质激素。束状带分泌的激素（以皮质醇为主），因为最早发现它具有升糖作用，故称糖皮质激素。网状带分泌少量的性激素（如脱氢异雄酮和雌二醇），在正常人体一般不表现其生理作用。

1. 糖皮质激素的生理作用

（1）调节物质代谢

①糖代谢：糖皮质激素能促进糖异生，增加糖原贮备，抑制组织对糖的摄取和利用，使血糖升高。糖皮质激素分泌不足，出现糖原贮备减少和血糖降低；分泌或使用糖皮质激素过多则血糖升高，甚至能引起类固醇性糖尿病。

②脂肪代谢：糖皮质激素能促进脂肪组织中的脂肪分解，使血中游离脂肪酸增加，还可影响体内脂肪分布。当患有肾上腺皮质功能亢进或长期大量使用糖皮质激素，会出现面部、躯干脂肪堆积，而四肢脂肪减少的特殊面容和体形，称为向心性肥胖。

③蛋白质代谢：糖皮质激素能促进蛋白质分解和抑制其合成，使血中氨基酸增多。当糖皮质激素分泌过多时，常引起生长停滞、肌肉消瘦、骨质疏松易折、伤口不易愈合等现象。

（2）影响各器官系统功能

①血细胞：糖皮质激素可使血液中红细胞、血小板、中性粒细胞数量增加，淋巴细胞和嗜酸性粒细胞减少，故临床上用糖皮质激素治疗血小板减少性紫癜、中性粒细胞缺乏症、淋巴肉瘤和淋巴细胞性白血病。

②血管：糖皮质激素可增加血管平滑肌对肾上腺素和去甲肾上腺素的敏感性，以维持血管的紧张性。

③胃肠：糖皮质激素能促进胃酸和胃蛋白酶原的分泌，长期大剂量使用糖皮质激素，可诱发或加剧溃疡病。

④神经系统：糖皮质激素能提高中枢神经系统的兴奋性，小剂量可引起欣快感，大剂量则出现注意力难以集中、烦躁、失眠等现象。

（3）与应激反应有关

当机体受到有害刺激（如创伤、冷冻、饥饿、疼痛、感染及缺氧等）时，血中促肾上腺皮质激素急剧增加和糖皮质激素大量分泌，以增强机体对有害刺激的耐受能力，称为应激反应。此外，大量的糖皮质激素还具有抗炎症、抗中毒、抗过敏和抗休克等药理作用。

2. 糖皮质激素分泌的调节

下丘脑分泌促肾上腺皮质激素释放激素，经垂体门脉系统运至腺垂体；促进其分泌促肾上腺皮质激素，后者经血液循环运至肾上腺皮质，促其分泌糖皮质激素。如果血中糖皮质激素水平升高，可抑制下丘脑和腺垂体分泌促肾上腺皮质激素释放激素和促肾上腺皮质激素，通过这种负反馈作用，使糖皮质激素在血中的浓度维持相对稳定。

临床上长期大量使用糖皮质激素时，可对下丘脑及腺垂体产生负反馈作用，使促肾上腺皮质激素合成、分泌减少，出现肾上腺皮质萎缩。此时，如突然停药，会产生肾上腺皮质功能不足的表现。因此，在治疗中需间断补充促肾上腺皮质激素，如需停药，应逐渐减量，以利肾上腺皮质功能恢复。

（二）肾上腺髓质

肾上腺髓质分泌肾上腺素和去甲肾上腺素，两者都属于儿茶酚胺类。肾上腺素及去甲肾上腺素的大部分生理作用已在前面有关章节中介绍，现列简表 3–7–1 予以归纳。

表 3–7–1　肾上腺素及去甲肾上腺素的主要生理作用

项目	肾上腺素	去甲肾上腺素
心率	增快	减慢（降压反射作用）
心输出量	增加	减少
血管	皮肤、胃肠、肾血管、收缩 冠脉、骨骼肌血管舒张	冠脉舒张（局部缺氧作用）， 其他血管收缩
血压	升高	升高（明显）
支气管平滑肌	舒张	舒张（较弱）
胃肠平滑肌	抑制	抑制（较弱）
妊娠（末期）子宫平滑肌	舒张	收缩
血糖	升高	升高（较弱）
脂肪	分解	分解（较弱）

续表

项目	肾上腺素	去甲肾上腺素
产热作用	较高	较弱
中枢神经系统	兴奋性提高，能引起激动和焦虑	兴奋性提高，能引起激动但不焦虑

四、其他内分泌结构及激素

（一）下丘脑

下丘脑位于背侧丘脑的下方，构成第三脑室的下壁和侧壁的下部。

1. 下丘脑与脑垂体的联系

下丘脑与腺垂体之间，没有直接的神经联系，主要是通过血管系统，把下丘脑—腺垂体在功能上联系在一起。下丘脑基底部存在有促垂体区，主要包括正中隆起、弓状核、视交叉上核、腹内侧核、室周核等核团，这些核团合成9种活性多肽，通过门脉系统到达腺垂体，调节腺垂体内分泌功能。下丘脑的一些神经元既能分泌激素，具有内分泌细胞的作用，又保持典型神经细胞的功能。它们可将神经系统传来的神经信息转变为激素信息，起着换能神经元作用，从而以下丘脑为枢纽，把神经调节与体液调节紧密联系起来。

2. 下丘脑—神经垂体系统

下丘脑与神经垂体有着直接的神经联系，下丘脑的视上核、室旁核有神经纤维下行至神经垂体，构成下丘脑—垂体束。神经垂体所释放的激素，实际上是由下丘脑视上核与室旁核的神经元合成的，通过下丘脑垂体束纤维的轴浆运输至神经垂体储存并释放的。

3. 下丘脑的内分泌功能

下丘脑的促垂体区可合成9种调节性多肽（表3–7–2），下丘脑视上核与室旁核可合成抗利尿激素和催产素。

表3–7–2　下丘脑的调节性多肽及其作用

释放激素或释放因子	简写形式	对腺垂体的作用
促甲状腺激素释放激素	TRH	↑促甲状腺素、↓生乳素

续表

释放激素或释放因子	简写形式	对腺垂体的作用
促性腺激素释放激素	GNRH	↑黄体生成素、↑卵泡刺激素
生长抑素	GIH	↓生长激素
生长激素释放激素	GHRH	↑生长激素
生乳素释放因子	PRF	↑生乳素
生乳素释放抑制因子	PRIF	↓生乳素
促黑激素释放因子	MRF	↑黑色细胞刺激素
促黑激素释放抑制因子	MIF	↓黑色细胞刺激素
促肾上腺皮质激素释放激素	CRH	↑促肾上腺皮质激素

（二）胃肠激素

研究发现存在于胃肠道的某些激素或肽类，也存在于神经系统内，一些存在于神经系统的肽类也存在于胃肠道，这些双重分布的肽类，称为脑肠肽。迄今已被发现的脑肠肽有 20 多种，如：促胃液素，它能促进胃液、胰液、胆汁分泌，促进胃肠运动和胆囊收缩；促胰液素，它能促进胰液、胆汁、小肠液分泌，胆囊收缩，抑制胃肠运动和胃液分泌；缩胆囊素，它能促进胃液、胰液、胆汁分泌，加强胃肠运动和胆囊收缩，等等。

（三）心房钠尿肽

心房肌细胞能合成和分泌一种活性多肽，称心房钠尿肽。主要作用是利钠、利尿、舒血管和降低血压；在体内参与水盐平衡、体液容量和血压调节。

（四）松果体激素

松果体可合成分泌褪黑激素、8- 精催产素。该激素最明显的作用是抑制下丘脑—腺垂体—性腺轴。切除幼年动物松果体的最突出表现是性早熟。

（五）前列腺素

前列腺素是广泛存在于人和哺乳动物各种组织与体液中的一组激素，在肝、肠、肾、胰、心、肺、生殖器、胸腺中均分离出前列腺素，前列腺素局部产生释放，局部发挥作用，属于局部激素。

【思考题】

1. 内分泌腺有哪些？

2. 脑垂体的功能是什么？

第八节　人体其他系统基本知识

一、呼吸系统

呼吸系统由呼吸道和肺组成。呼吸道包括鼻、咽、喉、气管和主支气管等。

通常称鼻、咽、喉为上呼吸道，气管和各级支气管为下呼吸道。肺由实质组织和间质组织组成，前者包括支气管树和肺泡；后者包括结缔组织、血管、淋巴管、淋巴结和神经等。

呼吸系统的主要功能是进行气体交换，即吸入氧，排出二氧化碳。此外，还有发音、嗅觉、协助静脉血回流入心等功能。呼吸的生理意义是维持机体内环境氧和二氧化碳含量的相对稳定，保证组织细胞代谢的正常进行。呼吸过程的任何一个环节发生障碍，都可引起组织缺氧和二氧化碳积聚，从而影响新陈代谢，尤其是影响脑、心、肾的正常活动，甚至危及生命。

机体在新陈代谢过程中，需要不断地从外界环境中摄取氧气并排出二氧化碳。机体与环境间的氧和二氧化碳气体交换过程，称为呼吸。呼吸过程由四个互相联系的环节组成：一是肺通气，即肺与大气间的气体交流。二是肺换气，即肺泡与血液间的气体交换。肺通气和肺换气合称为外呼吸。三是血液循环对气体的运输。四是组织换气，即组织细胞与血液间的气体交换，又称内呼吸。

二、循环系统

循环系统由一套封闭的连续管道所组成。由于其中所含液体成分不同，可分为心血管系统和淋巴系统两部分。

心血管系统包括心、动脉、静脉和毛细血管，其中有血液流动。淋巴系统由淋巴管道、淋巴器官和淋巴组织组成，其中有淋巴液流动，最后流入静脉中，因此淋巴系统是静脉管道的辅助结构。

循环系统的基本功能是将消化管吸收的营养物质和吸入肺的氧气输送到全身各器官、组织和细胞，供其生理活动需要，并将他们的代谢产物运送到肺、肾和皮肤等器官排出体外。内分泌腺所分泌的激素也借循环系统输送到相应器官以调节其生理功能。淋巴系统的淋巴器官和淋巴组织还能产生淋巴细胞，参与机体的免疫反应。

三、泌尿系统

泌尿系统由肾、输尿管、膀胱和尿道组成。其主要功能是排出机体中多余的水和溶于水的代谢废物，保持机体内环境的平衡和稳定。肾生成尿液，输尿管输送尿液至膀胱，膀胱为储存尿液的器官，尿道将尿液排出体外。此外，肾还有内分泌功能。

四、生殖系统

生殖系统包括男性生殖器和女性生殖器。男、女性生殖器又各分为内生殖器和外生殖器。

男性内生殖器由生殖腺（睾丸），输精管道（附睾、输精管、射精管、男性尿道）和附属腺（精囊、前列腺、尿道球腺）组成。女性生殖器由卵巢、输卵管、子宫、阴道、外阴等组成。

［附］乳房

乳房为人类和哺乳动物特有的结构。男性乳房不发达，但乳头的位置较为恒定，多位于第 4 肋间隙，或第 4 及第 5 肋骨水平，常作为定位标志。女性乳房于青春期开始发育生长，妊娠和哺乳期有分泌活动。

一、位置

乳房位于胸前部，胸大肌和胸筋膜的表面，上起第 2 ～ 3 肋，下至第 6 ～ 7 肋，内侧至胸骨旁线，外侧可达腋中线。

二、形态

成年未产妇女的乳房呈半球形，紧张而有弹性。乳房中央有乳头，其位置因发育程度和年龄而异，通常在第 4 肋间隙或第 5 肋间隙与锁骨中线相交处。乳头顶端有输乳管的开口。乳头周围的皮肤色素较多，形成乳晕，表面有许多小隆起，其深面为乳晕腺，可分泌脂性物质滑润乳头。妊娠期和哺乳期，乳腺增生，乳房增大；停止哺乳后，乳腺萎缩，乳房变小；老年时，乳房萎缩而下垂。

三、结构

乳房由皮肤、皮下脂肪、纤维组织和乳腺构成。纤维组织主要包绕乳腺，形成不完整的囊，并嵌入乳腺内，将腺体分割成 15 ~ 20 个乳腺叶，叶又分为若干乳腺小叶。一个乳腺叶有一个排泄管，称为输乳管，行向乳头，在近乳头处膨大称输乳管窦，其末端变细，开口于乳头。乳腺叶和输乳管均以乳头为中心呈放射状排列。乳腺周围的纤维组织还发出许多小的纤维束，向深面连于胸筋膜，向浅面连于皮肤和乳头，对乳房起支撑和固定作用，称为乳房悬韧带。当乳腺癌侵及此韧带时，纤维组织增生，韧带缩短，牵引皮肤向内凹陷，致使皮肤表面出现许多点状小凹，类似橘皮，临床上称橘皮样变，是乳腺癌早期常有的一个体征。

【思考题】

1. 呼吸系统的主要组成。
2. 淋巴系统的组成和作用。
3. 乳房的生理结构和功能。

第四章　中医学基础知识

中医学是研究人体生理、病理、疾病的诊断与预防，以及保健养生康复的中国传统医学科学。中医学理论体系是以中国古代的唯物论和辩证法思想，即阴阳五行学说为哲学基础，以整体观念为指导思想，以脏腑经络的生理病理为核心，以辨证论治为诊疗特点的独特的医学理论体系，是保健按摩师的必修课。

第一节　中医学的基本特点

中医学的基本特点为整体观念和辨证论治。

一、整体观念

整体性就是统一性和完整性。中医学认为这种统一性和完整性不但体现在人体本身，同时还体现在人体与自然界、社会环境之间，这种内外环境的统一性、机体自身整体性的思想，称之为整体观念。整体观念是中医学的基本特点之一，贯穿在中医的生理、病理、诊法、辨证、治疗等各个方面，具有重要的指导意义。

二、辨证论治

辨证论治为辨证和论治的合称。辨证就是将四诊（望、闻、问、切）所收集的资料、症状和体征，通过分析、综合，辨清疾病的原因、性质、部位，以及邪正之间的关系，概括、判断为某种性质的证候。论治又称施治，就是根据辨证的结果，确定相应的治疗原则和方法，也是研究和实施治疗的过程。

【思考题】

1. 中医学的基本特点是什么?

2. 中医学的四诊基本内容是什么?

3. 中医整体观的内涵有哪些?

第二节　阴阳学说

一、阴阳的基本概念

阴阳是中国古代哲学的基本范畴，是对自然界相互关联的某些事物或现象对立双方属性的概括。阴阳不仅贯穿于中国古代哲学，而且与天文、历算、医学、农学等具体学科相结合，并成为各门具体学科的理论基础，促进了各门学科的发展。

阴阳的最初含义很朴素，是指日光的向背，向日为阳，背日为阴，后来气候的冷暖，方位的上下、左右、内外，运动状态的躁动和宁静等现象都被引申入阴阳的范畴。古代思想家看到一切现象都有正反两个方面，就用阴阳这个概念来解释自然界两种对立和消长的物质势力。一般来说，凡是运动的、外向的、上升的、温热的、明亮的、无形的、兴奋的都属于阳；相对静止的、内守的、下降的、寒冷的、晦暗的、有形的、抑制的都属于阴。阴阳的相对属性引入医学领域，将人体中具有中空、外向、弥散、推动、温煦、兴奋、升举等特性的事物和现象统属于阳，而将具有实体、内守、凝聚、宁静、凉润、抑制、沉降等特性的事物和现象统属于阴。人体脏腑组织的阴阳属性，就大体部位来说，上部为阳，下部为阴；体表属阳，体内属阴。就其背腹、四肢内外侧来说，则背为阳，腹为阴；四肢外侧为阳，内侧为阴。以脏腑而言，五脏为阴，六腑为阳。

二、阴阳学说的基本内容

阴阳学说的基本内容主要概括为以下六个方面。

（一）阴阳对立制约

阴阳对立制约是指属性相反的阴阳双方在一个统一体中的相互斗争、相互制约和相互排斥的现象。阴阳学说认为自然界一切事物或现象都存在着相互对立的阴阳两个方面，如上下、天地、动静、冷热等，这两方面既是对立的，又是统一的，统一是对立的结果。阴阳两个方面的相互对立主要表现为它们之间的相互制约和相互斗争。制约与斗争的结果取得了统一，即取得了动态平衡。人体之所以能进行正常的生命活动，就是阴与阳相互对立与制约而取得统一（动态平衡）的结果，如果这种动态平衡遭到破坏，即形成疾病。阴阳的任何一方过于强盛，可过度抑制对方而导致其衰弱，任何一方过于不足，则可能导致对方的相对亢盛。

（二）阴阳互根互用

阴阳两个方面既是相互对立的又是相互依存、相互为用的。阴依存于阳，阳依存于阴，任何一方都不能脱离另一方而单独存在，每一方都是以对方的存在作为自己存在的条件。阴阳的这种相互依存的关系，称之为阴阳互根。《素问·阴阳应象大论》说："阴在内，阳之守也；阳在外，阴之使也。"阴阳在互根的同时，还可以相互滋生、助长对方，这种关系称之为阴阳互用。如精气的互用：精能化气，精是化生的本原；气能生精，气的运动促进精的产生。阴阳双方如果有一方虚损到一定程度，则可导致另一方的虚损，出现"无阴则阳无以化"的"阴损及阳"或"无阳则阴无以生"的"阳损及阴"的病理变化。因此在治法中应遵循"阳中求阴"和"阴中求阳"的原则。

（三）阴阳交感与互藏

阴阳交感是指阴阳二气在运动中相互感应而交合，亦即相互发生作用。阴阳二气的运动是永恒的，当它们在运动中相遇而处于和谐状态时，就会发生交感作用。阴阳的相互交感使对立着的两种事物或力量统一于一体，于是产生了自然界，产生了万物，产生了人类，并使自然界时时处于运动变化之中。

阴阳互藏是指相互对立的阴阳双方中的任何一方都包含着另一方，即阴中有阳，阳中有阴。事物或现象的阴阳属性是依据其所涵属阴与属阳成分的比例大小而定的。一般来说，表示事物属性的成分占绝对大的比例并呈显像状态；

而被寓涵于事物或现象内部不得显露的成分占较小的比例，它虽不能代表事物的属性，但有非常重要的调控作用。阴阳互藏是阴阳双方交感合和的动力根源，是构筑阴阳双方相互依存、相互为用关系的基础和纽带，是阴阳消长与转化的内在根据。

（四）阴阳消长

阴和阳之间的对立制约、互根互用不是处于静止不变的状态，而是处于“此消彼长”“此长彼消”“此长彼长”“此消彼消”的运动变化之中。在一定范围和限度内，阴阳之间不断地互为消长，保持着阴阳的动态平衡，维持着事物正常的发展变化。而超出了正常的限度，阴阳间的平衡协调关系就会遭到破坏，出现阴阳偏盛、偏衰、互损等病理表现。

（五）阴阳转化

阴阳转化是指阴阳对立的双方在一定的条件下可以各自向其相反的方向转化，即阴可以转化为阳，阳也可以转化为阴。阴阳的互相转化，既可以表现为渐变形式，也可以表现为突变形式。四时寒暑的交替、一日之内昼夜的变化都是渐变的表现。而突变一般都表现在事物变化的“物极”阶段，即消长变化发展到一定程度时，阴阳快速向其反面转化而表现为质的改变，即通常所说的“物极必反”。如果说“阴阳消长”是一个量变的过程，则“阴阳转化”便是在量变基础上的质变。

（六）阴阳自和与平衡

阴阳自和是指阴阳双方自动维持和自动恢复其协调平衡状态的能力和趋势。对生命体而言，阴阳自和是生命体内的阴阳二气在生理状态下的自我协调和病理状态下的自我恢复平衡的能力。“和”是协调之意。阴阳平衡是指阴阳双方在相互斗争、相互作用中处于大体均势的状态，即阴阳协调和相对稳定的状态。这种平衡是动态的正常限度之内的平衡，而非绝对的静态平衡。这种平衡在自然界标志着气候的正常变化，四时寒暑的正常更替，在人体标志着生命活动的稳定、有序、协调。

三、阴阳在中医学中的应用

阴阳学说被广泛应用于中医学的各个领域，用以阐明人体的生理功能、病理变化，并指导临床的诊断和防治，是中医学重要的理论基础。

【思考题】

1. 阴阳的基本概念。
2. 阴阳的基本内容。
3. 阴阳存在的条件。

第三节　五行学说

一、五行的基本概念

“五”是指木、火、土、金、水五种物质，“行”是行动、运动之意，即运动变化，运行不息的意思，五行就是指木、火、土、金、水五种物质的运动变化。五行不再特指木、火、土、金、水五种物质本身，而是一个抽象的哲学概念，五行不是静态的，而应看作是五种物质动态的相互作用，古人以五行的抽象特性来归纳自然界的各种事物和现象。在中医学中，五行学说用来阐释人体的局部与局部、局部与整体、体表与内脏、系统与系统之间的有机联系以及人体与外界环境的统一，以说明人体的生理病理，并指导疾病的治疗。

二、五行学说的基本内容

（一）五行的特性及相关事物属性归类

五行的特性是古人在长期生活和生产实践中，对木、火、土、金、水五种物质的朴素认识基础之上，进行抽象而逐渐形成的理论概念。五行的特性如下：

具有生长、升发、条达、舒畅等性质或作用的事物和现象，均归属于木。

具有温热、升腾、光明等性质或作用的事物和现象，均归属于火。

具有生化、承载、受纳性能的事物或现象，皆归属于土。

具有清洁、沉降、收敛等性质和作用的事物和现象，均归属于金。

具有寒凉、滋润、下行、闭藏等性质和作用的事物和现象，均归属于水。

五行学说根据五行特性，与自然界的各种事物或现象相类比，运用归类和推衍等方法，将其最终分成五大类。见表 4–3–1。

表 4–3–1　事物属性五行归类表

自然界							五行	人体						
五声	五味	五色	五化	五气	五方	五季		五脏	五腑	五官	五体	五华	五志	五液
角	酸	青	生	风	东	春	木	肝	胆	目	筋	爪	怒	泪
徵	苦	赤	长	暑	南	夏	火	心	小肠	舌	脉	面	喜	汗
宫	甘	黄	化	湿	中	长夏	土	脾	胃	口	肉	唇	思	涎
商	辛	白	收	燥	西	秋	金	肺	大肠	鼻	皮	毛	悲	涕
羽	咸	黑	藏	寒	北	冬	水	肾	膀胱	耳	骨	发	恐	唾

（二）五行的运行规律

1. 五行生克制化

五行的生克制化规律是五行结构系统在正常情况下的自动调节机制。

相生即递相滋生、助长、促进之意。五行之间互相滋生和促进的关系称作五行相生。五行相生的次序是：木生火，火生土，土生金，金生水，水生木，依次滋生，循环无端。在相生关系中，任何一行都有“生我”“我生”两方面的关系，《难经》把这种关系比喻为“母”与“子”的关系。“生我”者为“母”，“我生”者为“子”。所以五行相生关系又称“母子关系”。以火为例，生“我”者木，木能生火，则木为火之“母”；“我”生者土，火能生土，则土为火之“子”。

相克即相互制约、克制、抑制之意。五行之间相互制约的关系称之为五行相克。五行相克的次序是：木克土，土克水，水克火，火克金，金克木。这种克制关系也是往复无穷的。相克的关系中，任何一行都有“克我”“我克”两方面的关系，即《内经》所称的“所胜”与“所不胜”的关系。“克我”者为“所不胜”，“我克”者为“所胜”。以土为例，“克我”者木，则木为土之“所不胜”；“我克”者水，则水为土之“所胜”。

五行中的制化关系是五行生克关系的结合。相生与相克是不可分割的两个方面。没有生，就没有事物的发生和成长；没有克，就不能维持正常协调关系下的变化与发展。因此，必须生中有克（化中有制），克中有生（制中有化），相反相成，才能维持和促进事物相对平衡协调和发展变化。五行之间这种生中有制、制中有生、相互生化、相互制约的生克关系，称之为“制化”。

2. 五行的异常运行

五行的异常运行主要表现为母子相及和乘侮。

母子相及是指五行生克制化遭到破坏后出现的不正常的相生现象，包括母病及子和子病犯母两个方面。母病及子与相生次序一致，子病犯母则与相生的次序相反。如木行，影响到火行，叫作“母病及子”；影响到水行，则叫作“子病犯母”。

相乘相侮是异常的相克现象。相乘即相克太过，超过正常制约的程度，使事物之间失去了正常的协调关系。相侮是指五行中的任何一行本身太过，使原来克它的一行，不仅不能去制约它，反而被它所克制，即反克，又称反侮。

相乘出现可由于以下两种情况导致：其一，五行中任何一行本身不足，使原来克它的一行乘虚侵袭，使其更加不足，如正常情况下，木克土，如木仍处于正常水平，但土本身不足，导致两者之间失去了原来的平衡状态，导致土虚木乘的现象。其二，五行中任何一行本身过度亢盛，而原来受它克制的那一行仍处于正常水平，导致过度相克的现象。仍以木克土为例，若土本身仍然处于正常水平，但由于木过度亢进，从而使两者之间失去了原来的平衡状态，出现了木亢乘土的现象。

相侮出现也可由于以下两种情况导致：其一，当一行过度亢盛时，导致原来克我的一行无法保持正常的制约水平，导致反克，如金克木，但由于木过度亢盛，则金不仅不能克木，反而被木所克制，使金受损，这叫木反侮金。其二，当一行过度衰弱时，导致无法制约我克的一行，反而被其所侮，如木克土，但由于木过度衰弱，就可以导致土乘木之衰而反侮之，即土壅木郁。

相乘和相侮息息相关，是一个问题的两个方面，而非独立存在的。因此《素问・五运行大论》中称：“气有余，则制己所胜而侮所不胜，其不及，则己所不胜侮而乘之，己所胜轻而侮之。”

三、五行学说在中医学中的应用

五行学说在中医学领域中的应用，主要是运用五行的特性来分析和归纳人体的形体结构及其功能，以及外界环境各种要素的五行属性；运用五行的生克制化规律来阐述人体五脏系统之间的局部与局部、局部与整体，以及人与外界环境的相互关系；用五行乘侮规律来说明疾病的发生发展的规律，并对临床诊断、治疗和养生康复进行指导。

【思考题】

1. 五行的基本概念。
2. 五行的基本内容。
3. 五行的生克内容。

第四节　藏象学说

“藏象”一词首见于《素问·六节脏象论》。藏，指藏于体内的脏器，象是指脏腑的生理病理表现于外的征象。象是藏的外在反映，藏是象的内在本质，两者结合起来即称为藏象。根据脏腑的解剖结构和生理功能特点，藏象分为五脏、六腑和奇恒之府三类。五脏是心、肝、脾、肺、肾的合称。从功能上看，五脏主“藏精气”，即生化和贮藏气血、津液、精气等精微物质，主持复杂的生命活动。《素问·五脏别论》称“五脏者，藏精气而不泻也，故满而不能实”。满，指精气盈满；实，指水谷充实。六腑是胆、胃、小肠、大肠、膀胱、三焦的合称。从解剖结构上看，六腑属于管腔性中空器官；从功能上看，六腑主“传化物”，即受纳和腐熟水谷，传化和排泄糟粕，主要是对饮食物起消化、吸收、输送、排泄的作用。《素问·五脏别论》称“六腑者，传化物而不藏，故实而不能满也”。奇恒之府是脑、髓、骨、脉、胆、女子胞六者的合称。奇恒之府，形多中空，与腑相近，内藏精气，又类于脏，似脏非脏，似腑非腑，故称之为奇恒之府。《素问·五脏别论》称其“地气之所生也，皆藏于阴而象于地，故藏而不泻，名曰奇恒之府”。

一、五脏

（一）心

心位于胸腔，膈膜之上，底圆而下尖，形如未开之莲蕊，外有心包卫护。心与小肠、脉、面、舌等构成心系统。心，在五行属火，主血脉，藏神志，为五脏六腑之大主、生命之主宰。心与四时之夏相通应。

（二）肺

肺位居胸中，左右各一，与心同居膈上。上连气管，开窍于鼻，与自然界之大气直接相通。与大肠、皮、毛、鼻等构成肺系统。在五行属金，主气司呼吸，助心行血，通调水道。在五脏六腑中，位居最高，故称“华盖”。

（三）脾

脾位于腹腔上部，膈膜之下，与胃以膜相连，与胃、肉、唇、口等构成脾系统。主运化、统血，输布水谷精微，为气血生化之源，人体脏腑百骸皆赖脾以濡养，故有“后天之本”之称。在五行属土，与四时之长夏相应。脾与胃纳运相依，燥湿相济，升降相因。

（四）肝

肝位于腹部，横膈之下的右胁处，与胆、目、筋、爪等构成肝系统。主疏泄、藏血，喜条达而恶抑郁，体阴用阳。在五行属木，与四时之春相应。肝与胆同司疏泄，共主勇怯。

（五）肾

肾位于腰部脊柱两侧，左右各一，与膀胱、骨髓、脑、发、耳等构成肾系统。肾主藏精，主水液，主纳气，主一身阴阳，为人体脏腑阴阳之本，生命之源，故称为“先天之本”。在五行属水，在四时与冬季相应。

二、六腑

（一）胆

胆居六腑之首，又隶属于奇恒之府，附于肝之短叶间，与肝相表里，五行属木。胆贮藏排泄胆汁，主决断。

胆是中空的囊状器官，胆内贮藏的胆汁，是一种精纯、清净、味苦而呈黄绿色的精汁，所以胆有“中精之腑”之名。胆的解剖形态与其他的腑相类，故为六腑之一，但贮藏精汁的特性类于脏，由于这个生理特点，所以胆又属于奇恒之府之一。

（二）胃

胃上连食道，下通小肠。主受纳腐熟水谷，为水谷精微之仓、气血之海。胃以通降为顺，有喜润恶燥的特性。与脾相表里，脾胃常合称为后天之本，五行属土。

胃位于膈下，胃腔称为“胃脘”，分上、中、下三部。上部为上脘，包括贲门；下部为下脘，包括幽门；上、下脘之间名为中脘。

（三）小肠

小肠居腹中，上接幽门，与胃相通，下连大肠，包括回肠、空肠、十二指肠，主受盛化物和泌别清浊。小肠与心相表里，五行属火。

（四）大肠

大肠居腹中，其上口在阑门处接小肠，其下端紧接肛门，包括结肠和直肠。大肠主传化糟粕，与肺相表里，五行属金。

（五）膀胱

膀胱位于下腹部，其上有输尿管，与肾脏相通，其下有尿道，开口于前阴。主贮存和排泄尿液，与肾相表里，在五行属水。

（六）三焦

三焦是上焦、中焦、下焦的合称，为六腑之一，属脏腑中最大的腑，又称“孤府”，是通行元气和水液代谢的道路。

中医对三焦解剖的认识，通常认为它“有名无形”，故将三焦单独列为一腑，并非仅仅根据解剖的位置、结构、形态，更重要的是根据生理、病理现象的联系而建立起来的一个功能系统。

三、奇恒之腑

（一）脑

脑又名髓海，位居颅腔之中，上至颅囟，下至风府。脊椎骨内之髓称为脊髓，脊髓上通于脑，合称脑髓，故称“诸髓者，皆属于脑”。

（二）髓

髓充于骨腔之中，呈膏样，为脑髓、脊髓和骨髓的合称。髓由先天之精所化生，后天之精所充养，有养脑、充骨、化血之功。

（三）女子胞

女子胞又称胞宫、子宫，位于小腹正中部。它是女性的内生殖器官，有主持月经和孕育胎儿的作用。

[附] 心包

心外围的组织器官。又称心包络或膻中。它是心脏的外膜，包裹着心脏，附有络脉，以通行气血。心包具有保卫心脏并能反映心脏某些功能的作用，即所谓“代心行令、代心受邪”。

【思考题】

1. 藏象的基本概念？
2. 五脏包括哪些？

3. 六腑包括哪些?
4. 三焦的生理功能有哪些?

第五节 精、气、血、津液

精、气、血、津液是构成人体和维持人体生命活动的基本物质。

一、精

精在中医学中有广义和狭义之分。广义的精是指构成和维持人体生命活动的基本物质。狭义之精指生殖之精，即先天之精。精系禀受于父母，与生俱来，可生育繁殖，是构成人体的原始物质，是促进人体生长、发育和生殖功能的基本物质。

人之精根源于先天而充养于后天。先天之精来源于父母，父母生殖之精结合、形成胚胎之时，便转化为胚胎自身之精，此即禀受于父母以构成脏腑组织的原始生命物质。胚胎形成之后，在女子胞中，直至胎儿发育成熟，全赖母体摄取的水谷之精所化生的气血滋养。因此，先天之精，实际上包括原始生命物质以及从母体所获得的各种营养物质，主要秘藏于肾。

后天之精是出生之后自身所化生精微滋养而成，婴幼儿时期赖母乳以长气血，生精神，益智慧。随着年龄增长，人体可摄食水谷，乳食水谷进入人体后，由脾胃化生。脾胃为后天之根本，运化水谷之精微，输布到五脏六腑而成为五脏六腑之精，以维持脏腑生理活动，其盈余者藏于肾中，即为后天之精。先天之精和后天之精两者相互依存，相互促进，借以保持人体之精气充盈。精的功能有繁衍生命、濡养、化血、化气和化神。

二、气

气是构成人体的最基本物质，也是维持人体生命活动的最基本物质。气运行不息，推动和调控着人体内的新陈代谢，维系着人体的生命进程，气的运动停止，则意味着生命的结束。气来源于肾中所藏的先天之精气、脾所化生的水谷精气以及肺所吸入的自然界清气。气的生理功能主要有推动作用、温煦作用、防御作用、固摄作用、气化作用等。根据气的主要来源、分布部位和功能特点，可以把气分为人身之气，元气、宗气、营气、卫气和脏腑、经络之气三个层面。气的运动称为“气机”，包括升、降、出、入四种基本形式。

三、血

血即血液，是循行于脉中的、富有营养的、红色的液态物质，是构成人体和维持人体生命活动的基本物质之一。血主要由营气和津液所组成，营气和津液都来自脾胃所化生的水谷精微物质，所以说脾胃是气血生化之源。此外，精和血之间还存在着相互滋生和相互转化的关系。血循脉流于全身，为脏腑、经络、形体、官窍的生理功能提供营养物质，是人体生命活动的根本保证。

四、津液

津液是人体一切正常水液的总称。津液包括各脏腑组织的正常体液和正常的分泌物，如胃液、肠液、唾液、关节液等。习惯上也包括代谢产物中的尿、汗、泪等。津液广泛地存在于脏腑、形体、官窍等器官组织之内和组织之间，起着滋润濡养作用，同时津能载气，全身之气以津液为载体而运行全身，并发挥其生理作用。津与液虽同属水液，但在性状、功能及其分布部位等方面又有一定的区别。其中，性质清稀，流动性大，主要布散于体表皮肤、肌肉和孔窍等部位，并渗入血脉，起滋润作用者，称为“津”；其性较为稠厚，流动性较小，灌注于骨节、脏腑、脑、髓等组织器官，起濡养作用者，称为“液”。津液的生成是在脾的主导下，由胃、小肠、大肠的参与而共同完成的，与其他脏腑也有一定关系。津液代谢的生理过程，需要多个脏腑的综合调节，其中尤以肺、脾、肾三脏为要。若脏腑功能失调，则可影响津液的生成、输布和排泄等过程，破坏津液代谢的平衡，从而导致津液生成不足，或代谢障碍、水液停滞，形成水、湿、痰、饮，或津液大量丢失，形成伤津、脱液等病理改变。津液的功能主要包括滋润濡养、化生血液、调节阴阳和排泄废物等。

【思考题】

1. 构成和维持人体生命活动的基本物质是什么?

2. 气的生理功能有哪些?

3. 血的生理功能有哪些?

4. 精的生理功能有哪些?

第六节　体质学说（九种体质）

体质又称禀赋、禀质等，是人体在先天遗传和后天获得的基础上所形成的功能和形态上相对稳定的固有特性。体质是禀受于先天，受后天影响，在生长、发育过程中所形成的与自然、社会环境相适应的人体形态结构、生理功能和心理因素的综合的相对稳定的固有特征。

人体体质是基于先天遗传和后天获得两个基本方面形成的，反映了中医学关于机体内外环境相统一的整体观念，说明人体体质在后天生长、发育过程中是与外界环境相适应而形成的，体质学说充分体现出中医学形神合一的体质观。

中医学认为，人体的体质既包括身体要素，又包括心理要素，并且两者高度统一。一定的形态结构必然产生、表现其特有的生理功能和心理特征，后者是以前者为基础的；良好的生理功能和心理特征是正常形态结构的反映，并保证其相对稳定。两者相互依存，不可分离，在体质的固有特征中综合体现出来。

中医九分法将人体体质分为平和质、气虚质、阳虚质、阴虚质、痰湿质、湿热质、血瘀质、气郁质和特禀质。

平和质：它是指阴阳气血调和，以体态适中、面色红润、精力充沛等为主要特征的体质状态。

气虚质：它是指元气不足，以疲乏、气短、自汗等气虚表现为主要特征的体质状态。

阳虚质：它是指阳气不足，以畏寒怕冷、手足不温等虚寒表现为主要特征的体质状态。

阴虚质：它是指阴液亏少，以口燥咽干、手足心热等虚热表现为主要特征的体质状态。

痰湿质：它是指痰湿凝聚，以体型肥胖、腹部肥满、口黏苔腻等痰湿表现为主要特征的体质状态。

湿热质：它是指湿热内蕴，以面垢油光、口苦、苔黄腻等湿热表现为主要特征的体质状态。

血瘀质：它是指血行不畅，以肤色晦暗、舌质紫暗等血瘀表现为主要特征的体质状态。

气郁质：它是指气机郁滞，以神情抑郁、忧虑脆弱等气郁表现为主要特征的体质状态。

特禀质：它是指先天失常，以生理缺陷、过敏反应等为主要特征的体质状态。

其中平和质是正常体质，但是阴阳的平衡是阴阳消长动态平衡，所以总是存在偏阴或偏阳的状态，只要不超过机体的调节和适应能力，均属于正常生理状态。

【思考题】

1. 体质的定义是什么？

2. 体质的分类包括哪些？

3. 平和体质的表现有哪些？

第七节　病因

导致人体发生疾病的原因称之为病因，又称作致病因素、病原、病邪。根据疾病的发病途径及形成过程，将病因分为外感病因、内伤病因、病理产物形成的病因以及其他病因四类。

一、外感病因

外感病因是指由外而入，或从皮毛，或从口鼻，侵入机体，引起外感疾病的致病因素。外感病因分为六淫和疠气两类。六淫是风、寒、暑、湿、燥、火六种外感病邪的统称；疠气是六淫之外的一类具有强烈传染性的外感病邪，又名戾气、疫疠之气、毒气、异气、杂气、乖戾之气等。由疠气而致的具有剧烈流行性、传染性的一类疾病，称之为疫、疫疠、瘟疫等。

（一）风

风为春季的主气，但终岁常在，四时皆有。故风邪引起的疾病虽以春季为多，但不限于春季，其他季节均可发生。风为百病之长，为阳邪，其性开泄，易袭阳位，善行而数变，风性主动。主要症状为发热、恶风、汗出、头痛、鼻塞等，脉象浮缓。内风多为肝功能失调的一种表现，其症大多关系于筋、目和精神的异常。主要症状为头目眩晕、四肢抽搐、肢体麻木、强直甚至猝然昏倒、不省人事、口眼㖞斜、半身不遂等。

（二）寒

寒为冬季的主气，故冬季多寒病，但也可见于其他季节。由于气温骤降，防寒保温不够，人体亦易感受寒邪而为病。寒为阴邪，易伤阳气，寒性凝滞、收引。外寒指外感寒邪，其致病又有伤寒、中寒之别。内寒则是机体阳气不足所致。内寒与外寒两者有区别，但又是相互联系、相互影响的。阳虚内寒之人，易感外寒；外寒入侵，积久不散，又可伤阳气，导致内寒的产生。

（三）暑

暑为火热之邪，为夏季主气，暑邪有明显的季节性，主要发生在夏至以后、立秋以前。暑邪独见于夏令，故有“暑属外邪，并无内暑”之说。暑为阳邪，其性炎热、升散、耗气伤津，暑多挟湿。暑邪伤人多表现为一系列阳热症状，如高热、心烦、面赤、烦躁、脉象洪大等症。

（四）湿

湿为长夏主气，湿与脾土相应。夏秋之交，湿热熏蒸，水气上腾，湿气最盛，故一年之中长夏多湿病。湿亦可因涉水淋雨、居处伤湿而引起，湿邪为患，四季均可发病，且其伤人缓慢难察。湿为阴邪，易阻气机，损伤阳气，湿性重浊、黏滞、趋下。故湿邪致病，其临床症状有沉重的特性，如头重身乏、四肢酸楚沉重、纳谷不香、不思饮食、脘痞腹胀、便溏不爽、水肿等症。

（五）燥

燥为秋季主气，燥邪为病，有温燥、凉燥之分。初秋有夏热之余气，燥与热相结合而侵犯人体，故病多温燥。深秋近冬之际，燥与寒相结合而侵犯人体，则病多凉燥。燥邪干涩，易伤津液、易伤肺。外燥多由外感燥邪而发病，多见发热、头痛、少汗、口渴心烦、鼻干咽燥、干咳少痰，或痰中带血，咳而不爽；内燥则是津伤液耗的一种表现，多由热盛津伤，或汗、吐、下后伤津过多或失血过多，或久病阴血内伤等原因引起，多见口咽干燥、皮肤干燥、毛发干枯不荣、肌肉消瘦、小便短少、大便干结等症。

（六）火（热）

火热为阳盛所生，具有炎热特性，旺于夏季，但是并不像暑那样具有明显的季节性，也不受季节气候的限制。火与热其本质皆为阳盛，故往往火热混称，但两者还是有一定的区别的。热纯属邪气，没有属正气之说。而火一是指人体的正气，称之为“少火”；二是指病邪，称之为“壮火”。这是火与热的主要区别。火为阳邪，其性炎上，易伤津耗气、生风动血、扰心神、致肿疡。

二、内伤病因

内伤病因又称“内伤”，泛指因人的情志或行为不循常度，超过人体自身调节范围，直接伤及脏腑而发病的致病因素，如七情内伤、饮食失宜、劳逸失当等。内伤病因系导致脏腑气血阴阳失调而为病。由内伤病因所引起的疾病称之为“内伤病”。内伤病因是与外感病因相对而言的，因其病自内而外，非外邪所侵，故称“内伤”。

（一）七情内伤

七情是指喜、怒、忧、思、悲、恐、惊七种正常的情志活动，是人的精神意识对外界事物的反应。七情在正常的活动范围内，一般不会使人致病，只有突然强烈或长期持久的情志刺激，超过人体本身的正常生理活动范围，使人体气机紊乱，脏腑阴阳气血失调，才会导致疾病的发生。

七情致病不同于六淫，六淫主要从口鼻或皮毛侵入人体，而七情则直接影响有关脏腑而发病。七情不仅可以引起多种疾病的发生，而且对疾病的发展有重要影响，它可促进病情的好转与恶化。由于七情是造成内伤病的主要致病因素之一，故又称“内伤七情”。

（二）饮食失宜

饮食是健康的基本条件。饮食所化生的水谷精微是化生气血，维持人体生长、发育，完成各种生理功能，保证生命生存和健康的基本条件。

正常饮食是人体维持生命活动之气血阴阳的主要来源之一，饮食失宜，常是导致许多疾病的原因。饮食物主要依靠脾胃消化吸收，如饮食失宜，首先可以损伤脾胃，导致脾胃腐熟、运化功能失常，引起消化机能障碍；其次还能生热、生痰、生湿，产生种种病变，成为疾病发生的一个重要原因。

饮食失宜包括饮食不节、饮食不洁、饮食偏嗜等。饮食失宜能导致疾病的发生，为内伤病的主要致病因素之一。

（三）劳逸失度

劳逸失度包括过度劳累和过度安逸两个方面。正常的劳动和体育锻炼，有助于气血流通，增强体质。必要的休息，可以消除疲劳，恢复体力和脑力，不会使人致病。只有比较长时间的过度劳累或过度安逸，才能成为致病因素而使人发病。

三、病理性因素

在疾病发生和发展过程中，原因和结果可以相互交替和相互转化。由原始致病因素所引起的后果，可以在一定条件下转化为另一些变化的原因，成为继发性致病因素。痰饮、瘀血、结石都是在疾病过程中所形成的病理产物。它们滞留体内而不去，又可成为新的致病因素，作用于机体，引起各种新的病理变化，因其常继发于其他病理过程而产生，故又称“继发性病因”。

（一）痰饮

痰饮随气流行，机体内外无所不至，因其停留的部位不同而证候各别，名称亦异。痰饮阻滞于经络，易使经络阻滞和气血运行不畅；停滞于脏腑，可影响脏腑功能和气机的升降出入。一般而言，饮多停留积聚于肠胃、胸胁及肌肤，而痰则随气升降流行，内而脏腑，外而筋骨皮肉，无处不到，因而有“百病皆由痰做祟”之说。

（二）瘀血

瘀血形成之后，不仅失去正常血液的濡养作用，而且反过来影响全身或局部血液的运行，产生疼痛、出血，经脉淤塞不通，脏腑发生癥瘕，以及“瘀血不去，新血不生”等不良后果。

（三）结石

结石停聚，阻滞气机，影响气血，损伤脏腑，使脏腑气机壅塞不通，影响脏腑生理功能，并发生疼痛，为其基本特征。

四、其他病因

中医病因学中，除了外感病因、七情内伤和病理性因素以外，还有外伤、寄生虫、胎传等。因其不属外感内伤和病理因素，故称其为“其他病因”。

【思考题】

1. 六淫的内容包括哪些？
2. 七情的内容包括哪些？

第八节　诊法

诊法即中医诊察收集病情资料的基本方法，中医传统诊法主要包括望、闻、问、切“四诊”。在这一部分的内容中，除介绍中医传统四诊基本内容之外，还特别对按摩人员常用的物理诊断进行讲解。

一、四诊简介

望诊是医生运用视觉察看病人的神、色、形、态、舌象、头面、五官、四肢、二阴、皮肤以及排出物等，以发现异常表现，了解病情的诊察方法。闻诊是医生运用听觉诊察病人的语言、呼吸、咳嗽、呕吐、嗳气、肠鸣等声音，以及运用嗅觉嗅病人发出的异常气味、排出物的气味，以了解病情的诊察方法。问诊是询问病人有关疾病的情况、自觉症状、既往病史、生活习惯等，从而了解病人的各种病态感觉以及疾病的发生发展、诊疗等情况的诊察方法。切诊是医生用手触按病人的动脉脉搏和触按病人的肌肤、手足、胸腹、腧穴等部位，测知脉象变化及有关异常征象，从而了解病变情况的诊察方法。

通过四诊所收集到的病情资料，主要包括症状、体征和病史。症状是指病人主观感到的痛苦或不适，如头痛、耳鸣、胸闷、腹胀等；体征是指客观能检测出来的异常征象，如面色白、喉中哮鸣、大便腥臭、舌苔黄、脉浮数等。而症状和体征又可统称症状，或简称症，古代还有将其称为病状、病形、病候者。

二、按摩常用物理诊法

（一）颈部检查

1. 椎间孔挤压试验（图 4-8-1）

受术者正坐位，按摩师双手交叠，掌心向下，置于受术者头顶，并控制其颈部，在不同的角度下进行按压，出现颈部疼痛或伴有上肢放射性疼痛为阳性，多提示为颈椎病。

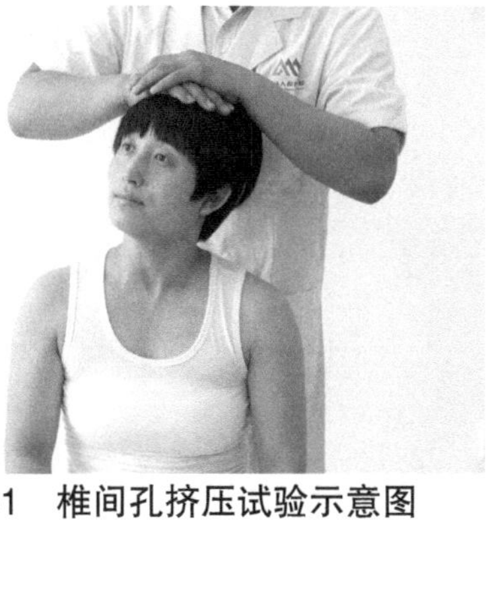

图 4-8-1　椎间孔挤压试验示意图

2. 分离试验（图 4–8–2）

受术者正坐位，按摩师两手分别托住受术者下颌和枕部，向上牵拉。若受术者能感到颈部和上肢疼痛减轻为阳性，多提示神经根型颈椎病。本试验常作为颈部病症是否需要牵引的指征之一。

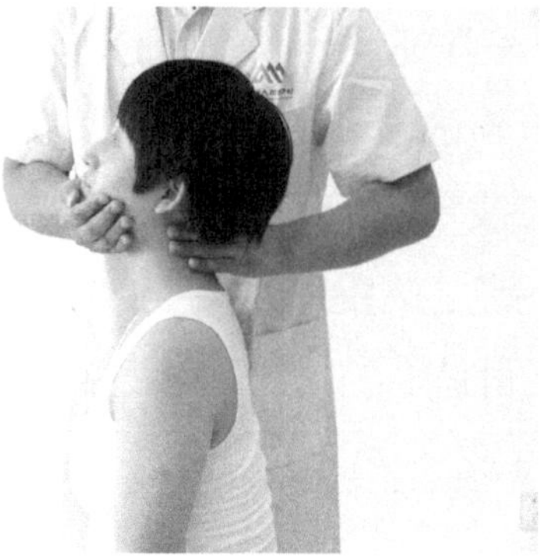

图 4–8–2　分离试验示意图

3. 叩顶试验（图 4–8–3）

受术者正坐，按摩师用手掌掌心向下置于受术者头顶部，另一只手握空拳，以拳眼隔手掌叩击。若引起受术者颈痛并有上肢窜痛和麻木感，或引起患侧腰痛伴有下肢放射性疼痛，均属阳性，提示颈或腰神经根受压。

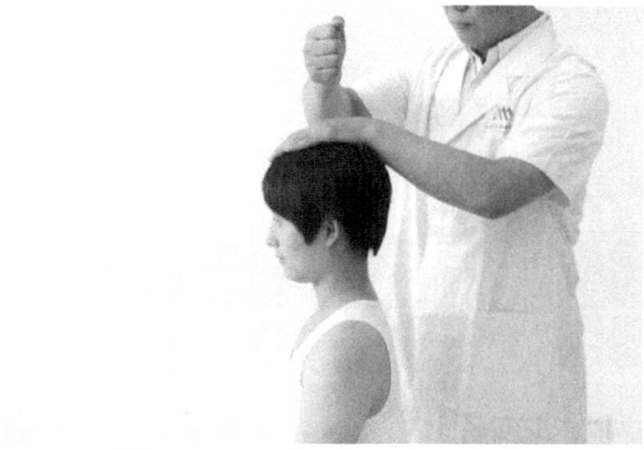

图 4–8–3　叩顶试验示意图

4. 臂丛神经牵拉试验（图 4–8–4）

受术者端坐，按摩师用一只手将受术者头部推向健侧，另一只手握住受术者腕部向外上方牵拉。若引起一侧肢体麻木、疼痛即为阳性，多提示为神经根型颈椎病。

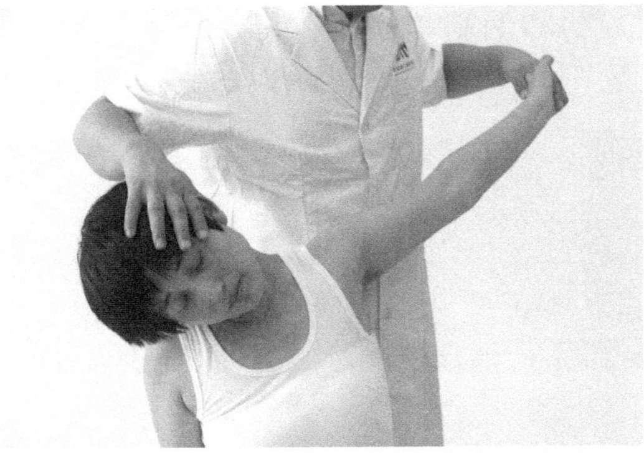

图 4-8-4　臂丛神经牵拉试验示意图

5. 超外展试验（图 4-8-5）

受术者正坐，双上肢自然下垂，按摩师握住其患肢腕部（注意触摸桡动脉的搏动），在上肢伸直的情况下逐渐从侧方将患肢被动外展高举过肩至头。若出现桡动脉搏动减弱或消失，则为阳性，多提示为超外展综合征（喙突胸小肌综合征）。

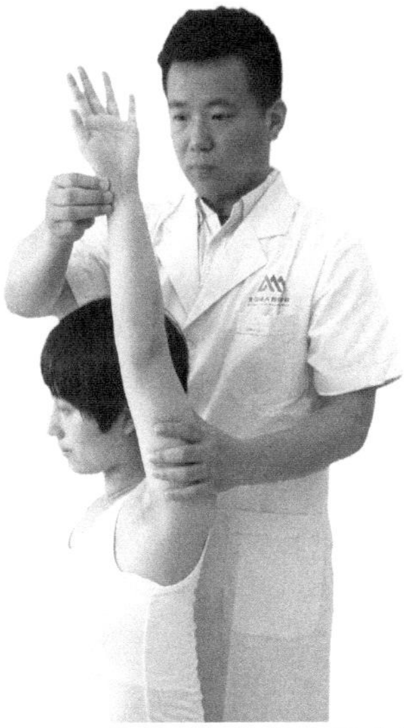

图 4-8-5　超外展试验示意图

6. 深呼吸试验（图 4-8-6）

受术者端坐，先比较两侧桡动脉搏动力量，再让受术者尽量后伸颈部做深吸气，并将头转向患侧，同时下压肩部，再比较两侧脉搏，往往患侧脉搏减弱或消失、疼痛加重；相反，抬高肩部，头面转向前方，则脉搏恢复，疼痛缓解。

此试验主要检查有无颈肋和前斜角肌综合征。

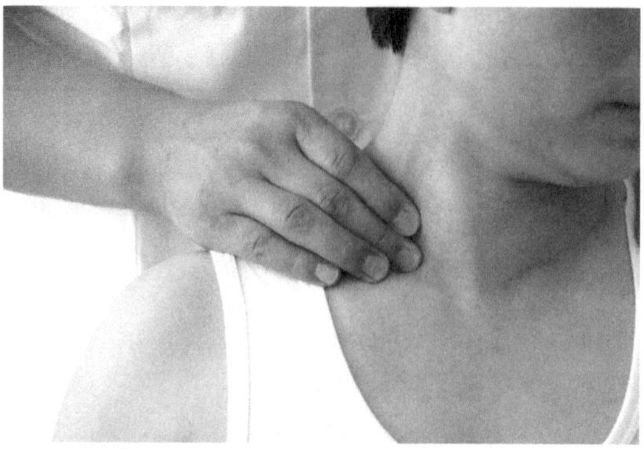

图 4–8–6 深呼吸试验示意图

7. 压肩试验（图 4–8–7）

按摩师用力压迫受术者一侧肩部，若引起或加剧该侧上肢的疼痛或麻木感，则表示臂丛神经受压，此试验主要用于检查肋锁综合征。

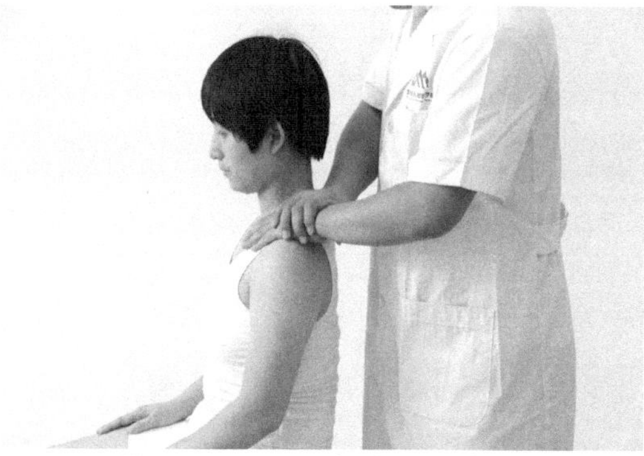

图 4–8–7 压肩试验示意图

8. 挺胸试验（图 4–8–8）

受术者立正站立，挺胸，两臂后伸。此时若桡动脉脉搏减弱或消失，臂和手部有麻木或疼痛，即为阳性，提示肋锁综合征。

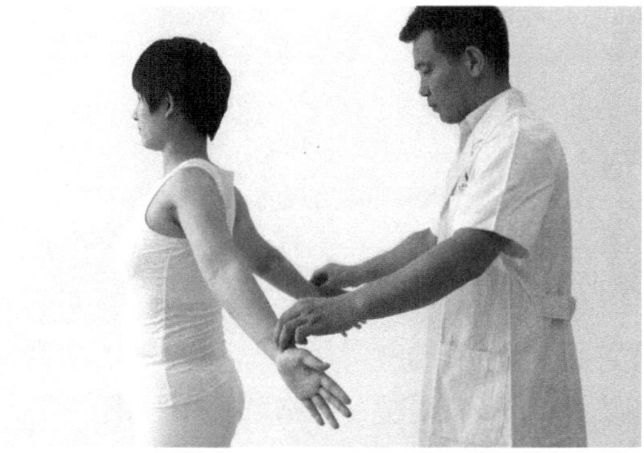

图 4-8-8 挺胸试验示意图

9. 冲击试验（图 4-8-9）

冲击试验又称间歇波动试验。受术者双臂平举外展 90°，呈外旋位，令其手连续做快速握拳松开动作。若受术者于数秒钟内出现前臂疼痛，上肢因疲倦而逐渐下垂为阳性，提示有胸廓出口综合征；若能持续 1 分钟以上的手指屈伸运动，上肢位置无改变者，为阴性。

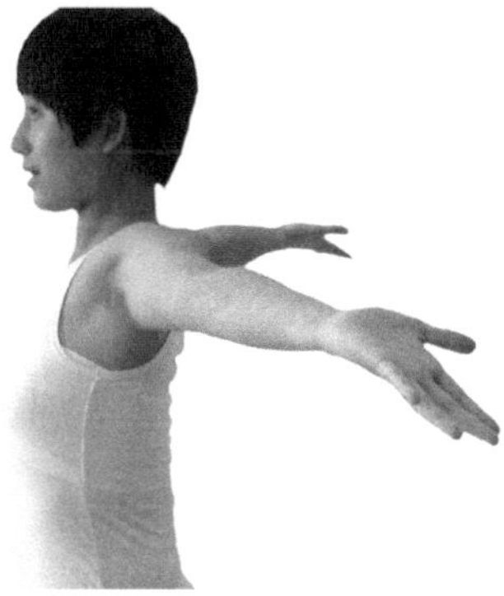

图 4-8-9 冲击试验示意图

（二）腰背部检查

1. 拾物试验（图 4-8-10）

按摩师请受术者捡拾起地面上放置的物体，并观察其腰部的情况。对不配合检查的患儿，为观察其腰部是否有僵硬情况，可将玩物放在地上，引逗患儿拾起。脊柱无病变儿童能迅速弯腰将玩物拾起，脊柱僵硬患儿拾物时，一手先压在膝上，仅能靠屈膝屈髋去取。腰部无法弯曲者为阳性，提示腰椎前屈受限。

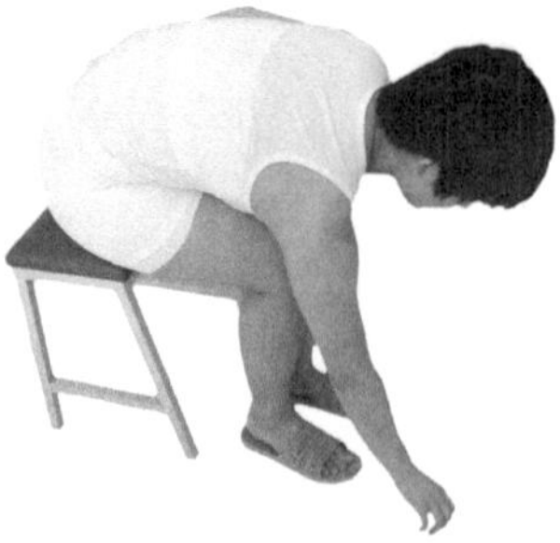

图 4-8-10　拾物试验示意图

2. 腰骶关节试验（骨盆回旋试验）（图 4-8-11）

受术者仰卧，双腿并拢屈膝屈髋，按摩师双手扶膝用力按压使其大腿贴近腹壁。腰骶部出现疼痛，为阳性，提示腰骶部有疾患。

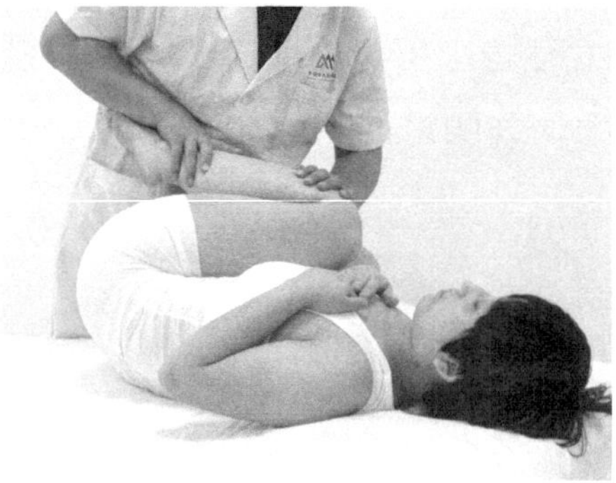

图 4-8-11　腰骶关节试验（骨盆回旋试验）示意图

3. 股神经紧张试验（图 4-8-12）

受术者俯卧，按摩师一手固定受术者骨盆，另一手握其一侧小腿下端，将其大腿强力后伸。若出现大腿前方放射样疼痛，为阳性，提示腰第二、第三或腰第三、第四节椎间盘突出。

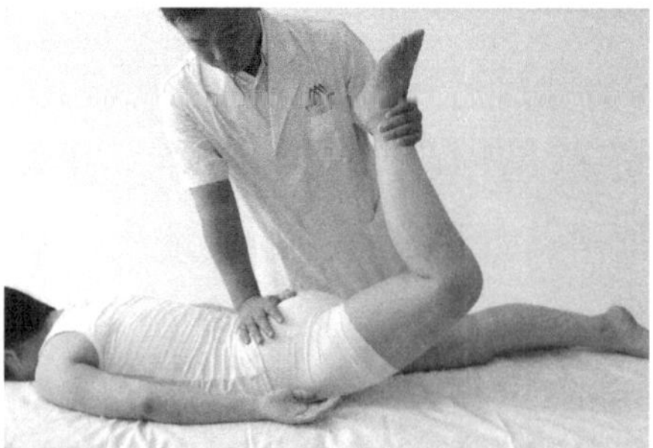

图 4-8-12　股神经紧张试验示意图

4. 屈膝试验（跟臀试验）（图 4–8–13）

受术者俯卧，按摩师使其膝关节屈曲，使足跟接近受术者臀部。若其出现腰部和大腿前侧放射性疼痛为阳性，提示腰第二、第三或腰第三、第四节椎间盘突出。

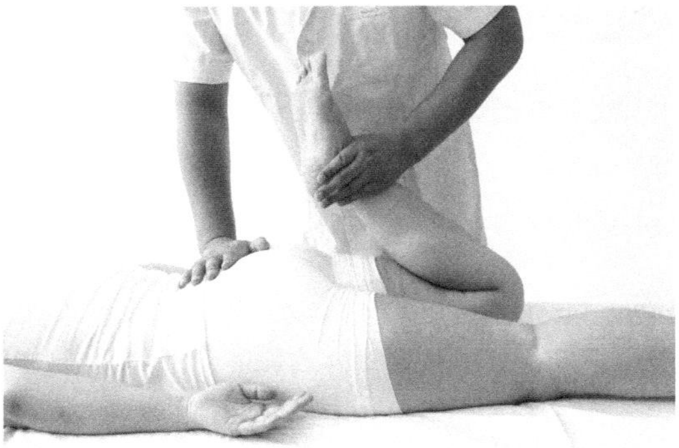

图 4–8–13　屈膝试验（跟臀试验）示意图

5. 直腿抬高试验（图 4–8–14）

受术者仰卧，膝关节伸直，按摩师嘱其做直腿抬高。若在 60° 以下出现坐骨神经走行区域放射性疼痛为阳性，提示腰椎间盘突出。

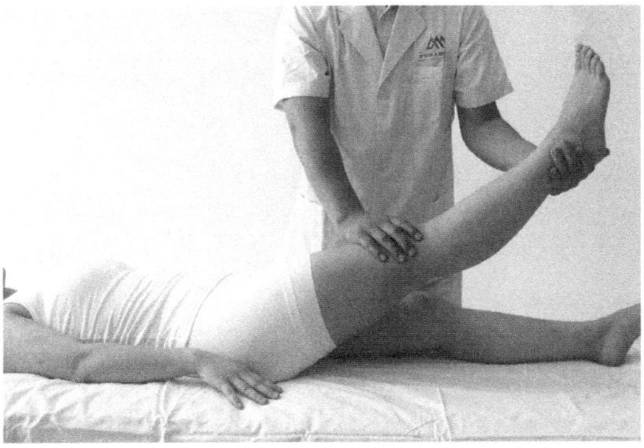

图 4–8–14　直腿抬高试验示意图

6. 直腿抬高加强试验（图 4–8–15）

当受术者直腿抬高出现疼痛时，将患肢降低 5° ～ 10° 至疼痛消失，突然将其足背屈。如果患肢放射性疼痛加剧者，即为加强试验阳性，则进一步证明椎管内神经受压。

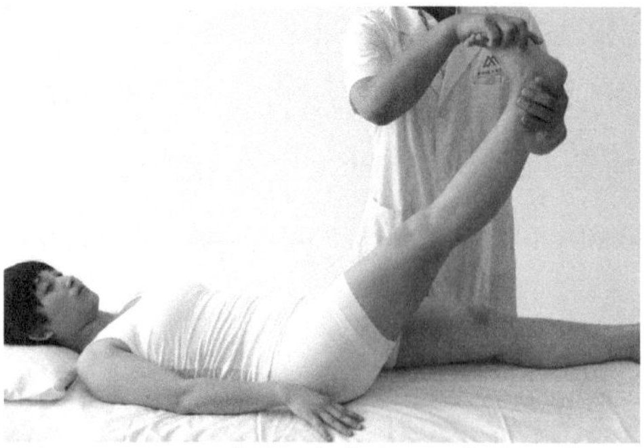

图 4–8–15　直腿抬高加强试验示意图

7. 直腿抬高内收外展试验（图 4–8–16）

受术者直腿抬高 30° ～ 60° 出现下肢放射性疼痛，尤其内收、外展时疼痛阳性，但超过 60° 疼痛反而减轻，提示梨状肌损伤综合征。

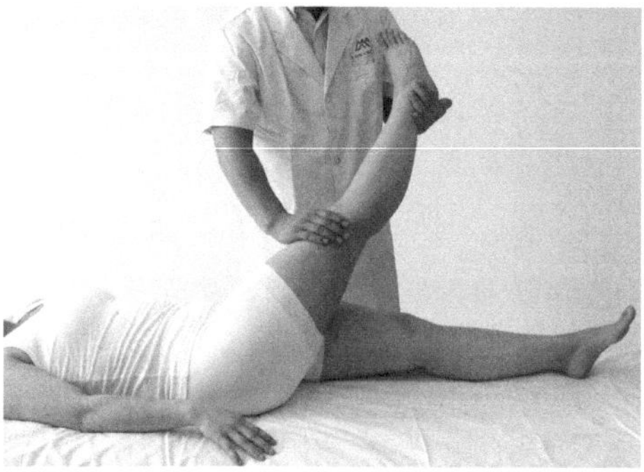

图 4–8–16　直腿抬高内收外展试验示意图

8. 梨状肌紧张试验（图 4–8–17）

受术者仰卧，患肢伸直抬高后，主动做内收内旋动作。若出现臀部疼痛并沿坐骨神经放射为阳性，提示梨状肌损伤综合征。

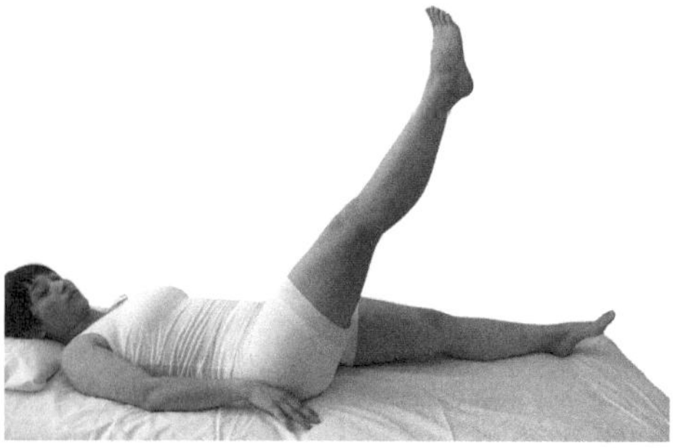

图 4–8–17　梨状肌紧张试验示意图

9. 足踇趾背伸、跖屈抗阻力试验（图 4–8–18）

受术者仰卧位，足踇趾用力进行背伸和跖屈动作，按摩师同时给予阻力，并进行两侧对比。如果背伸无力提示腰椎间盘突出在腰第四、第五节段；跖屈无力则提示腰椎间盘突出在腰第五、骶第一节段。

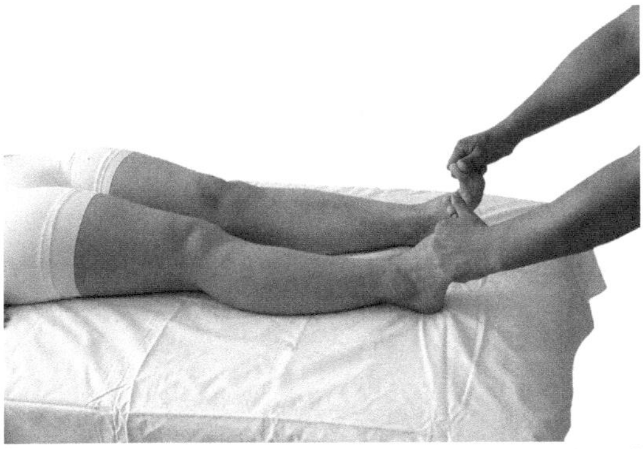

图 4–8–18 足踇趾背伸、跖屈抗阻力试验示意图

10. 仰卧屈颈试验（图 4–8–19）

受术者仰卧，主动屈颈，吸气的同时咳嗽一声，若出现神经放射症状，提示腰椎间盘突出。

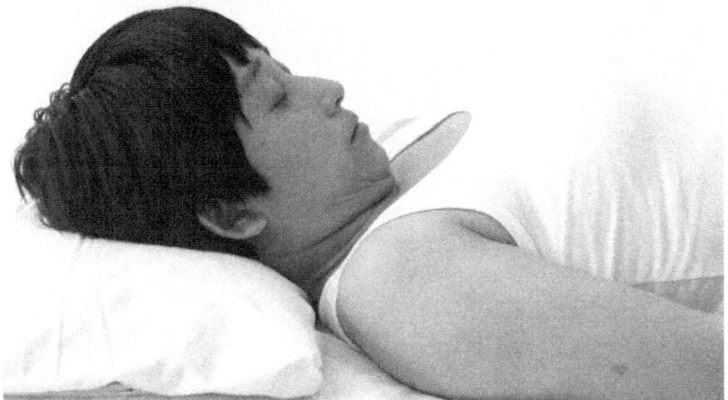

图 4–8–19 仰卧屈颈试验示意图

11. 挺腹试验（图 4–8–20）

受术者仰卧，将腹部挺起，腰部及骨盆离开床面，同时咳嗽一声，若引起腰伴腿放射性疼痛为阳性，提示腰椎间盘突出。

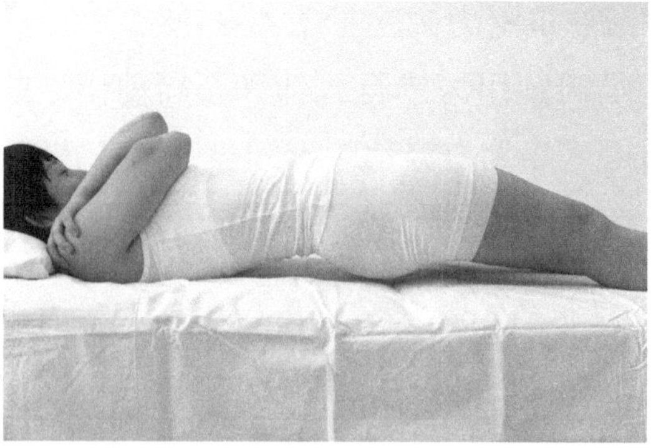

图 4-8-20　挺腹试验示意图

12. 坐位屈颈试验（图 4-8-21）

受术者取坐位，两腿伸直，做被动或主动屈颈，如出现患肢放射性疼痛即为阳性，提示腰椎间盘突出。

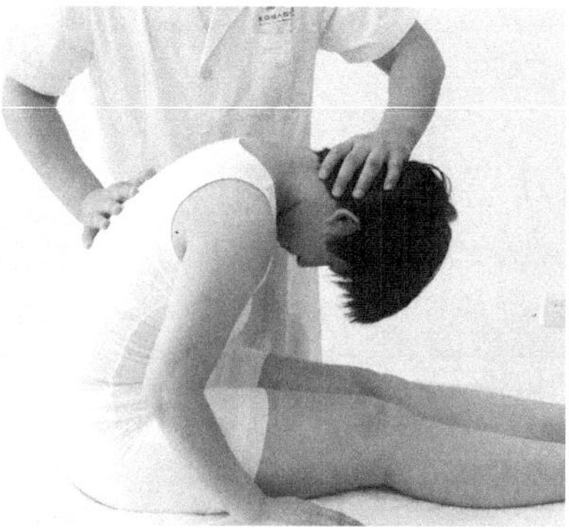

图 4-8-21　坐位屈颈试验示意图

13. 骨盆分离及挤压试验（图 4-8-22）

受术者仰卧位，按摩师用双手分别按压在其双侧髂嵴上，并用力向外下方挤压，称为骨盆分离试验；反之，按摩师用双手将受术者两髂骨翼向中心相对挤压，称为骨盆挤压试验。若能诱发出疼痛者，为阳性，见于骨盆环形骨折或骶髂关节病变。

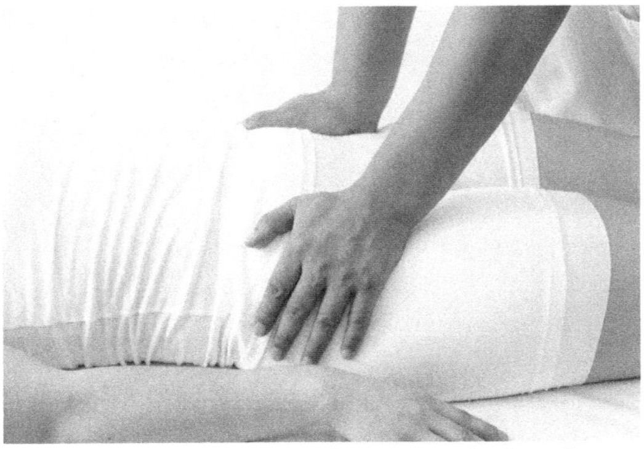
图 4-8-22 骨盆分离及挤压试验示意图

14. 斜扳试验（图 4-8-23）

受术者仰卧，健腿伸直，患腿屈髋、屈膝并内收，按摩师一手扶住其膝部，一手按住其同侧肩部，同时用力。若骶髂关节产生疼痛为阳性，提示骶髂关节病变。

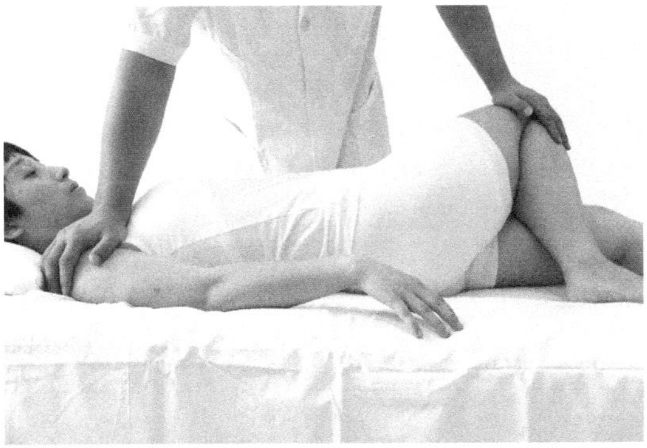
图 4-8-23 斜扳试验示意图

15. 床边试验（图 4-8-24）

受术者仰卧，患侧臀部置于床边，患腿垂于床外，健腿屈膝屈髋，按摩师双手扶其双膝用力做反向推按。若骶髂关节部位发生疼痛为阳性，提示骶髂关节病变。

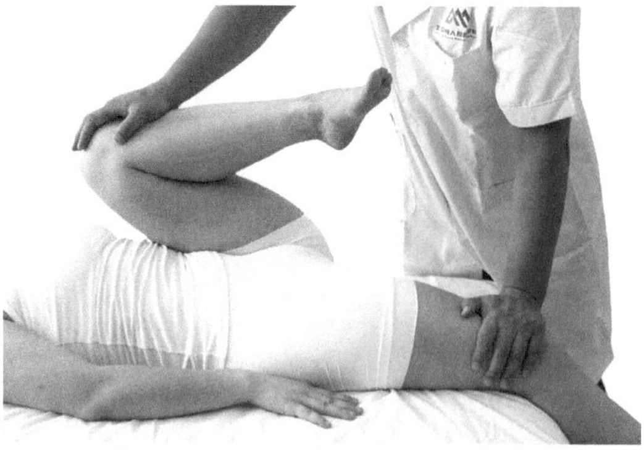

图 4-8-24　床边试验示意图

16. 单髋后伸试验（图 4-8-25）

受术者俯卧位，按摩师一手按住其骶骨中央部，另一手用肘部托住其患侧大腿下部，用力向上抬起患肢，使之过度后伸。若有骶髂关节疼痛为阳性，提示骶髂关节病变。

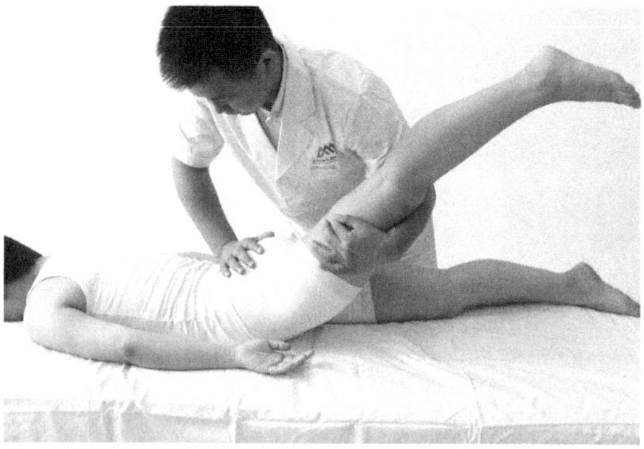

图 4-8-25　单髋后伸试验示意图

17. "4" 字试验（图 4-8-26）

受术者仰卧，健侧下肢伸直，患肢屈曲外旋，将其足置于健侧膝上方，按摩师一只手压住患侧的膝上方，另一只手压住健侧髂前上嵴，使患侧骶髂关节扭转。若产生疼痛为阳性，提示髋关节病变、骶髂关节病变、耻骨联合分离症。

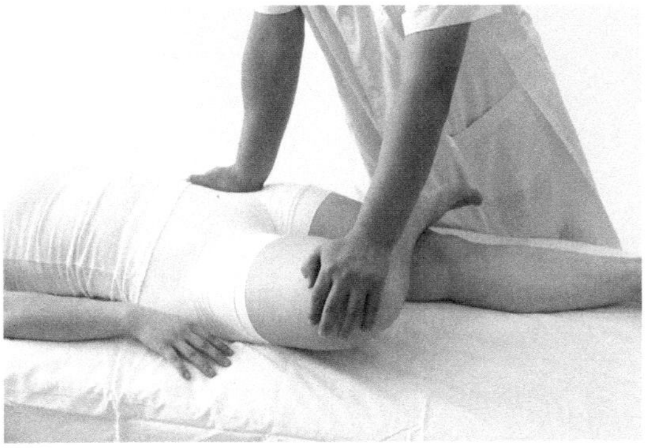

图 4–8–26　“4”字试验示意图

（三）肩部检查

1. 搭肩试验（图 4–8–27）

正常人手搭到对侧肩部的同时，肘部能贴近胸壁。若受术者不能完成上述动作，或仅能完成两动作之一者为阳性，提示有肩关节脱位或粘连。

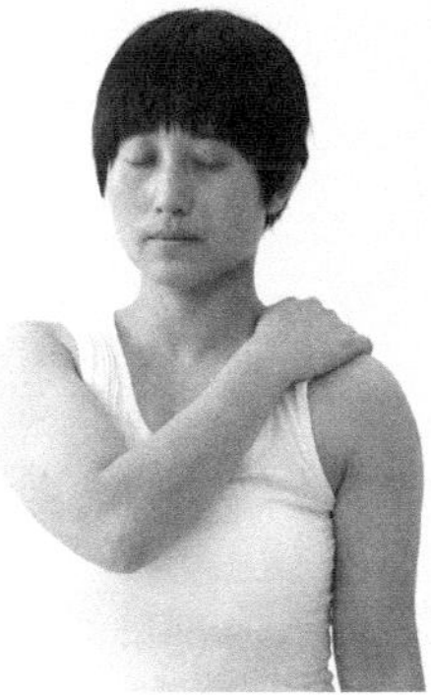

图 4–8–27　搭肩试验示意图

2. 落臂试验（图 4–8–28）

受术者站立，按摩师先将患肢被动外展 90°，然后令其缓慢地向下放。如果不能慢慢放下，出现突然直落到体侧则为阳性，说明有肩袖破裂存在。

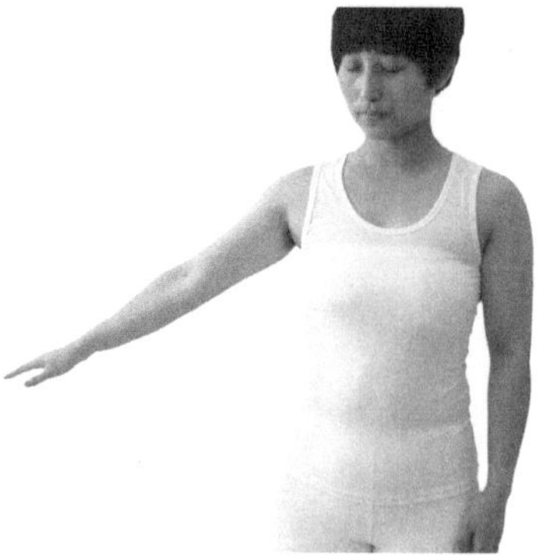

图 4-8-28　落臂试验示意图

3. 叶加森氏试验（图 4-8-29）

叶加森氏试验又称肱二头肌抗阻力试验。受术者屈肘 90°，按摩师手握其腕部，对抗用力，使受术者肘关节伸直。若结节间沟处产生疼痛为阳性，说明肱二头肌长头肌腱炎。

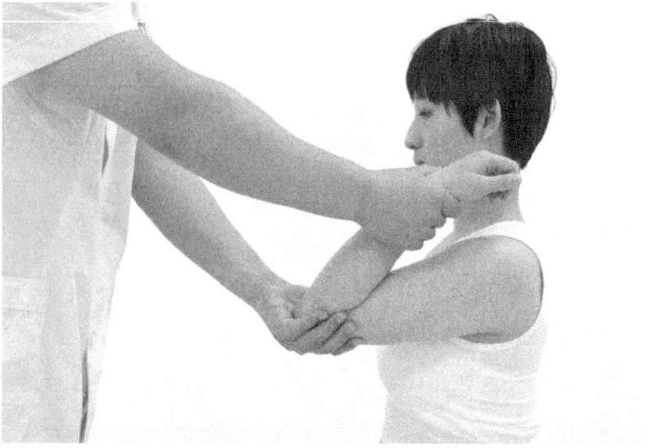

图 4-8-29　叶加森氏试验示意图

4. 肩关节内旋试验（图 4-8-30）

让受术者主动做肩部极度内旋活动，即在屈肘位时，前臂置于背后。引起肩痛者为阳性，提示肱二头肌长头肌腱炎。

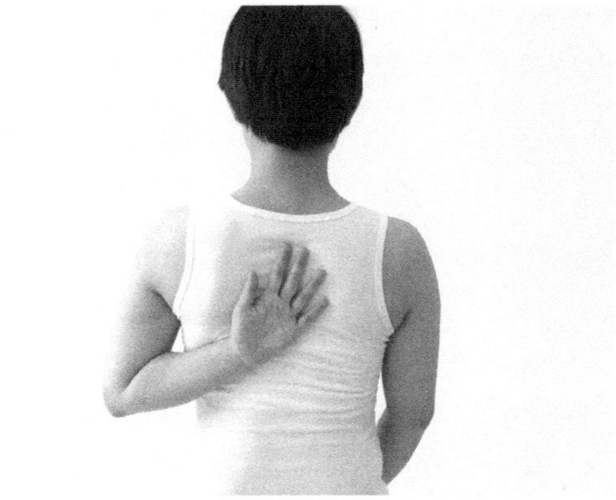

图 4-8-30　肩关节内旋试验示意图

5. 疼痛弧试验（图 4-8-31）

受术者患肢做主动或被动外展，在 60° ～ 120° 范围时，肩部出现疼痛为阳性，提示冈上肌肌腱炎。

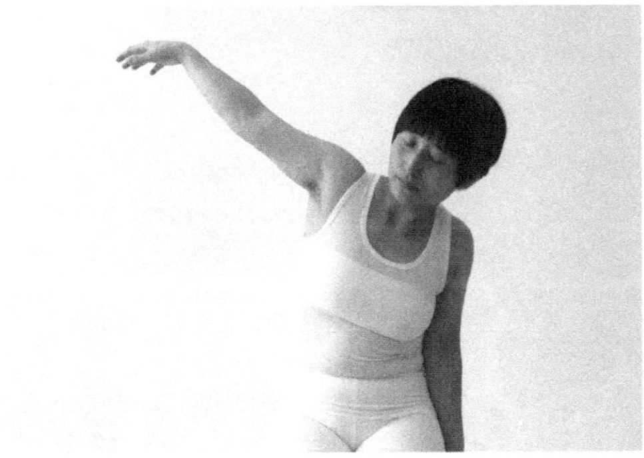

图 4-8-31　疼痛弧试验示意图

6. 肩关节外展试验（图 4-8-32）

肩关节外展试验对于肩部疾病能做大致的鉴别。

一是肩关节功能丧失，并伴有剧痛，提示肩关节脱位或骨折。

二是肩关节从外展到上举过程皆有疼痛，提示肩关节炎。

三是外展开始时不痛，越接近水平位时肩越痛，提示肩关节囊粘连。

四是外展过程中疼痛，上举时反而不痛，提示三角肌下滑囊炎。

五是在外展上举 60° ～ 120° 范围内时疼痛，超过此范围时反而不痛，提示冈上肌肌腱炎。

六是外展动作小心翼翼，并有突然疼痛者，提示锁骨骨折。

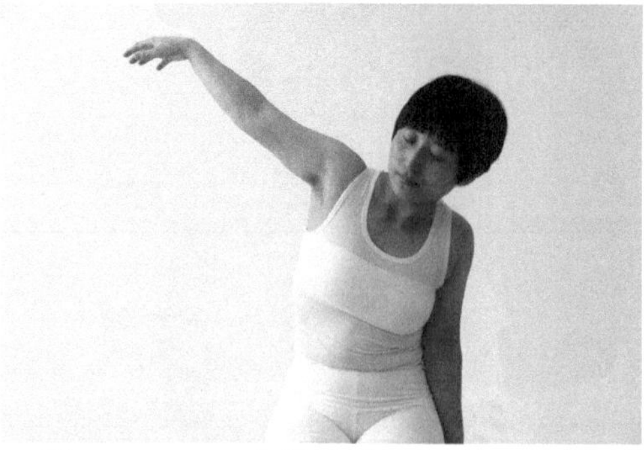

图 4–8–32　肩关节外展试验示意图

（四）肘部检查

1. 网球肘试验（图 4–8–33）

受术者前臂稍弯曲，手呈半握拳，腕关节尽量屈曲，然后将前臂完全旋前，再将肘伸直。若在肘伸直时，肱桡关节的外侧发生疼痛，即为阳性，提示肱骨外上髁炎。

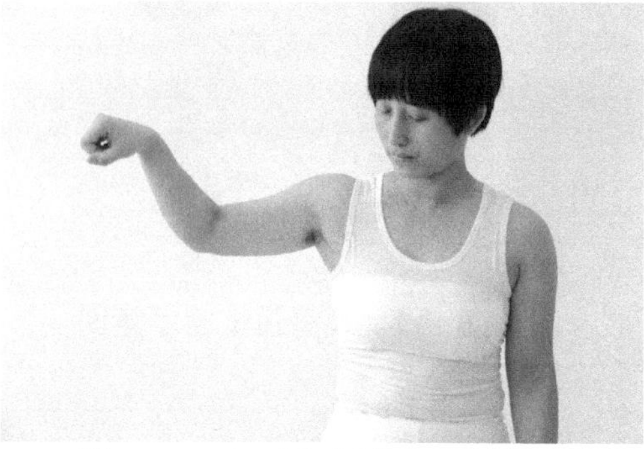

图 4–8–33　网球肘试验示意图

2. 腕伸肌紧张（抗阻力）试验（图 4–8–34）

受术者握拳屈腕，按摩师以手按压患肢手背，受术者抗阻力伸腕。若肘外侧疼痛则为阳性，提示肱骨外上髁炎。

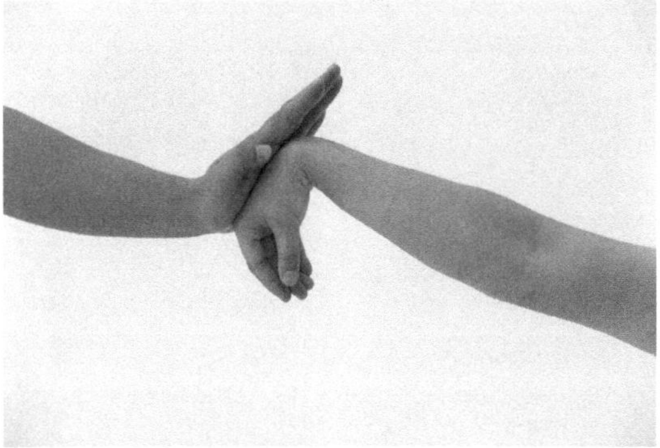

图 4-8-34　腕伸肌紧张（抗阻力）试验示意图

（五）腕掌指部检查

1. 握拳试验（图 4-8-35）

受术者手握拳（拇指在里，四指在外），腕关节向尺侧屈腕。若桡骨茎突部出现剧烈疼痛，即为阳性，提示桡骨茎突狭窄性腱鞘炎。

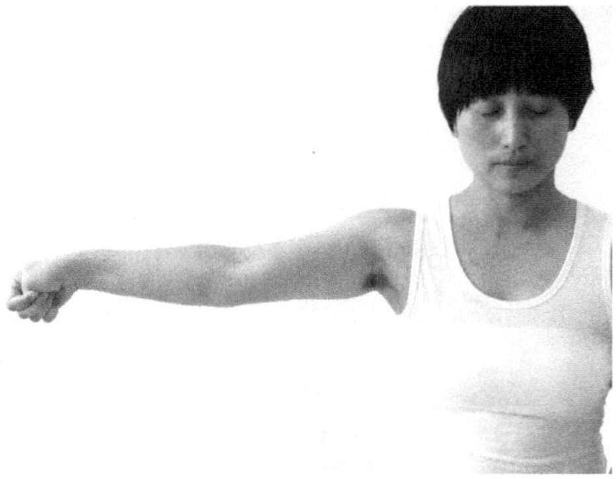

图 4-8-35　握拳试验示意图

2. 屈腕试验（图 4-8-36）

将受术者腕关节极度屈曲，即引起手指麻木为阳性，提示为腕管综合征。

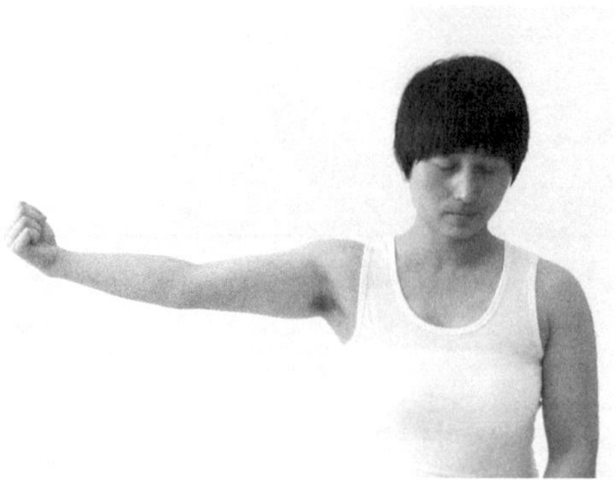

图 4-8-36　屈腕试验示意图

（六）髋关节检查

1. 单腿独立试验（图 4-8-37）

嘱受术者先用健侧下肢单腿独立，患侧下肢抬起，患侧骨盆向上提起，该侧臀皱襞上升为阴性。再用患肢独立，健肢抬起，则健侧骨盆及臀皱襞下降为阳性，提示髋关节不稳或臀中肌、臀小肌无力。

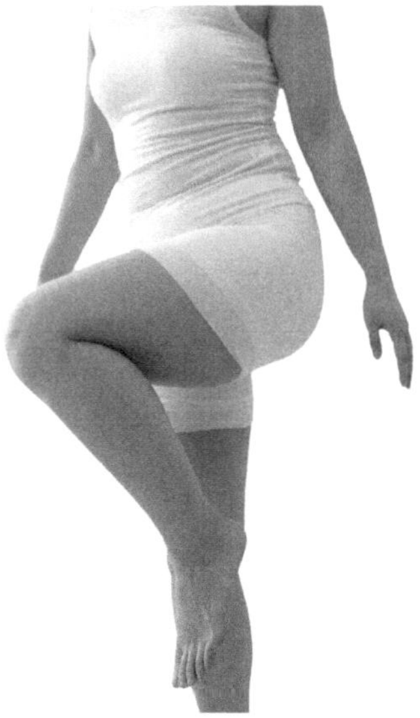

图 4-8-37　单腿独立试验示意图

2. 屈膝屈髋分腿试验（图 4-8-38）

受术者仰卧，双下肢屈曲外旋，两足底相对，按摩师两手分别置于膝做双膝分腿动作。若出现股内侧疼痛，为阳性，提示内收肌痉挛。

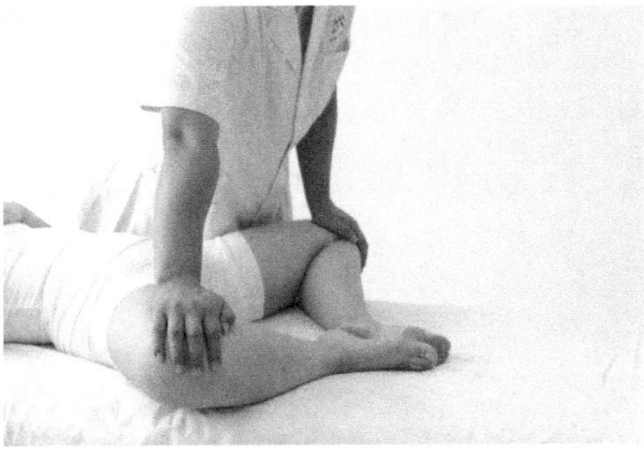

图 4-8-38　屈膝屈髋分腿试验示意图

3. 足跟叩击试验（图 4-8-39）

受术者仰卧，两下肢伸直，按摩师以一手将患肢抬高，另一手沿体纵轴叩击其足跟。若髋关节处疼痛为阳性，提示髋关节病变。

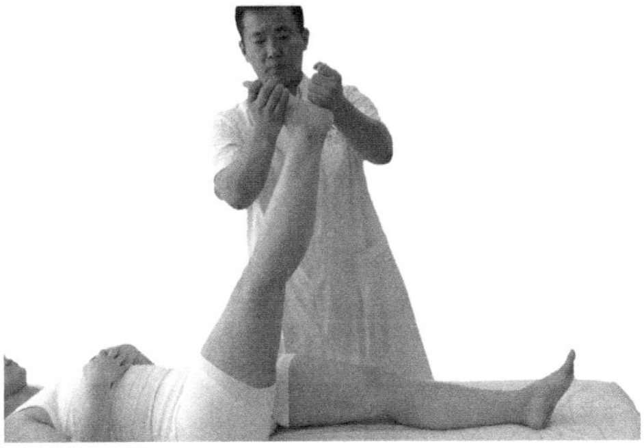

图 4-8-39　足跟叩击试验示意图

4. 掌跟试验（图 4-8-40）

受术者仰卧，下肢伸直，按摩师用手掌心托起患肢足跟。若足呈外旋位为阳性，多见于股骨颈骨折、髋关节脱位。

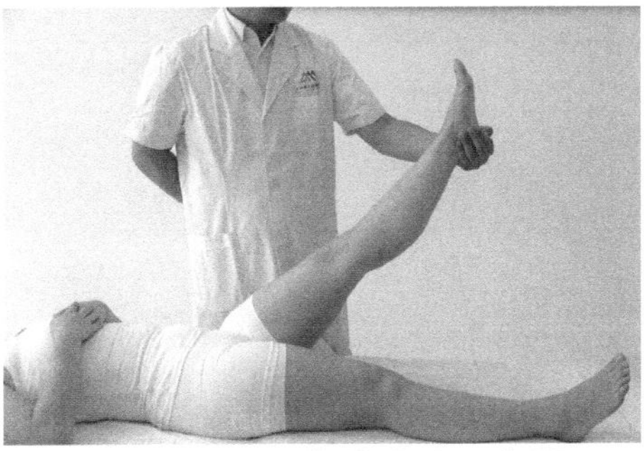

图 4-8-40　掌跟试验示意图

5. 髋关节屈曲试验（托马氏征）（图 4–8–41）

受术者仰卧，健侧髋膝关节尽量屈曲，使大腿贴紧躯干，双手抱住膝关节，并使腰部贴于床面。若患髋不能完全伸直，或虽伸直但腰部出现前突，则托马氏征阳性，说明髋关节有屈曲畸形。

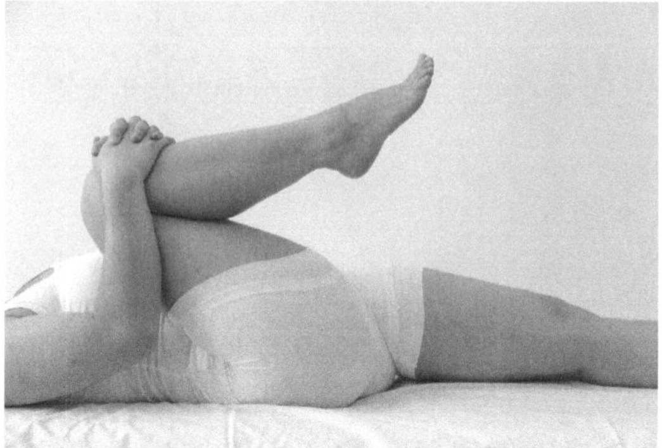

图 4–8–41　髋关节屈曲试验（托马氏征）示意图

（七）膝部检查

1. 浮髌试验（图 4–8–42）

受术者仰卧，患肢伸直，按摩师一只手压在髌上囊部，另一只手食指按压髌骨，一压一放，反复数次。若有漂浮感，提示关节腔内有积液。

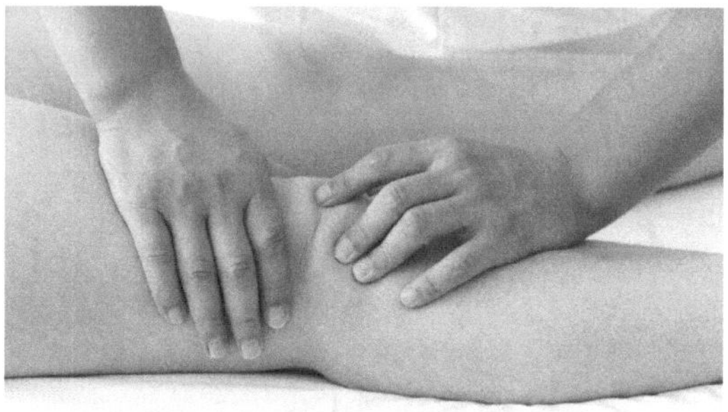

图 4–8–42　浮髌试验示意图

2. 髌骨摩擦试验（图 4–8–43）

受术者仰卧，患肢伸直放松，按摩师用一手按压住髌骨，并使其在股骨髁关节面上做上下及左右的移动。若有摩擦音或受术者感觉疼痛，则为阳性，提示髌骨软化症。

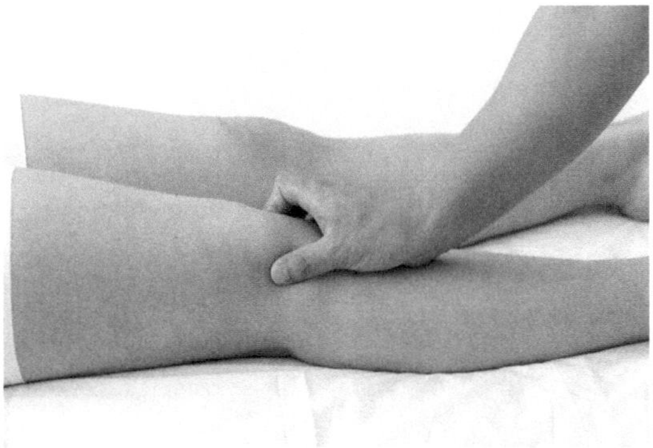

图 4-8-43　髌骨摩擦试验示意图

3. 麦氏试验（图 4-8-44）

受术者仰卧，按摩师一只手握住患肢足部，另一只手拇指及其余四指分别摸住膝关节内、外侧关节间隙，先使膝关节极度屈曲，然后将小腿内收外旋，并逐渐伸直膝关节，此时内侧膝关节疼痛或有弹响，说明内侧半月板损伤；反之，使小腿外展内旋，逐渐伸直膝关节，如有外侧膝关节疼痛或弹响，说明外侧半月板损伤。

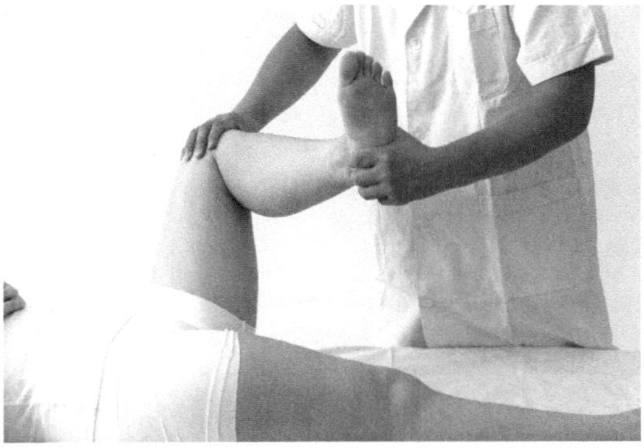

图 4-8-44　麦氏试验示意图

4. 研磨、提拉试验（图 4-8-45）

研磨试验是让受术者俯卧位，患膝屈曲 90°，按摩师双手握住患足，按压并旋转小腿，引起疼痛者为阳性，提示半月板损伤；提拉试验是按摩师将受术者大腿固定，将小腿提起并旋转，如引起疼痛，则为侧副韧带损伤。此试验为鉴别侧副韧带损伤与半月板损伤的方法。

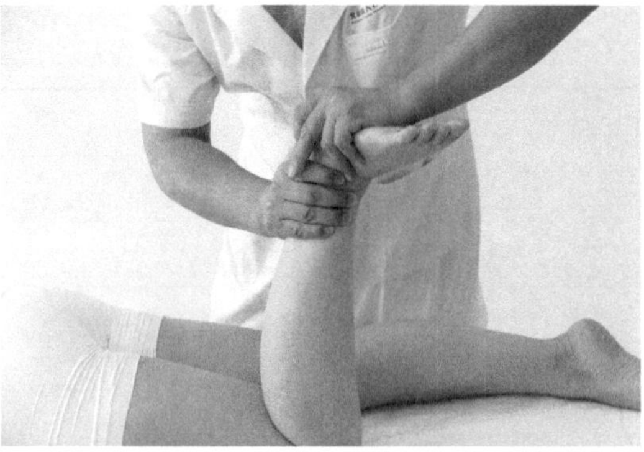

图 4-8-45 研磨、提拉试验示意图

5. 过伸试验（图 4-8-46）

受术者仰卧，膝关节伸直，按摩师一只手抬起受术者一侧小腿，另一只手按压住膝部，使膝关节出现被动过伸运动。若有疼痛为阳性，可见于半月板前角损伤、股骨髁软骨损伤或脂肪垫肥厚、损伤等。

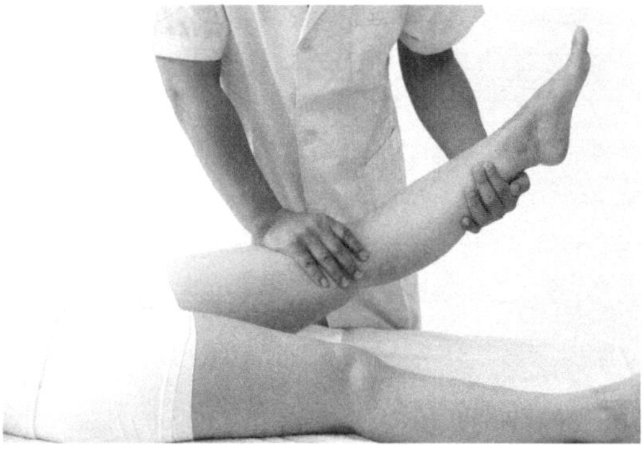

图 4-8-46 过伸试验示意图

6. 抽屉试验（图 4-8-47）

受术者仰卧，屈膝 90°，将足平放于床上，按摩师可坐在受术者的足部，以稳定其足，双手握住受术者一侧小腿上端做前拉后推的动作。如小腿上端能向前拉动，说明前交叉韧带损伤；如小腿上端能向后推动，则说明后交叉韧带损伤。

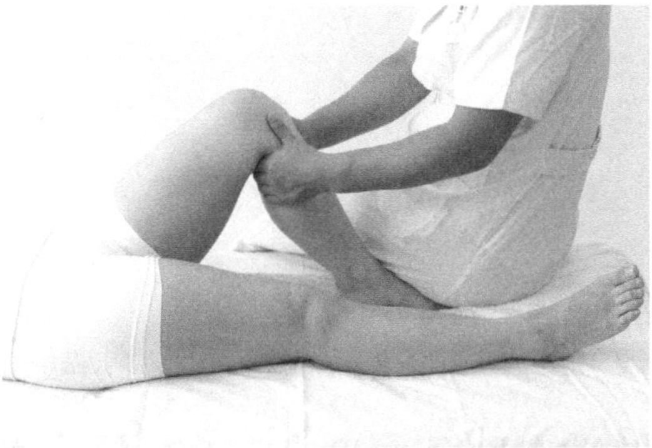

图 4–8–47　抽屉试验示意图

7. 挺髌试验（图 4–8–48）

受术者患膝伸直，按摩师用拇指、食指二指将髌骨向远端推压，并嘱受术者用力收缩股四头肌。若引发髌骨部疼痛者为阳性，多提示髌骨劳损。

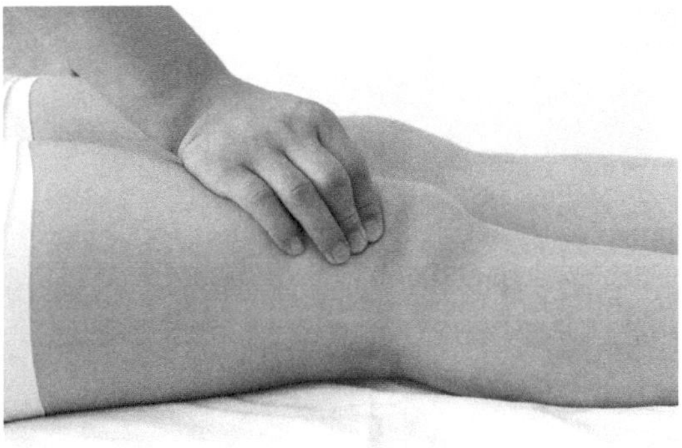

图 4–8–48　挺髌试验示意图

（八）踝关节与足检查

1. 足内、外翻试验（图 4–8–49）

按摩师一只手固定受术者小腿，另一只手握其足，将踝关节极度内翻或外翻。如同侧疼痛，提示有内或外踝骨折的可能；如对侧痛，则多属副韧带损伤。

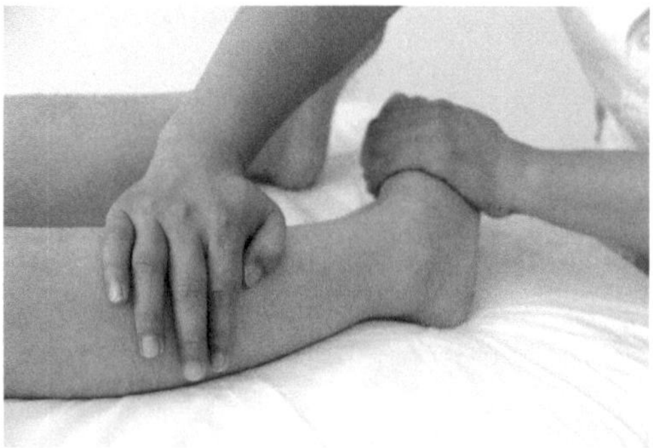

图 4-8-49　足内、外翻试验示意图

2. 捏小腿三头肌试验（图 4-8-50）

受术者俯卧，足垂床缘下，按摩师用手捏受术者小腿三头肌肌腹，正常时可产生足跖屈，如无足跖屈为阳性，提示跟腱断裂。

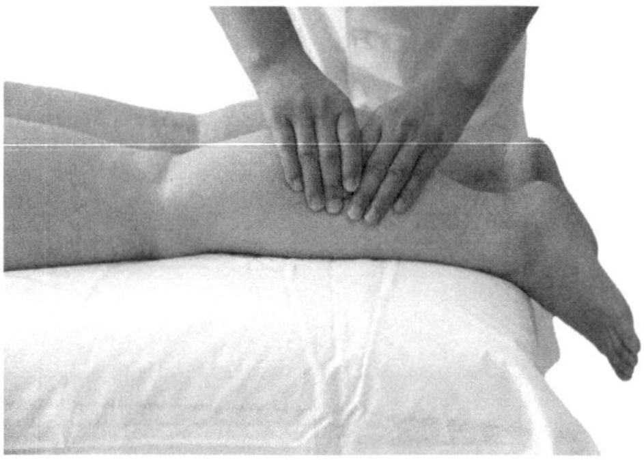

图 4-8-50　捏小腿三头肌试验示意图

3. 足前横向挤压试验（图 4-8-51）

受术者仰卧，按摩师用双手对患足前部两侧做横向用力挤压。若出现疼痛为阳性，提示跖骨骨折、跖间肌损伤。

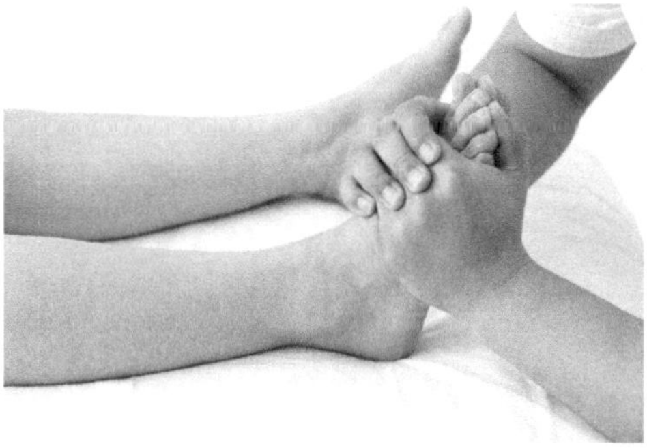

图 4-8-51　足前横向挤压试验示意图

4. 划跖试验（图 4–8–52）

划跖试验又称巴宾斯基氏征，按摩师用钝尖物轻划其足底外侧缘，由后向前，引起跗趾背屈，余趾呈扇形分开的反应为阳性，提示锥体束损害。

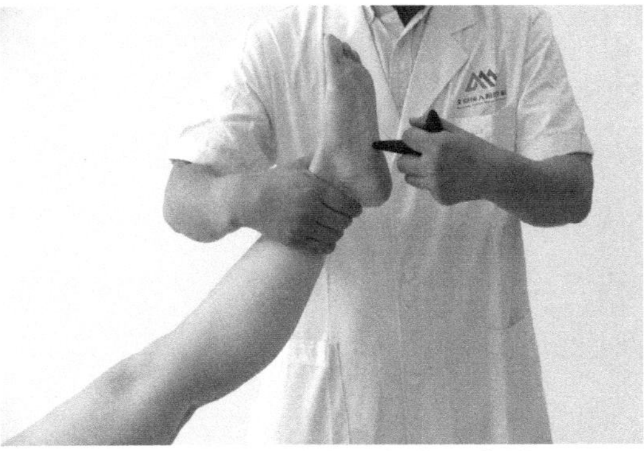

图 4–8–52　划跖试验示意图

【思考题】

1. 中医四诊的内容有哪些？
2. 分离试验的方法有哪些？
3. 臂丛神经牵拉试验的方法有哪些？

第五章　经络腧穴基础知识

经络学说是研究人体经络系统的组成、循行分布、生理功能、病理变化，以及与脏腑、气血等相互关系的中医学理论，是中医学理论体系的重要组成部分，是推拿按摩学的理论基础和必修课。

第一节　经络腧穴概述

一、经络

经络是运行气血、联系脏腑、沟通内外、贯穿上下的通道，是人体功能的调控系统。“经”指经脉，有路径的含义，为直行的主干，较大；“络”指络脉，有网络的含义，为经脉的分支，较小。经与络纵横交错，遍布全身。

二、腧穴

腧穴是脏腑经络气血输注于躯体外部的特殊部位，也是疾病的反应点和针灸、按摩等治法的刺激点。腧又作“俞”，通“输”，有输注、转输的意思；穴的原意为“土室”，引申指孔隙、空窍、凹陷处。凡归属于十二经脉和任、督脉的腧穴，亦即归属于十四经的穴位，总称“十四经穴”，简称“经穴”，共有 361 个穴。凡未归入十四经穴的范围，而有具体的位置和名称的经验效穴，统称“经外奇穴”，简称“奇穴”。既无具体名称，又无固定位置，而是以压痛或其他反应点作为刺灸的部位称“阿是穴”。

三、腧穴的定位方法

根据人体解剖学中的标志而定取穴位的方法称“自然标志定位法”。可分为固定标志法、活动标志法、手指同身寸定位法和简便取穴法四种。

（一）固定标志法

固定标志定位法是指利用五官、毛发、爪甲、乳头、脐窝、骨节凸起和凹陷及肌肉隆起等固定标志来取穴的方法。比较明显的标志，如鼻尖取素髎，两眉中间取印堂，两乳中间取膻中，脐旁二寸取天枢，腓骨小头前下缘取阳陵泉，俯首显示最高的第七颈椎棘突下取大椎等。

（二）活动标志法

活动标志定位法是指利用关节、肌肉、皮肤随活动而出现的孔隙、凹陷、皱纹等活动标志来取穴的方法。如耳门、听宫、听会等应张口取，下关应闭口取。又如，曲池宜屈肘于横纹头处取之；外展上臂时肩峰前下方的凹陷中取肩髃；取阳溪穴时应将拇指跷起，在长、短伸肌腱之间的凹陷中取之；取养老穴时，应正坐屈肘，掌心向胸，在尺骨小头桡侧骨缝中取之。

（三）手指同身寸定位法

手指比量原指以受术者本人的手指为标准度量取穴，又称为“同身寸”。唐宋时有中指同身寸、拇指同身寸和横指同身寸的应用。

（四）简便取穴法

简便取穴法是临床上的一种简便易行的腧穴定位方法，实际是手指比量或活动标志范围的扩展，即一种体位姿势和动作的配合。常用的简便取穴方法有：两手伸开，于虎口交叉，在食指端处取列缺；半握拳，当中指端所指处取劳宫；两手自然下垂，于中指端处取风市；垂肩屈肘于平肘尖处取章门；两耳角直上连线中点取百会等。这些取穴方法只是作为取穴法的参考，同样要以骨度标志为准。

【思考题】

1. 中医经络的定义。

2. 腧穴的定义。

3. 腧穴的定位方法。

第二节　经脉循行及常用腧穴

人体经脉系统主要为十四经脉，即手三阴经、手三阳经、足三阴经、足三阳经十二经脉，再加上奇经八脉中的任脉、督脉。

一、十二经脉

（一）手太阴肺经

1. 经脉循行

起于中焦，向下联络大肠，回绕过来沿着胃的上口上行，穿过横膈，属于肺脏。从肺系（气管、喉咙部）横行出走腋下，向下沿上臂内侧前缘下行至肘窝中，沿着前臂掌面桡侧，进入寸口，经过鱼际，沿着鱼际的边缘，出拇指的桡侧端。腕后的支脉，从列缺处分出，一直走向食指桡侧端，与手阳明大肠经相接（见图 5–2–1）。

2. 经脉主治

本经穴主治有关“肺”方面所发生的病症：咳嗽、气急、喘息、心烦、胸闷，上臂、前臂的内侧前缘酸痛或厥冷，或掌心发热。

3. 常用腧穴（见图 5–2–2）

（1）中府

【定位】本穴在胸前壁的外上方，平第一肋间隙，距前正中线 6 寸。

【功效】本穴主治咳嗽、气喘、胸痛、肩背痛。

（2）尺泽

【定位】本穴在肘横纹中，肱二头肌腱桡侧凹陷处。

【功效】本穴主治咳嗽、气喘、咯血、潮热、胸部胀满、咽喉肿痛、急性

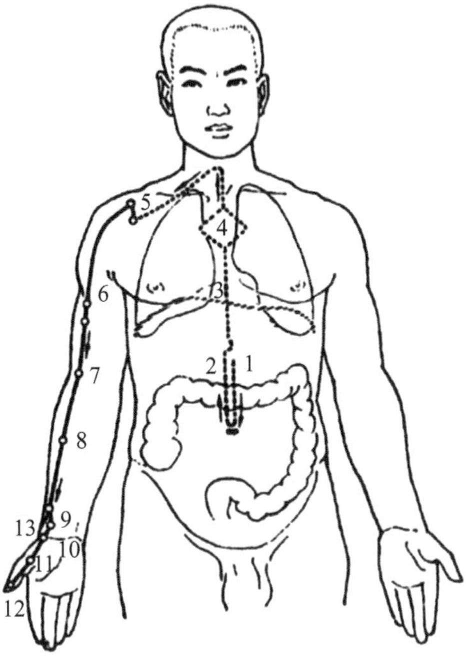

图 5-2-1　手太阴肺经脉循行示意图

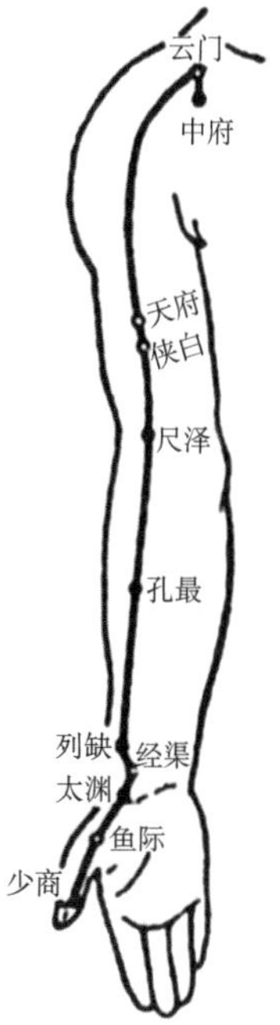

图 5-2-2　手太阴肺经腧穴

腹痛吐泻、肘臂挛痛。

（3）孔最

【定位】本穴在前臂掌面桡侧、尺泽与太渊连线上，腕横纹上 7 寸处。

【功效】本穴主治咯血、鼻衄、咳嗽、气喘、咽喉肿痛、热病无汗、痔血、肘臂挛痛。

（4）列缺

【定位】本穴在前臂桡侧缘，桡骨茎突上方，腕横纹上 1.5 寸，在肱桡肌与长展肌腱之间。

【功效】本穴主治外感头痛、项强、咳嗽、气喘、咽喉肿痛、口㖞、齿痛。

（5）鱼际

【定位】本穴在手拇指本节（第一掌指关节）后凹陷处，约当第一掌骨中点桡侧赤白肉际处。

【功效】本穴主治咳嗽、哮喘、咯血、咽喉肿痛、失音、发热。

（二）手阳明大肠经

1. 经脉循行

经脉起于食指桡侧端，沿食指桡侧缘上行，通过第一、第二掌骨之间，向上进入两筋之间的凹陷处，沿前臂外侧前缘行至肘部外侧，再沿上臂外侧前缘上走肩端，出肩峰前缘，向上会于督脉大椎穴。然后向下进入缺盆，联络肺脏，通过横膈，属于大肠。

缺盆部的支脉从缺盆上走颈部，经过面颊进入下齿龈中，出来挟口旁，左右两脉在人中部交叉，然后左脉向右，右脉向左，向上分布在鼻旁，与足阳明胃经相接（见图 5-2-3）。

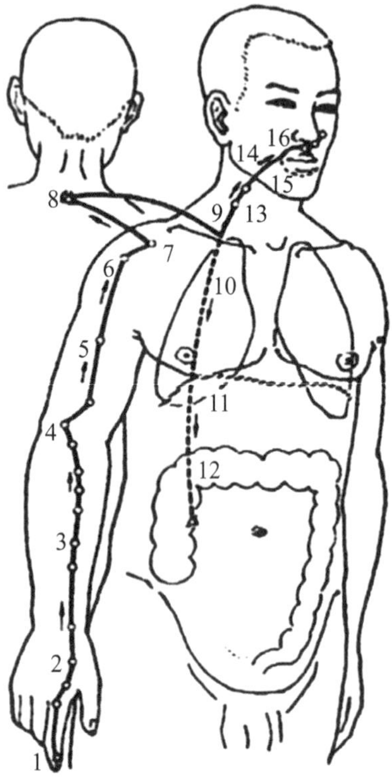

图 5-2-3　手阳明大肠经脉循行示意图

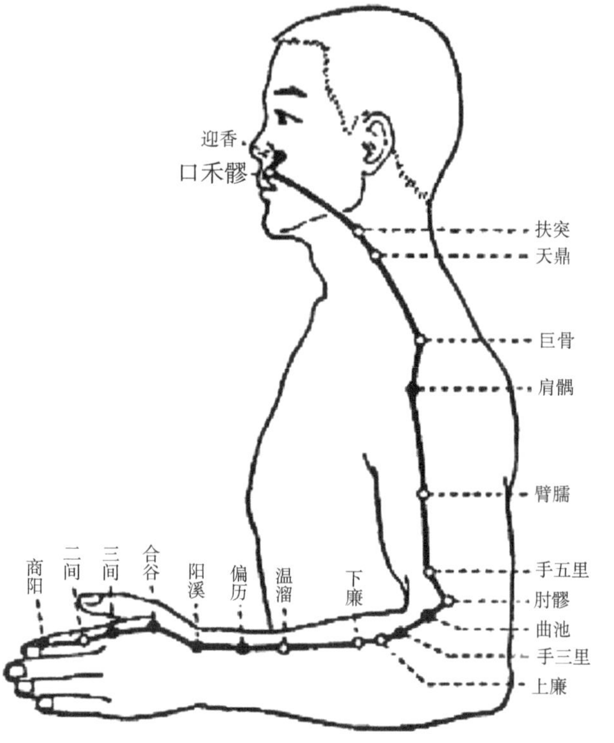

图 5-2-4　手阳明大肠经腧穴

2. 经脉主治

本经穴主治有关“津”方面所发生的病症：眼睛昏黄，口干，鼻流清涕或出血，喉咙痛，肩前、上臂部痛，食指疼痛，活动不利，口眼㖞斜。

3. 常用腧穴（见图 5-2-4）

（1）合谷

【定位】本穴在手背第一、第二掌骨间，第二掌骨桡侧的中点处。

【功效】本穴主治头痛，齿痛，目赤肿痛，咽喉肿痛，鼻衄，耳聋，痄腮，牙关紧闭，口㖞，热病，无汗，多汗，滞产，经闭，腹痛，便秘，上肢疼痛、不遂。

（2）阳溪

【定位】本穴在腕背横纹桡侧，手拇指向上跷起时，在拇长伸肌腱与拇短伸肌腱之间的凹陷中。

【功效】本穴主治头痛、目赤肿痛、齿痛、咽喉肿痛、手腕痛。

（3）手三里

【定位】本穴在前臂背面桡侧，阳溪与曲池的连线上，肘横纹下2寸。

【功效】本穴主治肩臂麻痛、上肢不遂、腹痛、腹泻、齿痛颊肿。

（4）曲池

【定位】屈肘，本穴在肘横纹外侧端、尺泽与肱骨外上髁连线中点。

【功效】本穴主治热病，咽喉肿痛、齿痛、目赤痛、头痛、眩晕、癫狂、上肢不遂、手臂肿痛、瘰疬、瘾疹、腹痛、吐泻、月经不调。

（5）臂臑

【定位】本穴在曲池与肩髃连线上，曲池上7寸，自然垂臂时在臂外侧，三角肌止点处。

【功效】本穴主治肩臂痛、瘰疬、目疾。

（6）肩髃

【定位】本穴在肩部三角肌上，臂外展或向前平伸时，在肩峰前下方凹陷处。

【功效】本穴主治上肢不遂、肩痛不举、瘰疬、瘾疹。

（7）迎香

【定位】本穴在鼻翼外缘中点旁，鼻唇沟中。

【功效】本穴主治鼻塞、鼻衄、口㖞、面痒、胆道蛔虫症。

（三）足阳明胃经

1. 经脉循行

胃经起于鼻翼两旁，上行到鼻根部，与旁侧足太阳经交会，向下沿着鼻的外侧，进入上齿龈内，回出环绕口唇，向下交会于颏唇沟内承浆穴处，再向后沿着口腮后下方，出于下颌大迎处，沿着下颌角颊车，上行耳前，经过上关，沿着发际，到达额角，与督脉会于神庭穴。

面部支脉，从大迎前下走人迎，沿着喉咙，进入缺盆中，向下通过横膈，属于胃，联络脾脏。

缺盆部直行的脉，从缺盆部下行，经乳中，向下挟脐旁，进入少腹两侧气冲。

胃下口部的支脉，从胃下口起始，沿着腹腔之内下行，至气冲穴处与前直行的经脉会合，由此而下至髀关，直抵伏兔部，再下至膝髌，沿着胫骨外侧前缘，下经足背，进入足第二趾外侧端。胫部的支脉，从膝下 3 寸处分出，向下进入足中趾外侧。

足背部的支脉，从足背分出，进入足大趾内侧端，与足太阴脾经相接（见图 5-2-5）。

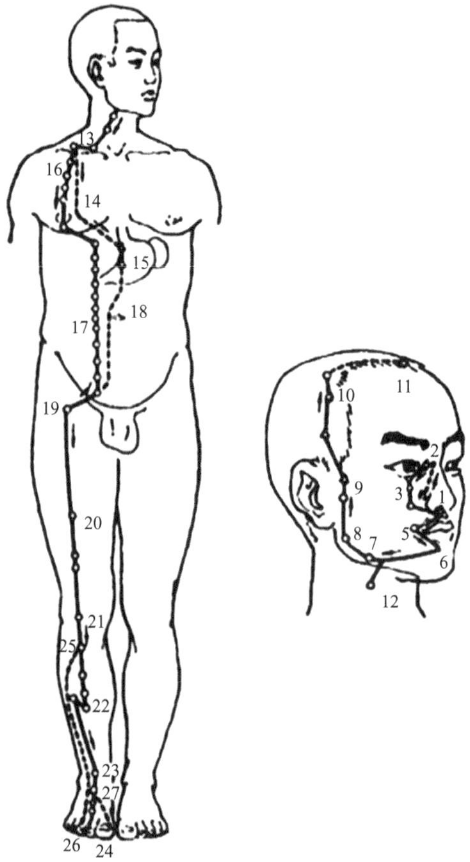

图 5-2-5　足阳明胃经脉循行示意图

2. 经脉主治

本经穴主治有关“血”方面所发生的病症：胃肠病，头面、目、鼻、口、齿痛，神志病及经脉循行部位的其他病症。

3. 常用腧穴（见图 5-2-6）

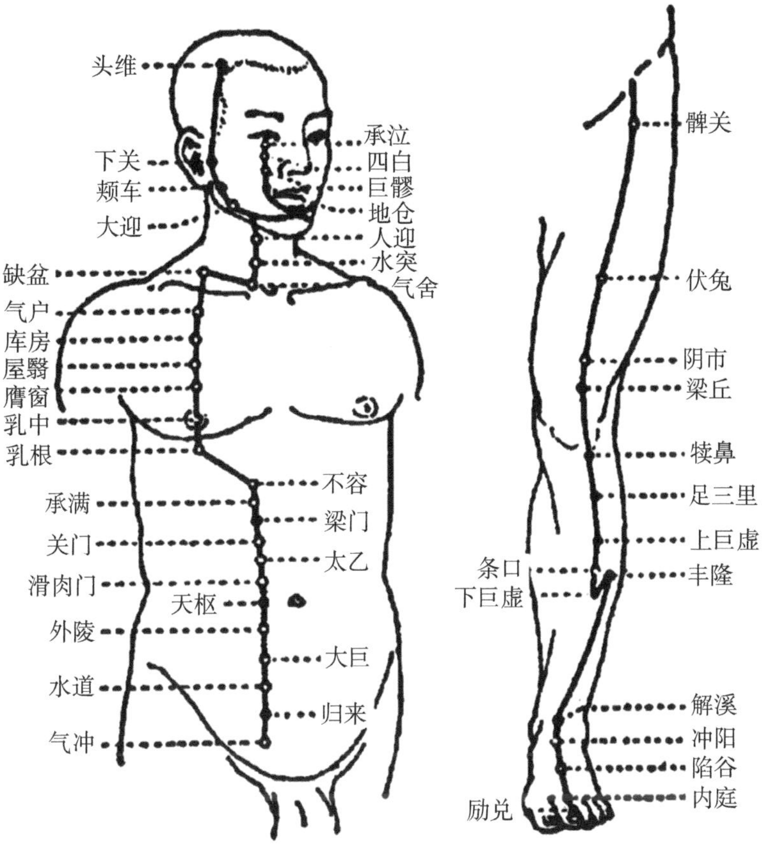

图 5-2-6　足阳明胃经腧穴

（1）承泣

【定位】本穴在面部，瞳孔直下，眼球与眶下缘之间。

【功效】本穴主治目赤肿痛，流泪，夜盲，近视，眼睑动，口㖞，面肌痉挛。

（2）四白

【定位】本穴在面部，目正视，瞳孔直下，当眶下孔凹陷处。

【功效】本穴主治目赤肿痛，目翳，眼睑动，近视，面痛，口㖞，胆道蛔虫症，头痛，眩晕。

（3）巨髎

【定位】本穴在面部，瞳孔直下，平鼻翼下缘处，当鼻唇沟外侧。

【功效】本穴主治口㖞，面痛，齿痛，鼻衄，唇颊肿，眼睑动。

（4）地仓

【定位】本穴在面部，口角外侧，上直瞳孔。

【功效】本穴主治口㖞，流涎，眼睑动。

（5）颊车

【定位】本穴在面颊部，下颌角前上方约一横指，当咀嚼时咬肌隆起，按之凹陷处。

【功效】本穴主治口㖞，颊肿，齿痛，口噤不语。

（6）下关

【定位】本穴在面部耳前方，当颧弓与下颌切迹所形成的凹陷中。

【功效】本穴主治耳聋，耳鸣，聤耳，齿痛，口㖞，面痛。

（7）头维

【定位】本穴在头侧部，当额角发际上 0.5 寸，头正中线旁 4.5 寸。

【功效】本穴主治头痛，眩晕，目痛，迎风流泪，眼睑动。

（8）梁门

【定位】本穴在上腹部，当脐中上 4 寸，距前正中线 2 寸。

【功效】本穴主治胃痛，呕吐，食欲不振，腹胀，泄泻。

（9）天枢

【定位】本穴在腹中部，脐中旁开 2 寸。

【功效】本穴主治腹胀肠鸣，绕脐腹痛，便秘，泄泻，痢疾，癥瘕，月经不调，痛经。

（10）水道

【定位】本穴在下腹部，当脐中下 3 寸，距前正中线 2 寸。

【功效】本穴主治水肿，小便不利，小腹胀满，痛经，不孕，疝气。

（11）归来

【定位】本穴在下腹部，当脐中下 4 寸，距前正中线 2 寸。

【功效】本穴主治腹痛，疝气，闭经，月经不调。

（12）梁丘

【定位】屈膝，本穴在大腿前面，当髂前上棘与髌底外侧端的连线上，髌底上 2 寸。

【功效】本穴主治急性胃痛，乳痛，膝关节肿痛，下肢不遂。

（13）犊鼻

【定位】屈膝，本穴在膝部，髌骨与髌韧带外侧凹陷中。

【功效】本穴主治膝肿痛。

（14）足三里

【定位】本穴在小腿前外侧，当犊鼻穴下 3 寸，距胫骨前缘一横指（中指）。

【功效】本穴主治胃痛，呕吐，噎嗝，腹胀，腹痛，肠鸣，消化不良，泄泻，便秘，痢疾，乳痈，虚劳羸瘦，咳嗽气喘，心悸气短，头晕，失眠，癫狂，膝痛，下肢痿痹，脚气，水肿。

（15）上巨虚

【定位】本穴在小腿前外侧，当犊鼻下 6 寸，距胫骨前缘一横指（中指）。

【功效】本穴主治肠中切痛，肠痈，泄泻，便秘，下肢痿痹，脚气。

（16）下巨虚

【定位】本穴在小腿前外侧，当犊鼻穴下 9 寸，距胫骨前缘一横指（中指）。

【功效】本穴主治小腹痛，腰脊痛引睾丸，泄泻，痢疾，乳痈，下肢痿痹。

（17）丰隆

【定位】本穴在小腿前外侧，当外踝尖上 8 寸，条口外，距胫骨前缘二横指（中指）。

【功效】本穴主治咳嗽，痰多，哮喘，头痛，眩晕，癫狂痫，下肢痿痹。

（18）解溪

【定位】本穴在足背与小腿交界处的横纹中央凹陷处，当踇长伸肌腱与趾长伸肌腱之间。

【功效】本穴主治头痛，眩晕，癫狂，腹胀，便秘，下肢痿痹，足踝肿痛。

（四）足太阴脾经

1. 经脉循行

起于足大趾末端，沿足内侧赤白肉际，经过第一跖趾关节之后，上行于内踝前面，再向上沿小腿内侧，胫骨后缘，在内踝上 8 寸处，交出足厥阴肝经之前，上经膝、股内侧前缘，进入腹部，属于脾脏，联络胃腑，通过横膈上行，挟食管两旁，连系舌根，散布于舌下。

胃部的支脉，从胃向上通过横膈，流注于心中，与手少阴心经相接（见图 5-2-7）。

2. 经脉主治

本经穴主治“脾”方面所发生的病症：脾胃病，妇科，前阴病及经脉循行部位的其他病症。

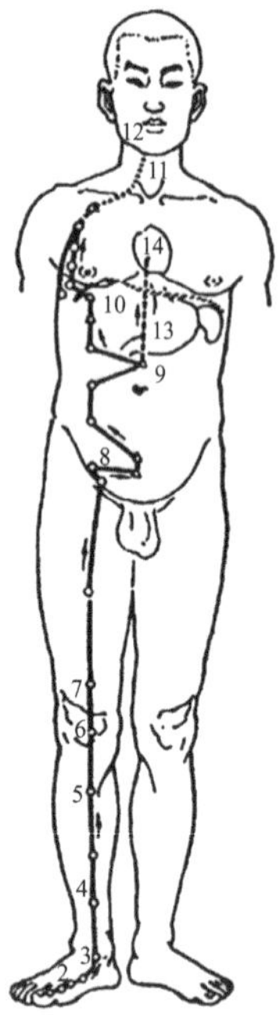

图 5-2-7　足太阴脾经脉循行示意图

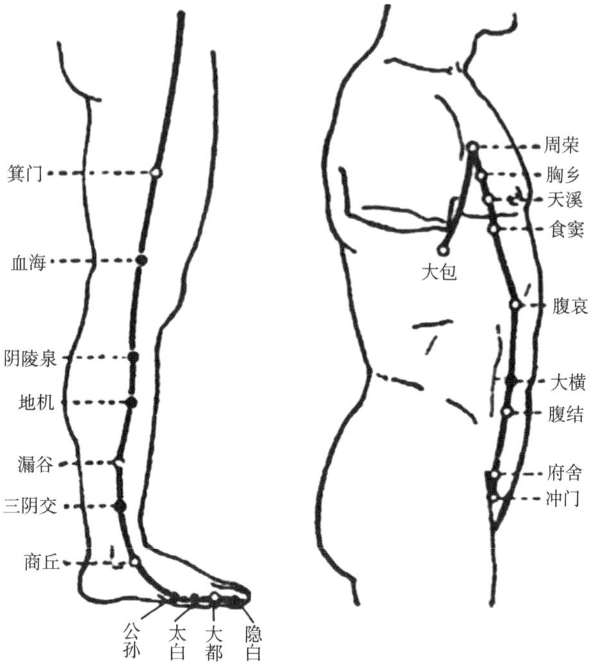

图 5-2-8　足太阴脾经腧穴

3. 常用腧穴（见图 5-2-8）

（1）太白

【定位】本穴在足内侧缘，当足大趾本节（第一跖趾关节）后下方赤白肉际凹陷处。

【功效】本穴主治胃痛，腹胀，腹痛，泄泻，痢疾，便秘，纳呆，体重节痛，脚气。

（2）公孙

【定位】本穴在足内侧缘，当第一跖骨基底的前下方。

【功效】本穴主治胃痛，呕吐，腹胀，腹痛，泄泻，痢疾，心痛，胸闷。

（3）三阴交

【定位】本穴在小腿内侧，当足内踝尖上 3 寸，胫骨内侧缘后方。

【功效】本穴主治月经不调，崩漏，带下，阴挺，经闭，难产，产后血晕，恶露不尽，不孕，遗精，阳痿，阴茎痛，疝气，小便不利，遗尿，水肿，肠鸣腹胀，泄泻，便秘，失眠，眩晕，下肢痿痹，脚气。

（4）阴陵泉

【定位】本穴在小腿内侧，当胫骨内侧髁后下方凹陷处。

【功效】本穴主治腹胀，水肿，黄疸，泄泻，小便不利或失禁，阴茎痛，遗精，妇人阴痛，带下，膝痛。

（5）血海

【定位】屈膝，本穴在大腿内侧，髌底内侧端上 2 寸，当股四头肌内侧头的隆起处。

【功效】本穴主治月经不调，经闭，崩漏，湿疹，瘾疹，丹毒。

（6）大横

【定位】仰卧，本穴在腹中部，距脐中 4 寸。

【功效】本穴主治泄泻，便秘，腹痛。

（五）手少阴心经

1. 经脉循行

起于心中，出属“心系”，向下穿过横膈，联络小肠。

心系向上的脉，从心系分出，向上挟咽喉两侧，联系“目系”（指眼球与脑相联系的脉络）。

心系直行的脉，从心系上行至肺，再向下出于腋窝部，沿上臂内侧后缘，下至肘窝内侧，沿前臂内侧后缘，到掌后豌豆骨部，进入掌内，经小指桡侧至末端，与手太阳小肠经相接（见图 5-2-9）。

2. 经脉主治

本经穴主治“心”方面所发生的病症：心、胸、神志病以及经脉循行部位的其他病症。

3. 常用腧穴（见图 5-2-10）

（1）极泉

【定位】上臂外展，本穴在腋窝顶点，腋动脉搏动处。

【功效】本穴主治心痛，心悸，胸闷气短，胁肋疼痛，肩臂疼痛，上肢不遂，瘰疬。

（2）少海

【定位】屈肘举臂，本穴在肘横纹内侧端与肱骨内上髁连线的中点处。

【功效】本穴主治心痛，腋胁痛，肘臂挛痛、麻木，手颤，瘰疬。

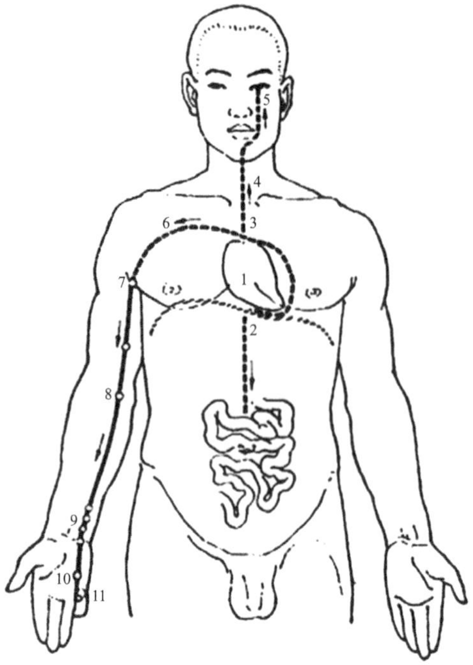

图 5-2-9 手少阴心经脉循行示意图

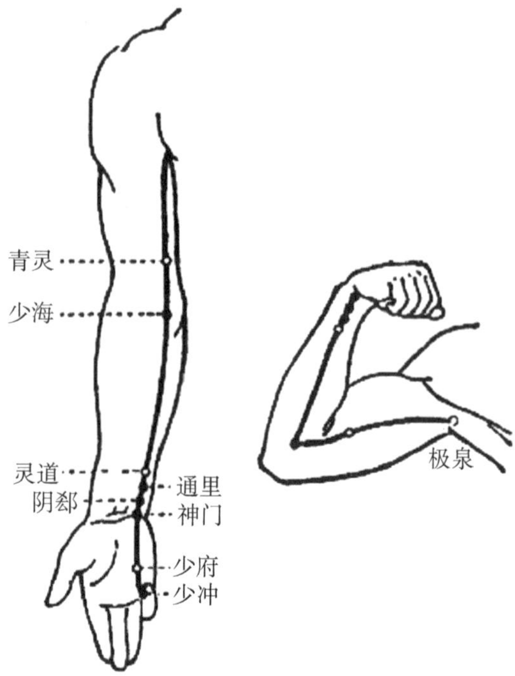

图 5-2-10 手少阴心经腧穴

（3）通里

【定位】本穴在前臂掌侧，当尺侧腕屈肌腱的桡侧缘，腕横纹上 1 寸。

【功效】本穴主治暴喑，舌强不语，心悸，怔忡，腕臂痛。

（4）神门

【定位】本穴在腕部，腕掌侧横纹尺侧端，尺侧腕屈肌腱的桡侧凹陷处。

【功效】本穴主治失眠，健忘，呆痴，癫狂痫，心痛，心烦，惊悸。

（六）手太阳小肠经

1. 经脉循行

起于手小指尺侧端，沿着手背尺侧至腕部，出于尺骨茎突，直上沿前臂外侧尺骨的后缘，经尺骨鹰嘴与肱骨内上髁之间，循上臂外侧后缘，出于肩关节，绕行肩胛部，交会于大椎穴，向下进入缺盆部，联络心脏，沿着食管，通过横膈，到达胃部，属于小肠。

缺盆部的支脉沿着颈部，上达面颊，至目外眦，转入耳中。

颊部的支脉上行目眶下，抵于鼻旁，至目内眦，与足太阳膀胱经相接（见图 5-2-11）。

2. 经脉主治

本经穴主治“液”方面所发生的病症：耳聋，咽喉病，眼睛发黄，面颊肿，颈部、颌下、肩胛上臂、前臂的外侧后边疼痛。

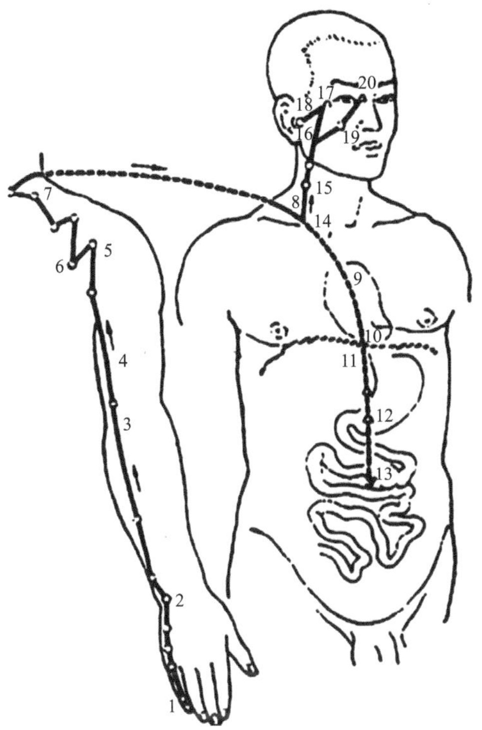

图 5–2–11　手太阳小肠经脉循行示意图

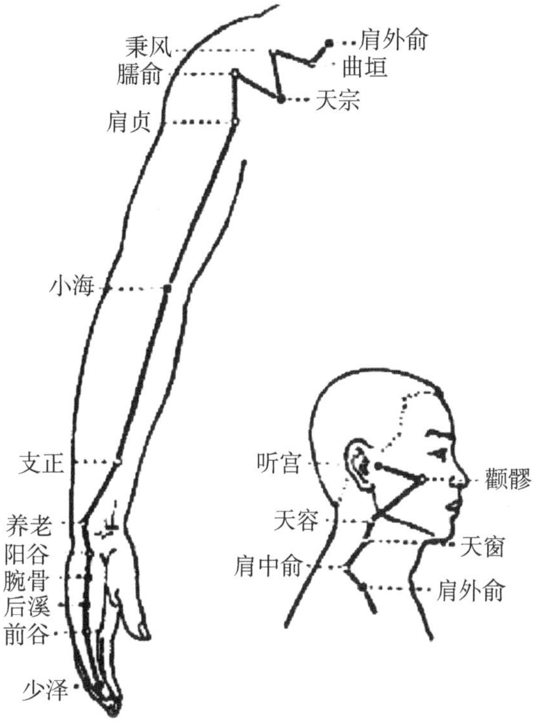

图 5–2–12　手太阳小肠经腧穴

3. 常用腧穴（见图 5–2–12）

（1）少泽

【定位】本穴在手小指末节尺侧，距指甲角 0.1 寸。

【功效】本穴主治头痛，目翳，咽喉肿痛，耳聋，耳鸣，乳痈，乳汁少，昏迷，热病。

（2）后溪

【定位】本穴在手掌尺侧，微握拳，当小指本节（第五掌指关节）后的远侧掌横纹头赤白肉际。

【功效】本穴主治头项强痛，腰背痛，目赤，耳聋，咽喉肿痛，癫狂痫，盗汗，疟疾，手指及肘臂挛急。

（3）养老

【定位】本穴在前臂背面尺侧，当尺骨小头近端桡侧凹陷中。

【功效】本穴主治目视不明，头痛，面痛，肩、背、肘、臂酸痛，急性腰痛，项强。

（4）小海

【定位】微屈肘，本穴在肘内侧，当尺骨鹰嘴与肱骨内上髁之间凹陷处。

【功效】本穴主治肘臂疼痛，癫痫。

（5）肩贞

【定位】本穴在肩关节后下方，臂内收时，腋后纹头上 1 寸（指寸）。

【功效】本穴主治肩背疼痛，手臂麻痛，瘰疬，耳鸣。

（6）天宗

【定位】本穴在肩胛部，当冈下窝中央凹陷处，与第四胸椎相平。

【功效】本穴主治肩胛疼痛，乳痈，气喘。

（7）秉风

【定位】本穴在肩胛部，冈上窝中央，天宗直上，举臂有凹陷处。

【功效】本穴主治肩胛疼痛，手臂酸麻。

（8）肩外俞

【定位】本穴在背部，当第一胸椎棘突下，旁开 3 寸。

【功效】本穴主治肩背疼痛，颈项强急。

（9）肩中俞

【定位】本穴在背部，当第七颈椎棘突下，旁开 2 寸。

【功效】本穴主治咳嗽，气喘，肩背疼痛，目视不明。

（10）颧髎

【定位】本穴在面部，当目外眦直下，颧骨下缘凹陷处。

【功效】本穴主治口㖞，眼睑动，齿痛，面痛，颊肿。

（11）听宫

【定位】本穴在面部，耳屏前，下颌骨髁状突的后方，张口时呈凹陷处。

【功效】本穴主治耳鸣，耳聋，聤耳，齿痛，癫狂痫。

（七）足太阳膀胱经

1. 经脉循行

膀胱经起于目内眦，上额，交会于巅顶。巅顶部的支脉，从头顶分出到颞颥部。

巅顶部直行的脉从头顶入里联络于脑，回出分开下行颈后，沿肩胛部内侧，挟着脊柱，到达腰部，从脊旁肌肉进入体腔，联络肾脏，属于膀胱。

腰部的支脉继续挟着脊柱下行，通过臀部，从大腿后边下行，进入腘窝中。

项部的支脉通过肩胛骨的内侧缘直下，经过臀部下行，沿着大腿后外侧，与腰部下行的支脉会合于腘窝中，由此向下，通过腓肠肌，出于外踝的后面，沿第五跖骨外侧缘，至足小趾外侧端，与足少阴肾经相接（图 5-2-13）。

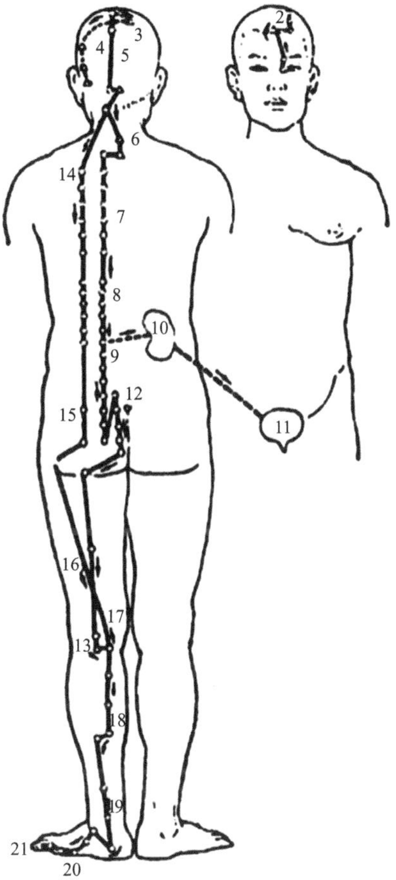

图 5-2-13　足太阳膀胱经脉循行示意图

2. 经脉主治

膀胱经主治头、项、目、背、腰、下肢部病症以及神志病。背部第一侧线的背俞穴及第二侧线相平的腧穴，主治与其相关的脏腑病症和有关的组织器官病症。

3. 常用腧穴（图 5-2-14）

（1）睛明

【定位】本穴在面部，目内眦角稍上方凹陷处。

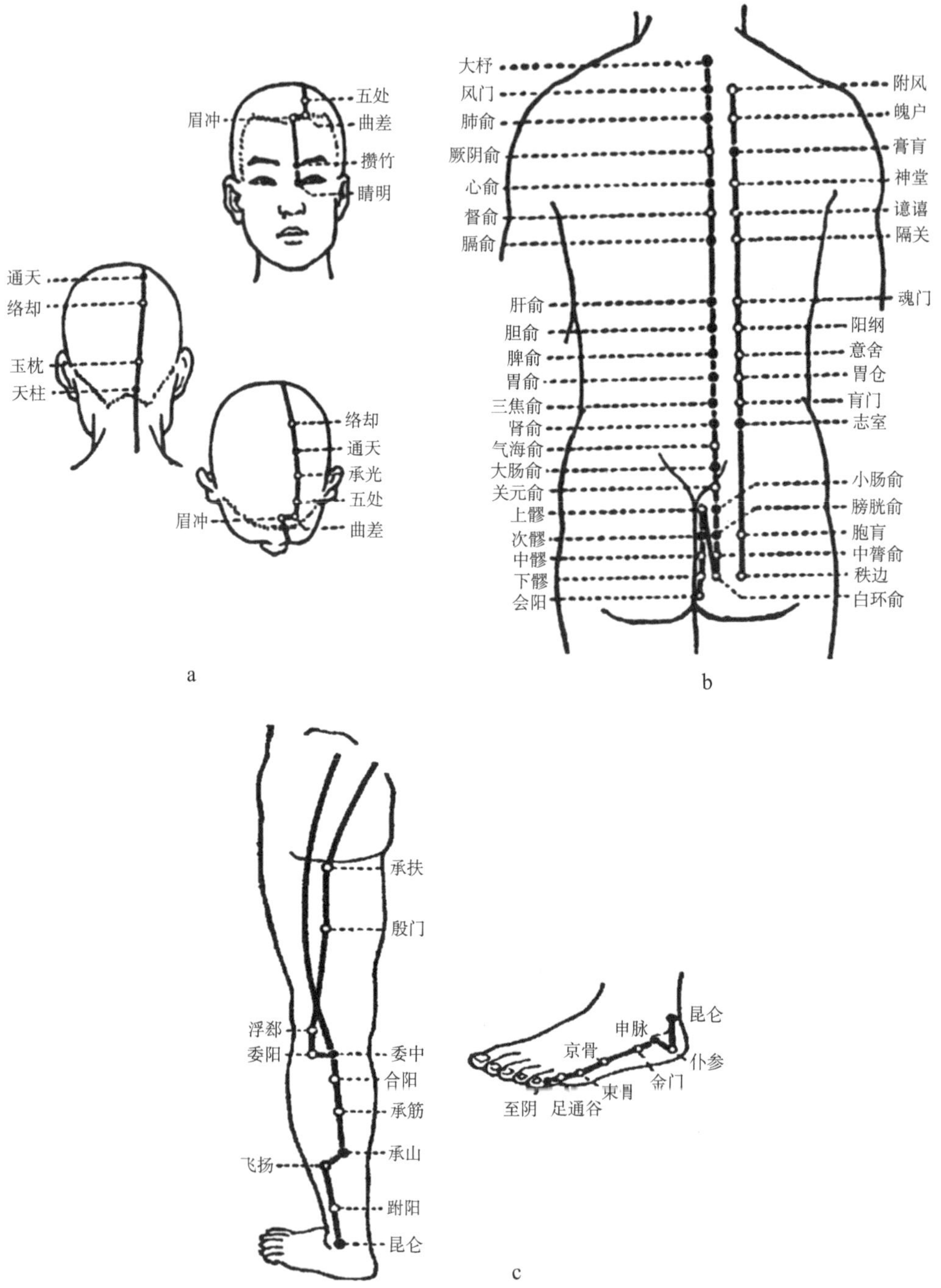

图 5-2-14　足太阳膀胱经腧穴

【功效】本穴主治近视，目视不明，目赤肿痛，迎风流泪，夜盲，色盲，目翳，急性腰痛。

（2）攒竹

【定位】本穴在面部，当眉头陷中，眶上切迹处。

【功效】本穴主治头痛，眉棱骨痛，目视不明，目赤肿痛，眼睑动，眼睑下垂，迎风流泪，面瘫，面痛，腰痛。

（3）天柱

【定位】本穴在项部，大筋（斜方肌）外缘之后发际凹陷中，约当后发际正中旁开 1.3 寸。

【功效】本穴主治头痛，眩晕，项强，肩背痛，目赤肿痛，目视不明，鼻塞。

（4）大杼

【定位】本穴在背部，当第一胸椎棘突下，旁开 1.5 寸。

【功效】本穴主治咳嗽，发热，头痛，肩背痛。

（5）风门

【定位】本穴在背部，当第二胸椎棘突下，旁开 1.5 寸。

【功效】本穴主治伤风，咳嗽，发热，头痛，项强，胸背痛。

（6）肺俞

【定位】本穴在背部，当第三胸椎棘突下，旁开 1.5 寸。

【功效】本穴主治咳嗽，气喘，咯血，鼻塞，骨蒸潮热，盗汗，皮肤瘙痒，瘾疹。

（7）心俞

【定位】本穴在背部，当第五胸椎棘突下，旁开 1.5 寸。

【功效】本穴主治心痛，心悸，心烦，失眠，健忘，梦遗，癫狂痫，咳嗽，吐血，盗汗。

（8）膈俞

【定位】本穴在背部，当第七胸椎棘突下，旁开 1.5 寸。

【功效】本穴主治胃脘痛，呕吐，呃逆，饮食不下，便血，咳嗽，气喘，吐血，潮热，盗汗，瘾疹。

（9）肝俞

【定位】本穴在背部，第九胸椎棘突下，旁开 1.5 寸。

【功效】本穴主治黄疸，胁痛，脊背痛，目赤，目视不明，夜盲，吐血，衄血，眩晕，癫狂痫。

（10）胆俞

【定位】本穴在背部，第十胸椎棘突下，旁开 1.5 寸。

【功效】本穴主治黄疸，口苦，呕吐，食不化，胁痛，肺痨，潮热。

（11）脾俞

【定位】本穴在背部，当第十一胸椎棘突下，旁开 1.5 寸。

【功效】本穴主治腹胀，呕吐，泄泻，痢疾，便血，纳呆，食不化，水肿，黄疸，背痛。

（12）胃俞

【定位】本穴在背部，当第十二胸椎棘突下，旁开 1.5 寸。

【功效】本穴主治胃脘痛，呕吐，腹胀，肠鸣，胸胁痛。

（13）三焦俞

【定位】本穴在腰部，当第一腰椎棘突下，旁开 1.5 寸。

【功效】本穴主治水肿，小便不利，腹胀，肠鸣，泄泻，痢疾，腰背强痛。

（14）肾俞

【定位】本穴在腰部，当第二腰椎棘突下，旁开 1.5 寸。

【功效】本穴主治遗精，阳痿，月经不调，带下，遗尿，小便不利，水肿，耳鸣，耳聋，气喘，腰痛。

（15）气海俞

【定位】本穴在腰部，当第三腰椎棘突下，旁开 1.5 寸。

【功效】本穴主治腰痛，痛经，腹胀，肠鸣，痔疾。

（16）大肠俞

【定位】本穴在腰部，当第四腰椎棘突下，旁开 1.5 寸。

【功效】本穴主治腰痛，腹胀，泄泻，便秘，痢疾，痔疾。

（17）关元俞

【定位】本穴在腰部，当第五腰椎棘突下，旁开 1.5 寸。

【功效】本穴主治腹胀，泄泻，小便频数或不利，遗尿，腰痛。

（18）小肠俞

【定位】本穴在骶部，当骶正中嵴旁 1.5 寸，平第一骶后孔。

【功效】本穴主治遗精，遗尿，尿血，带下，疝气，腹痛，泄泻，痢疾，腰痛。

（19）膀胱俞

【定位】本穴在骶部，当骶正中嵴旁 1.5 寸，平第二骶后孔。

【功效】本穴主治小便不利，尿频，遗尿，遗精，泄泻，便秘，腰脊强痛。

（20）八髎

【定位】本穴分上、次、中、下髎，左右共 8 穴，合成八髎。本穴在骶部，依次位于第一、第二、第三、第四骶后孔中。

【功效】本穴主治月经不调，痛经，带下，小便不利，遗尿，遗精，阳痿，腰痛，下肢痿痹。

（21）承扶

【定位】本穴在大腿后面，臀下横纹的中点。

【功效】本穴主治腰腿痛，下肢痿痹，痔疾。

（22）殷门

【定位】本穴在大腿后面，承扶与委中的连线上，承扶下 6 寸。

【功效】本穴主治腰腿痛，下肢痿痹。

（23）委中

【定位】本穴在腘横纹中点，当股二头肌腱与半腱肌腱的中间。

【功效】本穴主治腰痛，下肢痿痹，腹痛，吐泻，小便不利，遗尿，丹毒，瘾疹，皮肤瘙痒，疔疮。

（24）膏肓

【定位】本穴在背部，当第四胸椎棘突下，旁开 3 寸。

【功效】本穴主治咳嗽，气喘，盗汗，肺痨，健忘，遗精，羸瘦，虚劳。

（25）志室

【定位】本穴在腰部，当第二腰椎棘突下，旁开 3 寸。

【功效】本穴主治遗精，阳痿，遗尿，小便不利，水肿，月经不调，腰脊强痛。

（26）秩边

【定位】本穴在臀部，平第四骶后孔，骶正中嵴旁开 3 寸。

【功效】本穴主治腰腿痛，下肢痿痹，痔疾，便秘，小便不利，阴痛。

（27）承筋

【定位】本穴在小腿后面，当委中与承山的连线上，腓肠肌肌腹中央，委中下 5 寸。

【功效】本穴主治痔疾，腰腿拘急疼痛。

（28）承山

【定位】本穴在小腿后面正中，委中与昆仑之间，当伸直小腿或足跟上提时，腓肠肌肌腹下出现尖角凹陷处。

【功效】本穴主治痔疾，便秘，腰腿拘急疼痛，脚气。

（29）昆仑

【定位】本穴在足部外踝后方，当外踝尖与跟腱之间凹陷处。

【功效】本穴主治头痛，项强，目眩，鼻衄，腰痛，足跟肿痛，难产，癫痫。

（八）足少阴肾经

1. 经脉循行

本经起于足小趾下，斜走足心，出于舟骨粗隆下，沿内踝之后，进入足跟，再向上行于腿肚内侧，出于腘窝内侧半腱肌腱与半膜肌腱之间，上经大腿内侧后缘，通过脊柱，属于肾脏，联络膀胱。

肾脏直行的经脉向上通过肝脏和横膈，进入肺中，沿着喉咙，挟于舌根两侧。肺部的支脉从肺出来，联络心脏，流注于胸中，与手厥阴心包经相接（见图 5–2–15）。

2. 经脉主治

本经穴主治“肾”方面所发生的病症：妇科病，前阴病，肾、肺、咽喉病及经脉循行部位的其他病症。

3. 常用腧穴（见图 5–2–16）

（1）涌泉

【定位】本穴在足底部，卷足时足前部凹陷处，约当足底第二、第三趾趾缝纹头端与足跟连线的前 1/3 与后 2/3 交点上。

【功效】本穴主治头痛，眩晕，昏厥，癫狂，小儿惊风，失眠，便秘，小便不利，咽喉肿痛，舌干，失音，足心热。

（2）太溪

【定位】本穴在足内侧，内踝后方，当内踝尖与跟腱之间的凹陷处。

【功效】本穴主治月经不调，遗精，阳痿，小便频数，消渴，泄泻，腰痛，头痛，目眩，耳聋，耳鸣，咽喉肿痛，齿痛，失眠，咳喘，咯血。

（3）照海

【定位】本穴在足内侧，内踝尖下方凹陷处。

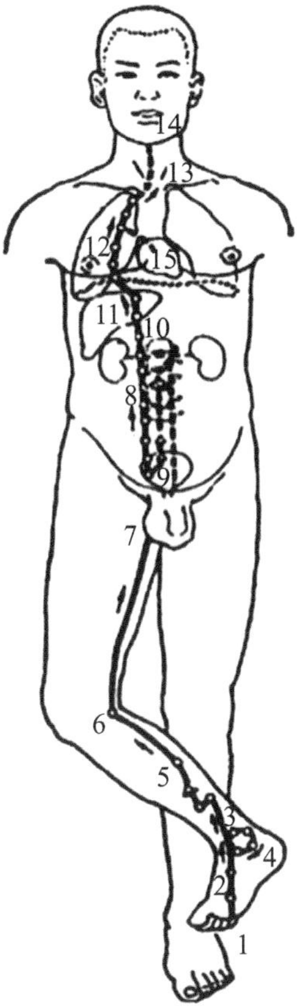

图 5-2-15　足少阴肾经脉循行示意图

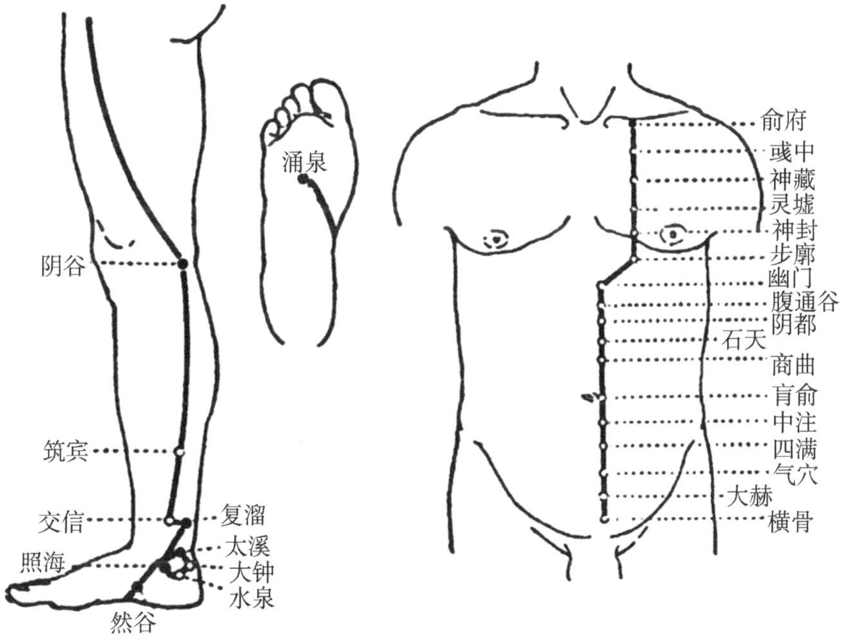

图 5-2-16　足少阴肾经腧穴

【功效】本穴主治月经不调，痛经，带下，阴挺，阴痒，小便频数，癃闭，咽喉干痛，目赤肿痛，痫证，失眠。

（4）复溜

【定位】本穴在小腿内侧，太溪直上 2 寸，跟腱的前方。

【功效】本穴主治水肿，腹胀，泄泻，盗汗，热病无汗或汗出不止，下肢痿痹。

（九）手厥阴心包经

1. 经脉循行

心包经起于胸中，出属心包络，向下通过横膈，从胸至腹，依次联络上、中、下三焦。

胸部的支脉沿着胸中，出于胁部，至腋下 3 寸处，上行抵腋窝中，沿上臂内侧正中，行于手太阴和手少阴之间，进入肘窝中，向下行于前臂掌长肌腱与桡侧腕屈肌腱之间，进入掌中，沿着中指到指端。

掌中的支脉从掌中分出，沿着无名指尺侧到指端，与手少阳三焦经相接（见图 5-2-17）。

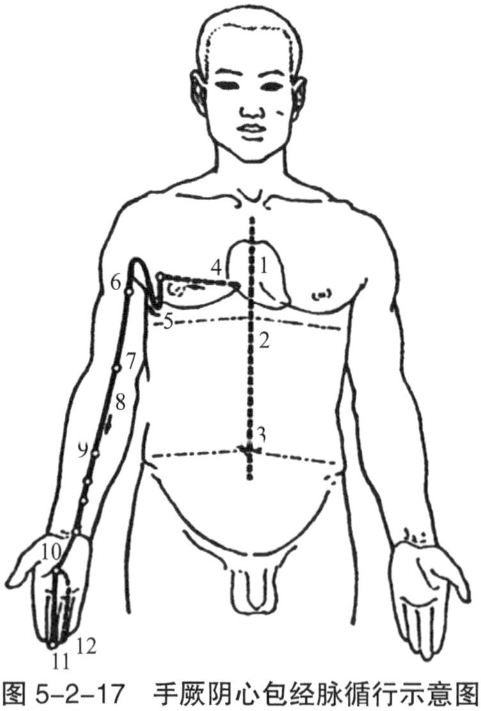

图 5-2-17　手厥阴心包经脉循行示意图

2. 经脉主治

本经穴主治“脉”方面所发生的病症：心胸烦闷，心痛，掌心发热。

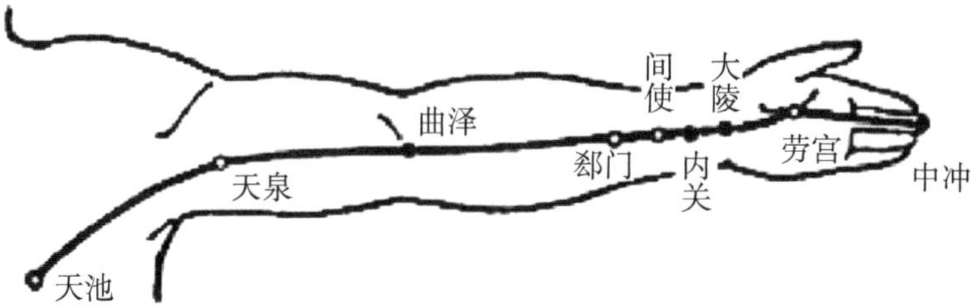

图 5-2-18　手厥阴心包经腧穴

3. 常用腧穴（见图 5-2-18）

（1）曲泽

【定位】本穴在肘横纹中，当肱二头肌腱的尺侧缘。

【功效】本穴主治心痛，心悸，热病，中暑，胃痛，呕吐，泄泻，肘臂疼痛。

（2）内关

【定位】本穴在前臂掌侧，当曲泽与大陵的连线上，腕横纹上 2 寸，掌长肌腱与桡侧腕屈肌腱之间。

【功效】本穴主治心痛，心悸，胸闷，眩晕，癫痫，失眠，偏头痛，胃痛，呕吐，呃逆，肘臂挛痛。

（3）大陵

【定位】本穴在腕掌横纹的中点处，当掌长肌腱与桡侧腕屈肌腱之间。

【功效】本穴主治心痛，心悸，癫狂，疮疡，胃痛，呕吐，手腕麻痛，胸胁胀痛。

（4）劳宫

【定位】本穴在手掌心，当第二、第三掌骨之间偏于第三掌骨，握拳屈指时中指尖处。

【功效】本穴主治口疮，口臭，鼻衄，癫痫狂，中风昏迷，中暑，心痛，呕吐。

（5）中冲

【定位】本穴在手中指末节尖端中央。

【功效】本穴主治中风昏迷，中暑，小儿惊风，热病，心烦，心痛，舌强肿痛。

（十）手少阳三焦经

1. 经脉循行

三焦经起于无名指末端，向上出于手背第四、第五掌骨之间，沿着腕背，出于前臂外侧尺、桡骨之间，向上通过肘尖，沿上臂外侧三角肌后缘，上达肩部，交出于足少阳经的后面，向上进入缺盆，分布于胸中，联络心包，向下通过横膈，从胸至腹，依次属于上、中、下三焦。

胸中的支脉从胸部膻中上行，出缺盆部，上走颈旁，连系耳后，直上出耳上方至额角，下向面颊，再上行抵达目眶下。

耳部的支脉从耳后进入耳中，出走耳前，经过上关穴，交前支于面颊部，到达目外眦，与足少阳胆经相接（见图 5–2–19）。

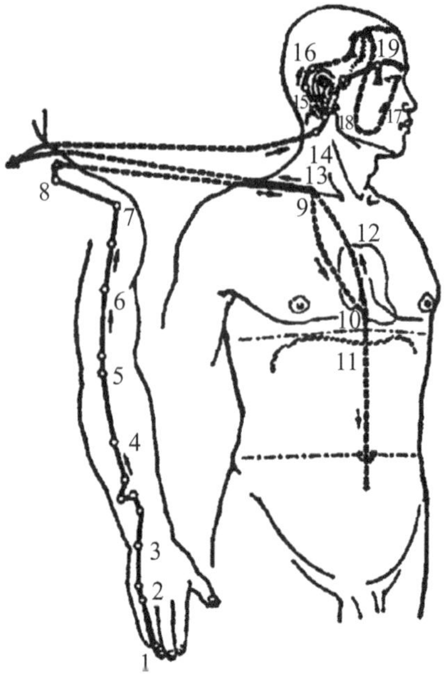

图 5–2–19　手少阳三焦经脉循行示意图

2. 经脉主治

本经穴主治“气”方面所发生的病症：自汗出，眼外眦痛，面颊肿，耳后、肩臂、肘部、前臂外侧发生疼痛，小指、无名指功能障碍。

3. 常用腧穴（见图 5-2-20）

（1）中渚

【定位】本穴在手背部，当无名指本节（掌指关节）的后方，第四、第五掌骨间凹陷处。

【功效】本穴主治头痛，耳鸣，耳聋，目赤，咽喉肿痛，热病，消渴，疟疾，手指屈伸不利，肘臂肩背疼痛。

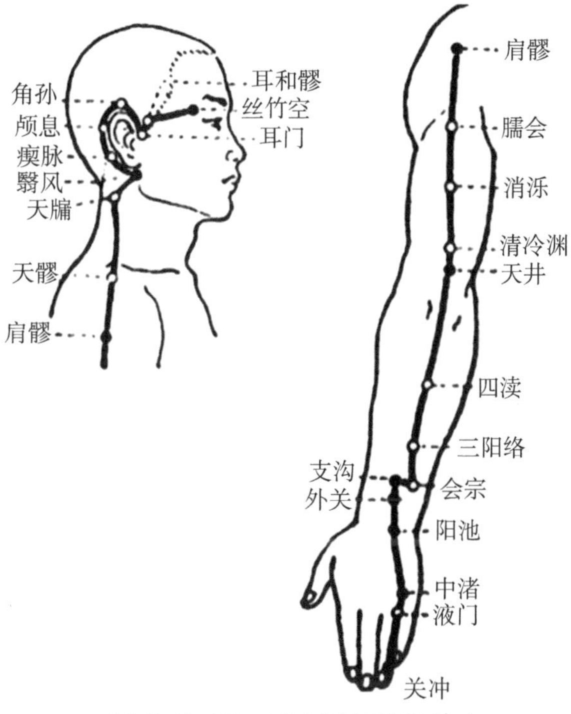

图 5-2-20　手少阳三焦经腧穴

（2）外关

【定位】本穴在前臂背侧，当阳池与肘尖的连线上，腕背横纹上 2 寸，尺骨与桡骨之间。

【功效】本穴主治热病，头痛，目赤肿痛，耳鸣，耳聋，胸胁痛，上肢痿痹。

（3）天井

【定位】本穴在臂外侧，屈肘时，当肘尖直上 1 寸凹陷处。

【功效】本穴主治耳聋，偏头痛，癫痫，瘰疬，肘臂痛。

（4）臑会

【定位】本穴在臂外侧，当肘尖与肩髎的连线上，肩髎下 3 寸，三角肌的后下缘。

【功效】本穴主治瘿气，瘰疬，上肢痿痹。

（5）肩髎

【定位】本穴在肩部，肩髃后方，当臂外展时，于肩峰后下方呈现凹陷处。

【功效】本穴主治肩臂挛痛不遂。

（6）翳风

【定位】本穴在耳垂后方，当乳突与下颌角之间的凹陷处。

【功效】本穴主治耳鸣，耳聋，聤耳，口㖞，牙关紧闭，齿痛，呃逆，瘰疬，颊肿。

（7）角孙

【定位】本穴在头部，折耳郭向前，当耳尖直上入发际处。

【功效】本穴主治目翳，齿痛，痄腮，偏头痛，项强。

（8）耳门

【定位】本穴在面部，当耳屏上切迹的前方，下颌骨髁状突后缘，张口有凹陷处。

【功效】本穴主治耳鸣，耳聋，聤耳，齿痛。

（9）丝竹空

【定位】本穴在面部，当眉梢凹陷处。

【功效】本穴主治目赤肿痛，眼睑动，目眩，头痛，癫狂痫。

（十一）足少阳胆经

1. 经脉循行

胆经起于目外眦，向上到达额角部，下行至耳后，沿颈部，行于手少阳经的前面，到肩上又交出于手少阳经的后面，向下进入缺盆部。耳后的支脉，从耳后进入耳中，出走耳前，达目外眦后方。

外眦部的支脉从目外眦分出，下走大迎，与手少阳经会合，到达目眶下，下经颊车至颈部，与前脉会合于缺盆，然后向下进入胸中，通过横膈，联络肝脏，属于胆，沿着胁肋内，出于少腹两侧腹股沟动脉处，绕阴部毛际，横向进入髋关节部。

缺盆部直行的主干从缺盆下行腋下，沿着侧胸部，经过季胁，向下会合前脉于髋关节处，再向下沿大腿外侧，出于膝关节外侧，向下经腓骨前面，直下到腓骨下段，下出于外髁前面，沿足背部，进入第四趾外侧端。足背部的支脉，从足临泣处分出，沿着第一、第二跖骨之间，出于足大趾端，绕回贯穿趾甲，至大趾背的毫毛部，与足厥阴肝经相接（见图 5-2-21）。

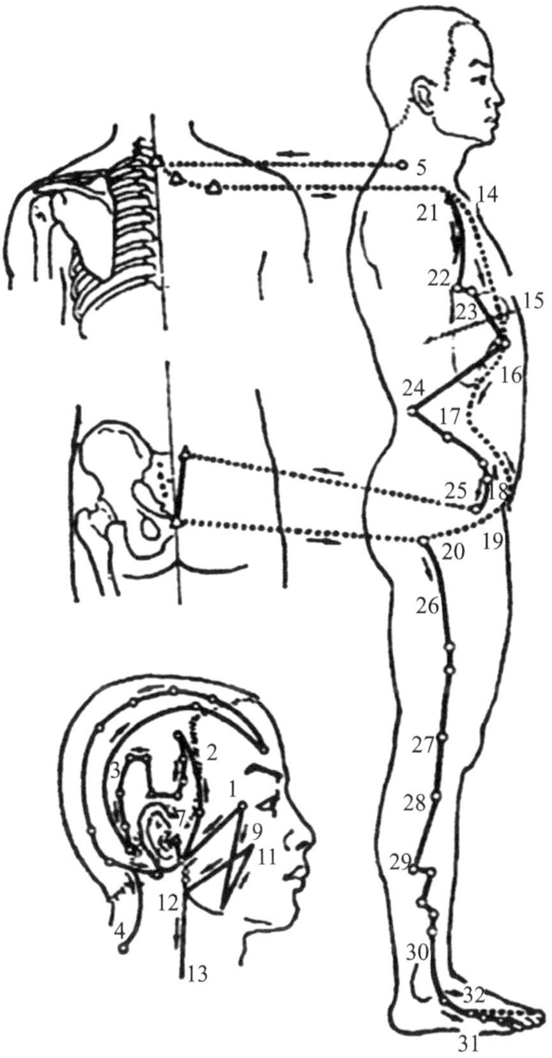

图 5-2-21　足少阳胆经脉循行示意图

2. 经脉主治

本经穴主治“骨”方面所发生的病症：侧头、目、耳、咽喉病，神志病，热病以及经脉循行部位的其他病症。

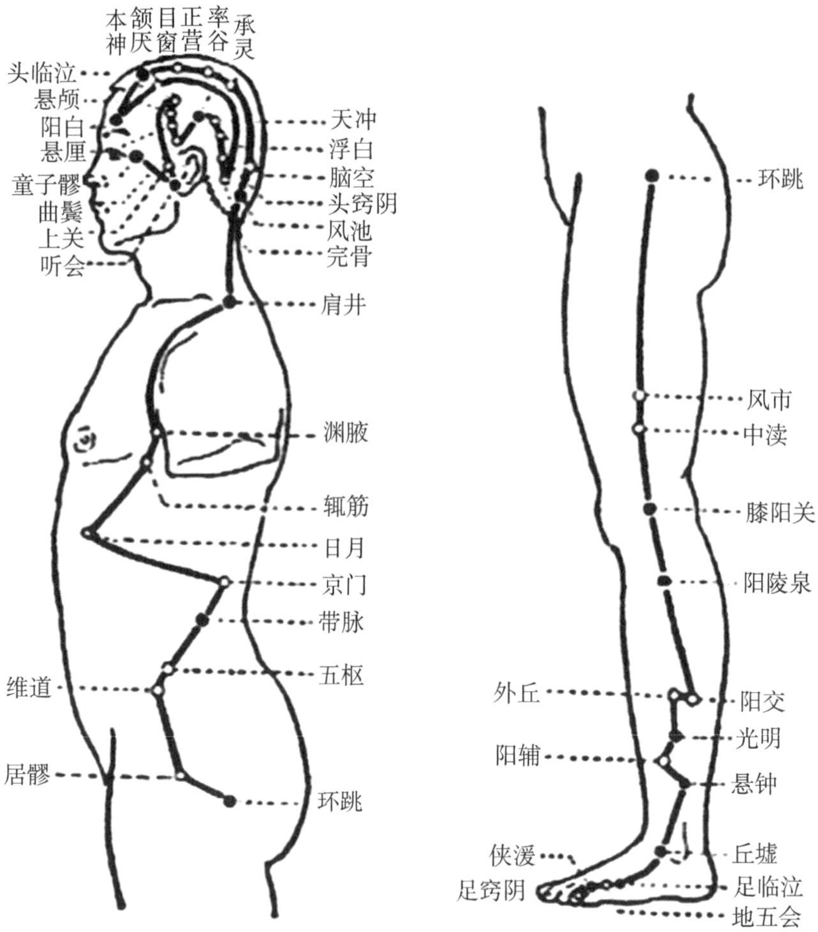

图 5-2-22 足少阳胆经腧穴

3. 常用腧穴（见图 5-2-22）

（1）瞳子髎

【定位】本穴在面部，目外眦旁，当眶外侧缘处。

【功效】本穴主治目赤肿痛，目翳，青盲，口㖞，头痛。

（2）听会

【定位】本穴在面部，当耳屏间切迹的前方，下颌骨髁状突的后缘，张口有凹陷处。

【功效】本穴主治耳鸣，耳聋，聤耳，齿痛，口㖞，面痛。

（3）阳白

【定位】本穴在前额部，当瞳孔直上，眉上 1 寸。

【功效】本穴主治头痛，眩晕，视物模糊，目痛，眼睑下垂，面瘫。

（4）风池

【定位】本穴在项部，当枕骨之下，与风府相平，胸锁乳突肌与斜方肌上端之间的凹陷处。

【功效】本穴主治头痛，眩晕，失眠，癫痫，中风，目赤肿痛，视物不明，鼻塞，鼻衄，鼻渊，耳鸣，咽喉肿痛，感冒，热病，颈项强痛。

（5）肩井

【定位】本穴在肩上，前直乳中，当大椎与肩峰端连线的中点上。

【功效】本穴主治头痛，眩晕，颈项强痛，肩背疼痛，上肢不遂，瘰疬，乳痈，乳汁少，难产，胞衣不下。

（6）京门

【定位】本穴在侧腰部，章门后 1.8 寸，当第十二肋骨游离端的下方。

【功效】本穴主治小便不利，水肿，腹胀，泄泻，肠鸣，呕吐，腰痛，胁痛。

（7）带脉

【定位】本穴在侧腹部，章门下 1.8 寸，当第十一肋骨游离端下方垂线与脐水平线的交点上。

【功效】本穴主治带下，月经不调，阴挺，经闭，疝气，小腹痛，胁痛，腰痛。

（8）环跳

【定位】本穴在股外侧部，侧卧屈股，当股骨大转子最凸点与骶管裂孔连线的外 1/3 与中 1/3 交点处。

【功效】本穴主治下肢痿痹，半身不遂，腰腿痛。

（9）风市

【定位】本穴在大腿外侧部的中线上，当腘横纹上 7 寸，或直立垂手时，中指尖处。

【功效】本穴主治下肢痿痹，遍身瘙痒，脚气。

（10）阳陵泉

【定位】本穴在小腿外侧，当腓骨头前下方凹陷处。

【功效】本穴主治黄疸，口苦，呕吐，胁肋疼痛，下肢痿痹，膝髌肿痛，脚气，肩痛，小儿惊风。

（11）悬钟

【定位】本穴在小腿外侧，当外踝尖上 3 寸，腓骨前缘。

【功效】本穴主治颈项强痛，偏头痛，咽喉肿痛，胸胁胀痛，痔疾，便秘，下肢痿痹，脚气。

（12）丘墟

【定位】本穴在足外踝的前下方，当趾长伸肌腱的外侧凹陷处。

【功效】本穴主治胸胁胀痛，下肢痿痹，外踝肿痛，脚气，疟疾。

（十二）足厥阴肝经

1. 经脉循行

肝经起于足大趾背毫毛处，沿足背第一、第二跖骨间上行，经内踝前 1 寸处，上行小腿内侧，至内踝上 8 寸处交出于足太阴脾经的后面，上经膝、股内侧，进入阴毛中，环绕外阴部，上达小腹，挟胃旁，属于肝脏，联络胆腑，再向上通过横膈，分布于胁肋，沿着喉咙后面，向上进入鼻咽部，连接于“目系”，上出前额，与督脉会于巅顶。

目系的支脉从目系下行颊里，环绕口唇之内。

肝部的支脉从肝分出，通过横膈，向上流注于肺，与手太阴肺经相接（见图 5-2-23）。

2. 经脉主治

本经穴主治“肝”方面所发生的病症：胸闷，恶心呕吐，大便溏泄，疝气，遗尿或癃闭。

3. 常用腧穴（见图 5-2-24）

（1）行间

【定位】本穴在足背侧，当第一、第二趾间，趾蹼缘的后方赤白肉际处。

【功效】本穴主治头痛，目眩，目赤肿痛，青盲，口㖞，月经过多，崩漏，痛经，经闭，带下，疝气，小便不利，尿痛，中风，癫痫，胁肋疼痛，急躁易怒，黄疸。

（2）太冲

【定位】本穴在足背侧，当第一跖骨间隙的后方凹陷处。

【功效】本穴主治头痛，眩晕，目赤肿痛，口㖞，青盲，咽喉干痛，耳鸣，耳聋，月经不调，崩漏，疝气，遗尿，癫痫，小儿惊风，中风，胁痛，郁闷，急躁易怒，下肢痿痹。

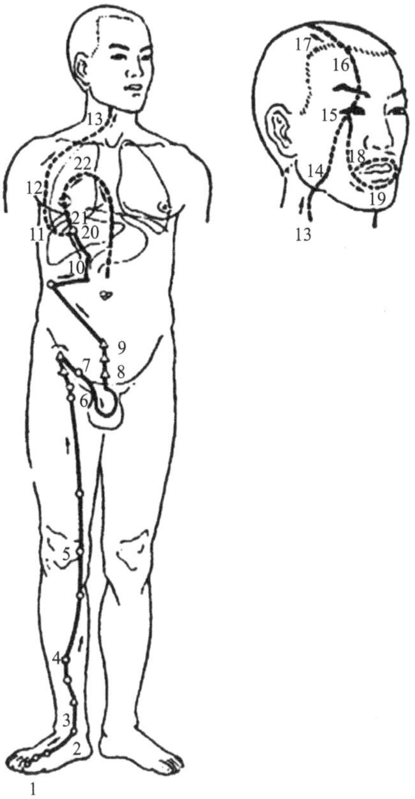

图 5-2-23　足厥阴肝经脉循行示意图

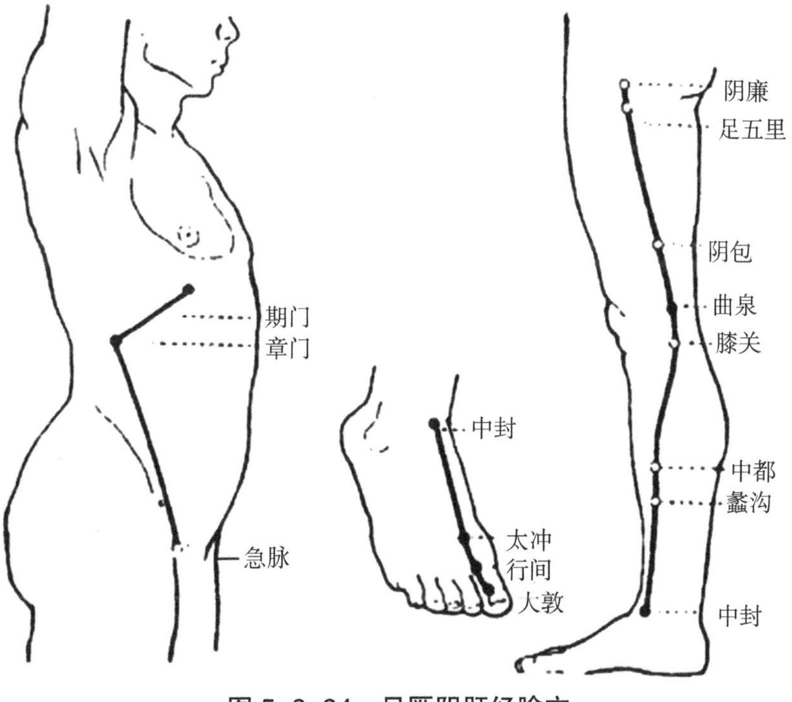

图 5-2-24　足厥阴肝经腧穴

（3）膝关

【定位】本穴在小腿内侧，当胫骨内上髁的后下方，阴陵泉后 1 寸，腓肠肌内侧头的上部。

【功效】本穴主治膝髌疼痛，下肢痿痹。

（4）章门

【定位】本穴在侧腹部，当第十一肋游离端的下方。

【功效】本穴主治腹胀，泄泻，痞块，胁痛，黄疸。

（5）期门

【定位】本穴在胸部，当乳头直下，第六肋间隙，前正中线旁开 4 寸。

【功效】本穴主治胸胁胀痛，腹胀，呃逆，吐酸，乳痈，郁闷。

二、任、督二脉

（一）督脉

1. 经脉循行

督脉起于小腹内，下出于会阴部，后向行于脊柱内，上达项后风府，进入脑内，上行巅顶，沿前额下行鼻柱，至上唇唇系带龈交穴处（见图 5–2–25）。

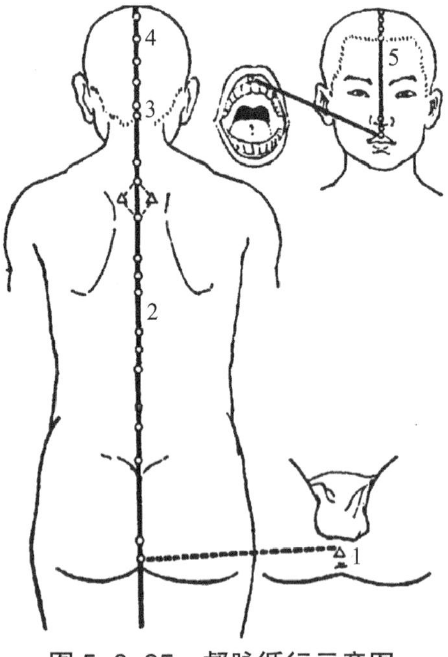

图 5–2–25　督脉循行示意图

2. 经脉主治

本经脉主治神志病，热病，腰骶、背、头项局部病症及相应的内脏疾病。

3. 常用腧穴（见图 5–2–26）

（1）腰阳关

【定位】本穴在腰部，当后正中线上，第四腰椎棘突下凹陷中。

【功效】本穴主治腰骶疼痛，下肢痿痹，月经不调，带下，遗精，阳痿。

（2）命门

【定位】本穴在腰部，当后正中线上，第二腰椎棘突下凹陷中。

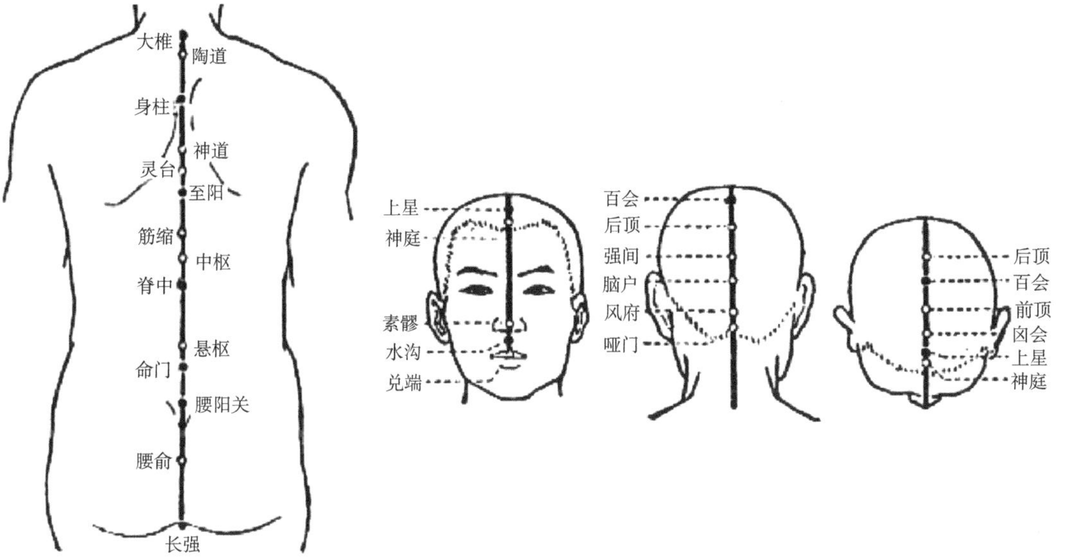

图 5–2–26　督脉腧穴

【功效】本穴主治腰痛，下肢痿痹，遗精，阳痿，早泄，月经不调，赤白带下，遗尿，尿频，泄泻。

（3）至阳

【定位】本穴在背部，当后正中线上，第七胸椎棘突下凹陷中。

【功效】本穴主治黄疸，胸胁胀痛，身热，咳嗽，气喘，胃痛，脊背强痛。

（4）大椎

【定位】本穴在后正中线上，第七颈椎棘突下凹陷中。

【功效】本穴主治热病，疟疾，骨蒸盗汗，咳嗽，气喘，癫痫，小儿惊风，感冒，畏寒，风疹，头项强痛。

（5）风府

【定位】本穴在项部，当后发际正中直上 1 寸，枕外隆凸直下，两侧斜方肌之间凹陷中。

【功效】本穴主治头痛，眩晕，项强，中风不语，半身不遂，癫痫，目痛，鼻衄，咽喉肿痛。

（6）百会

【定位】本穴在头部，当前发际正中直上 5 寸，或两耳尖连线的中点处。

【功效】本穴主治头痛，眩晕，中风失语，癫痫，失眠，健忘，脱肛，阴挺，久泻。

（7）神庭

【定位】本穴在头部，当前发际正中直上 0.5 寸。

【功效】本穴主治头痛，眩晕，失眠，癫痫，鼻渊，流泪，目痛。

（8）素髎

【定位】本穴在面部，当鼻尖的正中央。

【功效】本穴主治鼻塞，鼻渊，鼻衄，酒渣，目痛，惊厥，昏迷，窒息。

（9）水沟

【定位】本穴在面部，当人中沟的上 1/3 与中 1/3 交点处。

【功效】本穴主治昏迷，晕厥，中风，癫痫，抽搐，口㖞，唇肿，齿痛，鼻塞，鼻衄，牙关紧闭，闪挫腰痛，脊背强痛，消渴，黄疸，遍身水肿。

（二）任脉

1. 经脉循行

任脉起于小腹内，下出于会阴部，后前行于阴毛部，沿腹内，向上经过关元等穴，到达咽喉部，再上行环绕口唇，经过面部，进入目眶下。其另一条脉，由胞中贯脊，上循背部正中（见图 5–2–27）。

2. 经脉主治

本经脉主治腹、胸、颈、头面的局部病症及相应的内脏器官疾病，少数腧穴有强壮作用或可治疗神志病。

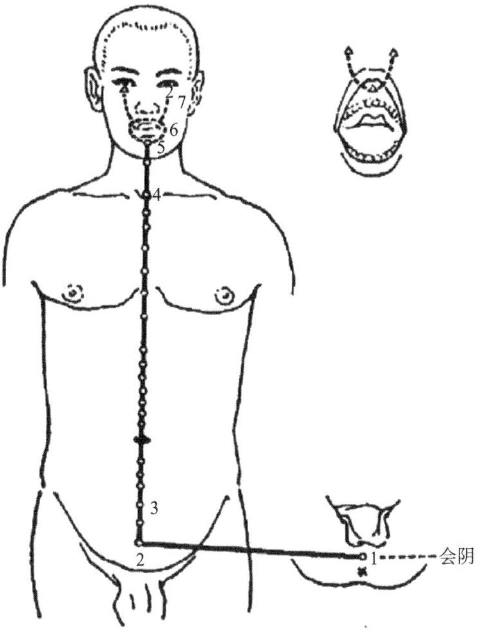

图 5-2-27　任脉循行示意图

3. 常用腧穴（见图 5-2-28）

（1）中极

【定位】本穴在下腹部，前正中线上，当脐中下 4 寸。

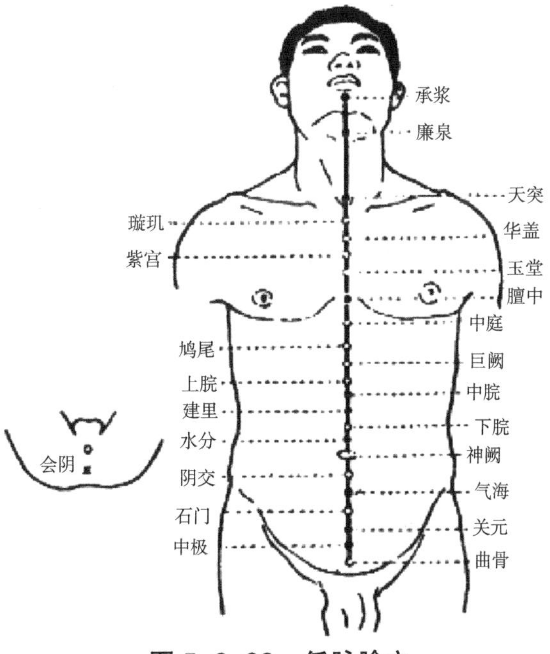

图 5-2-28　任脉腧穴

【功效】本穴主治癃闭，遗尿，尿频，月经不调，带下，痛经，崩漏，阴挺，遗精，阳痿，疝气。

（2）关元

【定位】本穴在下腹部，前正中线上，当脐中下 3 寸。

【功效】本穴主治虚劳羸瘦，中风脱证，眩晕，阳痿，遗精，月经不调，痛经，闭经，崩漏，带下，不孕，遗尿，小便频数，癃闭，疝气，腹痛，泄泻。

（3）气海

【定位】本穴在下腹部，前正中线上，当脐中下 1.5 寸。

【功效】本穴主治腹痛，泻泄，便秘，遗尿，阳痿，遗精，闭经，痛经，崩漏，带下，阴挺，疝气，中风脱证，虚劳羸瘦。

（4）神阙

【定位】本穴在腹中部，脐中央。

【功效】本穴主治腹痛，久泻，脱肛，痢疾，水肿，虚脱。

（5）下脘

【定位】本穴在上腹部，前正中线上，当脐中上 2 寸。

【功效】本穴主治腹痛，腹胀，食谷不化，呕吐，泄泻，虚肿，消瘦。

（6）建里

【定位】本穴在上腹部，前正中线上，当脐中上 3 寸。

【功效】本穴主治胃痛，腹胀，肠鸣，呕吐，食欲不振，水肿。

（7）中脘

【定位】本穴在上腹部，前正中线上，当脐中上 4 寸。

【功效】本穴主治胃痛，呕吐，吞酸，腹胀，食谷不化，泄泻，黄疸，咳喘痰多，癫痫，失眠。

（8）上脘

【定位】本穴在上腹部，前正中线上，当脐中上 5 寸。

【功效】本穴主治胃痛，呕吐，腹胀，吞酸，食谷不化，吐血，黄疸，癫痫。

（9）膻中

【定位】本穴在胸部，当前正中线上，平第四肋间，两乳头连线的中点。

【功效】本穴主治胸闷，气短，胸痛，心悸，咳嗽，气喘，乳汁少，乳痛，呃逆，呕吐。

（10）承浆

【定位】本穴在面部，当颏唇沟的正中凹陷处。

【功效】本穴主治口㖞，唇紧，齿龈肿痛，流涎，暴喑，口舌生疮，面痛，消渴，癫痫。

【思考题】

1. 经络系统的组成。
2. 经络的循行路线。
3. 任脉主治病症。
4. 督脉主治病症。

第三节　经外奇穴及经验穴

一、四神聪

【定位】正坐位，本穴在头顶部，当百会前后左右各 1 寸，共 4 个穴位。

【功效】本穴主治头痛，眩晕，失眠，健忘，癫痫。

二、印堂

【定位】本穴在额部，当两眉头之中间。

【功效】本穴主治头痛，眩晕，失眠，小儿惊风，鼻塞，鼻渊，鼻衄，眉棱骨痛，目痛。

三、鱼腰

【定位】正坐或仰卧位，本穴在额部，瞳孔直上，眉毛中。

【功效】本穴主治目赤肿痛，目翳，眼睑下垂，眼睑动，眉棱骨痛。

四、太阳

【定位】本穴在颞部，当眉梢与目外眦之间，向后约一横指的凹陷处。
【功效】本穴主治头痛，目疾，齿痛，面痛。

五、牵正

【定位】本穴在耳垂前 0.5 ~ 1 寸处，于耳垂中点相平处取穴。
【功效】本穴主治口眼㖞斜，咬肌痉挛，腮腺炎，口疮，下牙痛等。

六、翳明

【定位】正坐位，头略前倾，本穴在颈部，当翳风后 1 寸。
【功效】本穴主治目疾，耳鸣，失眠，头痛。

七、安眠

【定位】本穴在颈部，在翳风穴与风池穴连线的中点。
【功效】本穴主治失眠，眩晕，头痛，心悸，癫狂等。

八、颈臂

【定位】本穴在锁骨上窝中央至锁骨内侧端之中点。
【功效】本穴主治肩、臂、手指麻木或疼痛，上肢麻木。

九、血压点

【定位】本穴在第六、第七颈椎棘突之间旁开 2 寸。
【功效】本穴主治高血压，低血压。

十、定喘

【定位】本穴在第七颈椎棘突下，大椎穴旁开 0.5 寸处。
【功效】本穴主治哮喘，咳嗽，落枕，肩背痛，上肢疼痛不举。

十一、桥弓

【定位】本穴在耳垂后凹陷中，翳风穴到颈下锁骨中的缺盆穴这一条线上。
【功效】本穴主治高血压。

十二、夹喉穴

【定位】本穴位于喉结两侧，人迎穴上下延伸各 1.5 寸。
【功效】本穴主治失音。

十三、子宫

【定位】仰卧位，本穴在下腹部，当脐中下 4 寸，中极穴旁开 3 寸。
【功效】本穴主治子宫脱垂，不孕，痛经，崩漏，月经不调。

十四、胃上

【定位】本穴在脐上 2 寸，前正中线旁开 4 寸。
【功效】本穴主治胃下垂，胃痛，腹胀。

十五、提托

【定位】本穴在关元穴旁开 4 寸。
【功效】本穴主治子宫下垂，痛经，腹痛，腹胀，疝气，肾下垂。

十六、夹脊

【定位】俯伏或伏卧位，本穴在背腰部，当第一胸椎至第五腰椎棘突下两侧，后正中线旁开 0.5 寸，一侧 17 个穴位，左右共 34 穴。

【功效】胸 1 ~ 5 夹脊穴主治心肺、胸部及上肢疾病；胸 6 ~ 12 夹脊穴主治胃肠、脾、肝、胆疾病；腰 1 ~ 5 夹脊穴主治下肢疼痛，腰、骶、小腹部疾病。

十七、腰眼

【定位】俯卧位，本穴在腰部，当第四腰椎棘突下，旁开约 3.5 寸凹陷中。

【功效】本穴主治腰痛，尿频，月经不调，带下。

十八、胰俞

【定位】本穴在第八胸椎棘突下，旁开 1.5 寸。

【功效】本穴主治消渴。

十九、十宣

【定位】仰掌，十指微屈，本穴在手十指尖端，距指甲游离缘 0.1 寸（指寸），左右共 10 个穴位。

【功效】本穴主治昏迷，高热，晕厥，中暑，癫痫，咽喉肿痛。

二十、四缝

【定位】仰掌伸指，本穴在第二至第五指掌侧，近端指关节的中央，一侧 4 个穴位，左右共 8 穴。

【功效】本穴主治小儿疳积，百日咳。

二十一、牙痛穴

【定位】本穴在手掌面，第三、第四掌骨之间，当指根横纹后约 1 寸。

【功效】本穴主治牙痛，下颌关节痛。

二十二、腰痛穴

【定位】本穴在手背侧，当第二、第三掌骨及第四、第五掌骨之间，当腕横纹与掌指关节中点处，一侧 2 穴，左右共 4 穴。

【功效】本穴主治急性腰扭伤。

二十三、外劳宫

【定位】本穴在手背侧，当第二、第三掌骨之间，掌指关节后 0.5 寸。

【功效】本穴主治落枕，手指麻木，手指屈伸不利。

二十四、肩前（肩内俞）

【定位】垂臂，本穴在肩部腋前皱襞头上 1.5 寸，或于腋前皱襞头与肩髃穴连线的中点取穴。

【功效】本穴主治肩痛不举，上肢瘫痪，肩关节及其周围软组织疾患。

二十五、百虫窝

【定位】正坐屈膝或仰卧位，本穴在大腿内侧，髌底内侧上 3 寸，即血海上 1 寸。

【功效】本穴主治皮肤瘙痒，风疹，湿疹，疮疡，蛔虫病。

二十六、膝眼

【定位】屈膝，本穴在髌韧带两侧凹陷处，在内侧的称内膝眼，在外侧的称外膝眼。

【功效】本穴主治膝肿痛，脚气。

二十七、胆囊

【定位】正坐或侧卧位，本穴在小腿外侧上部，当腓骨小头前下方凹陷处（阳陵泉）直下 2 寸。

【功效】本穴主治急、慢性胆囊炎，胆石症，胆绞痛，胆道蛔虫症。

二十八、阑尾

【定位】正坐或仰卧屈膝，本穴在小腿前侧上部，当犊鼻下 5 寸，胫骨前缘旁开一横指。

【功效】本穴主治急、慢性阑尾炎。

二十九、抬肩

【定位】本穴在阳陵泉与足三里穴连线之中点处。

【功效】本穴主治肩痛不举，肩关节周围炎，下肢痿痹。

三十、肾系穴

【定位】本穴位于髌骨正中线向上 6 寸。

【功效】本穴主治消渴。

三十一、新大郄

【定位】本穴位于承扶和委中连线的中点向外 0.5 寸，向下 0.5 寸。

【功效】本穴主治恶性肿瘤。

三十二、新内郄

【定位】本穴位于承扶和委中连线的中点向内 0.5 寸，向下 1 寸。

【功效】本穴主治良性肿瘤。

三十三、积聚痞块

【定位】本穴位于第二腰椎棘突下，正中线旁开 4 寸。

【功效】本穴主治良性肿瘤。

三十四、肝炎点

【定位】本穴位于内踝尖上 1.5 寸，胫骨后缘处。

【功效】本穴主治急性肝炎。

三十五、便毒

【定位】本穴位于前臂屈侧正中线，腕横纹上 4 寸，掌长肌腱和桡侧腕屈肌腱之间。

【功效】本穴主治肛周脓肿。

三十六、溃疡点

【定位】本穴位于第十二胸椎棘突下旁开 5 寸处。

【功效】本穴主治胃溃疡。

三十七、痞块点

【定位】本穴位于第二腰椎棘突下，正中线旁开 1 寸。

【功效】本穴主治肿瘤，为最佳止痛穴。

【思考题】

1. 背腰部主要经外奇穴有哪些？
2. 头面部主要经外奇穴有哪些？
3. 胸腹部主要经外奇穴有哪些？
4. 上肢部主要经外奇穴有哪些？

第四节　经脉系统的功能

一、沟通内外，网络全身

《灵枢·海论》记载："夫十二经脉者，内属于府藏，外络于肢节。"人体的五脏六腑、四肢百骸、五官九窍、皮肉筋骨等组织器官，虽有各自不同的生理功能，但又互相联系、互相配合，进行有机的整体活动，使人体内外、上下、前后、左右构成一个有机的整体，保持协调、统一。人体的这种整体联系和整体活动主要是依靠经络系统的联络沟通实现的。十二经脉及经别重在人体体表与脏腑，以及脏腑间的联系；十二经脉和十五络脉，重于体表与体表，以及体表与脏腑间的联系；十二经脉通过奇经八脉加强了经与经之间的联系；十二经的标本、气街和四海（髓海、血海、气海、水谷之海）则加强了人体前后腹背和头身上下的分段联系。经络系统是以头身四海为总纲，以十二经脉为主体，分散为三百六十五络遍布全身，将人体各部位紧密地联系起来，使人体各部的活动保持完整和统一。

二、运行气血，协调阴阳

《灵枢·本藏》言，经络“行血气而营阴阳，濡筋骨，利关节”，说明经络具有运行气血、濡养周身及协调阴阳的作用。气血是人体生命活动的物质基础，气血在全身各部的输布有赖经络的运行，人体各个脏腑组织器官在气血的温养、濡润下，才能发挥其正常生理作用。无论“原气”“宗气”（包括营气、清气、卫气），必经过经络营运于周身内外，使得气血“内溉脏腑，外濡腠理”（《灵枢·脉度》），从而使体内的脏腑和体表的五官九窍、皮肉筋骨均能息息相通、协调一致。在经络的联系下，气血盛衰和机能动静保持相对平衡，使人体“阴平阳秘，精神乃治”（《素问·生气通天论》）。

三、抗御病邪，反映症候

经络反映症候可以是局部的、一经的、数经的，或是整体的。在临床上，经络的阴阳气血盛衰可出现寒热虚实等症候表现。疾病由表及里，由三阳经传入三阴经的发展变化过程，体现了经络与经络之间、经络与脏腑之间存在着相互间的联系。如太阳经出现病变可出现“热结膀胱”和小肠腑证，经络的阴气不足也会出现五心烦热、盗汗等阴虚内热的表现。

四、传导感应，调整虚实

经络就像是人体四通八达的网络，在正常情况下能运行气血，协调阴阳，传递信息到人体各部。当发生气血不和及阴阳失衡等病症时，也是通过经络将疾病的信息反映出来。针灸等治法是通过激发经络本身的功能，疏通经气的传导，使机体阴阳处于平衡状态，如《灵枢·刺节真邪》所言：“泻其有余，补其不足，阴阳平复。”

【思考题】

1. 经络系统的主要功能有哪些？
2. 宗气包含什么？

3. 经络是怎样抗御病邪，反映症候的?

[附] 小儿按摩常用穴位

一、天门

【位置】眉心至前发际成一直线。

【操作】两拇指自下而上交替直推，称“开天门”。

【次数】30 ~ 50 次。

【功效】疏风解表，开窍醒脑，镇静安神。

【临床应用】本穴主治感冒、发热、头痛、惊风、夜啼。治疗外感发热、头痛，多与揉太阳、推坎宫等合用；若惊惕不安、烦躁不宁，多与清肝经、按揉百会等配伍应用。

二、坎宫

【位置】眉心至眉梢成一横线。

【操作】两拇指自眉心向两侧眉梢分推，称“推坎宫”，亦称“分头阴阳”。

【次数】30 ~ 50 次。

【功效】疏风解表，醒脑明目，止头痛。

【临床应用】本穴主治感冒、发热、头痛、目赤痛。用于治疗外感发热、头痛，多与开天门、揉太阳等合用；若治疗惊风、目赤痛，多与清肝经、揉小天心、清天河水等合用。

三、山根

【位置】本穴位于两目内眦连线中点，鼻根低洼处。

【操作】用拇指指甲掐，称“掐山根”。

【次数】3 ~ 5 次。

【功效】开窍醒脑，安神。

【临床应用】本穴主治惊风，抽搐。治疗惊风昏迷、抽搐等，多与掐人中、掐老龙等合用。本穴除用于治疗疾病外，还可协助诊断，如山根色青为惊风或脾胃虚寒。

四、囟门

【位置】本穴位于前发际正中上 2 寸，百会前凹陷中。

【操作】两手四指扶患儿头部，两拇指自前发际向该穴交替推之（囟门未合时，仅推至边缘），称“推囟门”；拇指端轻揉本穴，称“揉囟门”。

【次数】50 ~ 100 次。

【功效】镇静安神，通窍。

【临床应用】本穴主治头痛、惊风、鼻塞、衄血、神昏烦躁等症。正常儿前囟在生后 12 ~ 18 个月之间闭合，故操作时需注意，不可用力按压。

五、耳后高骨

【位置】本穴位于耳后入发际，乳突后缘高骨下凹陷中。

【操作】用拇指或中指揉，称“揉耳后高骨”。

【次数】30 ~ 50 次。

【功效】疏风解表。

【临床应用】本穴主治感冒、头痛、惊风、烦躁不安。常用于治疗感冒，多与开天门、推坎宫、揉太阳等合用；亦能安神除烦，治疗神昏烦躁等症。

六、天柱骨

【位置】本穴位于项后发际正中至大椎穴成一直线。

【操作】用拇指或食、中两指，自上向下直推，称“推天柱骨”。亦可用汤匙边蘸水边自上向下刮，称“刮天柱骨”。

【次数】推 100 ~ 500 次，刮至皮下轻度瘀血即可。

【功效】降逆止呕，祛风散寒。

【临床应用】本穴主治发热、呕吐、颈项痛。主要用于治疗呕吐、恶心和外感发热、项强等症。治疗呕吐、恶心多与横纹推向板门、揉中脘等合用，单用本法亦有效，但次数宜多；治疗外感发热、颈项强痛多与拿风池、掐揉二扇门等同用。

七、桥弓

【位置】本穴位于颈部两侧沿胸锁乳突肌成一线。

【操作】用拇指或食、中、无名三指揉，或用拇、食两指提拿，或用拇指抹。

【次数】揉 50 ~ 100 次，提拿 3 ~ 5 次，抹 3 ~ 5 分钟。

【功效】舒筋活血，解痉止痛。

【临床应用】本穴主治斜颈、项强。主要用于治疗小儿肌性斜颈、项强等症。

八、乳旁

【位置】本穴位于乳头外侧旁开 0.2 寸。

【操作】用中指端揉，称“揉乳旁”。

【次数】30—50 次。

【功效】理气化痰，止咳。

【临床应用】本穴治疗胸闷、喘咳等症，临床上多与揉乳根同时使用，以增强其治疗效果。

九、胁肋

【位置】本穴位于两侧胁肋部，从腋下至天枢。

【操作】用两手掌从两腋下搓摩至天枢穴，称“搓摩胁肋”，又称“按弦走搓摩”。

【次数】50 ~ 100 次。

【功效】顺气化痰，除胸闷、消积滞。

【临床应用】本穴对治疗小儿因食积、痰壅气逆所致的胸闷、腹胀、气喘等有效。

十、腹

【位置】本穴位于腹部。

【操作】自剑突下到脐，用两拇指从中间向两旁分推，称“分推腹阴阳”；用掌或四指沿脐周围摩，称“摩腹”。

【次数】分推 100 次，摩 5 ~ 10 分钟。

【功效】消食理气，健脾和胃。

【临床应用】本穴善治乳食停滞或胃气上逆引起的恶心、呕吐、腹胀等症，多与推脾经、运内八卦、按揉足三里等合用。

十一、脐

【位置】本穴位于肚脐。

【操作】用中指端或掌根揉，称“揉脐”；用掌摩，称“摩脐”。

【次数】揉 100 ~ 300 次，摩 5 分钟。

【功效】温阳散寒，补益气血，健脾和胃，消食导滞。

【临床应用】本穴用于治疗腹泻、便秘、腹痛等症，常与摩腹、推七节骨、揉龟尾配合使用。

十二、丹田

【位置】本穴位于脐下 2 ~ 3 寸之间。

【操作】用掌揉或摩，称“揉丹田”或“摩丹田”。

【次数】揉 100 ～ 300 次，摩 5 分钟。

【功效】培肾固本，温补下元。

【临床应用】本穴多用于治疗小儿先天不足、寒凝少腹及腹痛、遗尿、脱肛等症，常与补肾经、推三关、揉外劳宫等合用；用于治疗尿潴留，常与清小肠、推箕门等合用。

十三、肚角

【位置】本穴位于脐下 2 寸，石门穴旁开 2 寸大筋处。

【操作】用拇、食、中三指做拿法，称“拿肚角”。

【次数】3—5 次。

【功效】温阳散寒，止痛，消食导滞。

【临床应用】本穴主治腹痛、腹泻、便秘。拿肚角是止腹痛的要法，对治疗各种原因引起的腹痛均可应用，特别是对寒痛、伤食痛效果更佳。

十四、脊柱

【位置】本穴位于大椎至龟尾成一直线。

【操作】用食、中二指指面自上而下做直推，称“推脊”；用捏法自下而上称“捏脊”，每捏三下将背脊提一下，称为“捏三提一法”。

【次数】推 100 ～ 300 次，捏 3 ～ 5 遍。

【功效】调阴阳，理气血，和脏腑，通经络，培元气。

【临床应用】本穴主治发热、惊风、疳积、腹泻。捏脊具有强健身体的功能，是小儿保健常用手法之一。临床上多与补脾经、补肾经、推三关、摩腹、按揉足三里等配合应用，对治疗先天和后天不足的一些慢性病证均有一定的效果。推脊柱能清热，多与清天河水、退六腑、推涌泉等合用，并能治疗腰背强痛、角弓反张、下焦阳气虚弱等症。

十五、七节骨

【位置】本穴位于第四腰椎至龟尾，成一直线。

【操作】用拇指桡侧面或食、中二指面自下而上或自上而下做直推，分别称“推上七节骨”和“推下七节骨”。

【次数】100 ～ 300 次。

【功效】上推：温阳止泻，升阳举陷。下推：泻热通便。

【临床应用】推上七节骨多用于治疗虚寒腹泻、久痢等症；临床上与按揉百会、揉丹田等合用，治疗气虚下陷引起的遗尿、脱肛等症。推下七节骨多用于治疗肠热便秘或痢疾等症。

十六、龟尾

【位置】本穴位于尾椎骨端。

【操作】用拇指端或中指端揉，称“揉龟尾”。

【次数】100 次。

【功效】通调督脉之经气，调理大肠。

【临床应用】本穴性平和，能止泻，也能通便，多与揉脐、推七节骨等合用，治疗泄泻、便秘等症。

十七、脾经

【位置】本穴位于拇指桡侧缘或拇指罗纹面。

【操作】将患儿拇指屈曲，循拇指桡侧缘由指尖向指根方向直推为补（亦可旋推拇指罗纹面），称“补脾经”；将患儿拇指伸直，自指根推向指尖，称“清脾经”。

【次数】100 ~ 500 次。

【功效】补脾经能健脾胃、补气血；清脾经能清利湿热、化痰止呕。

【临床应用】本穴用于治疗脾胃虚弱引起的食欲不振、肌肉消瘦、消化不良等症，多与推三关、运八卦、捏脊等合用；用于治疗湿热熏蒸、皮肤发黄、恶心呕吐、痢疾等症。由于小儿脾胃薄弱，不宜攻伐太过，在一般情况下，多用补法，体壮邪实者方可用清法。小儿体虚，正气不足，患斑疹热病时，推补本穴，可使隐疹透出，但手法宜快，用力宜重。

十八、肝经

【位置】本穴位于食指罗纹面。

【操作】旋推或向心直推食指螺纹面，称“补肝经”；离心直推食指螺纹面，称“清肝经”。

【次数】100 次。

【功效】平肝泻火，解郁除烦，息风止痉。

【临床应用】本穴用于治疗惊风抽搐、烦躁不安、五心烦热等症，多与清心经、掐揉小天心、退六腑等合用；肝经宜清不宜补，若肝虚应补时则补后加清，或以补肾经代之，为滋肾养肝法。

十九、心经

【位置】本穴位于中指罗纹面。

【操作】旋推或向心直推中指螺纹面，称“补心经”；离心直推中指螺纹面，称“清心经”。

【次数】100 次。

【功效】清热退心火。

【临床应用】本穴主治五心烦热、口舌生疮、小便短赤、惊惕不安、心血不足。清心经常用于治疗心火旺盛而引起的高热神昏、面赤口疮、小便短赤等症，多与清天河水、清小肠、退六腑等配合使用；本穴宜清不宜补，恐动心火，若气血不足而见心烦不安、睡卧露睛等症，需用补法时，可补后加清，或以补脾经代之。

二十、肺经

【位置】本穴位于无名指螺纹面。

【操作】旋推或向心直推无名指螺纹面，称“补肺经”；离心直推无名指螺纹面，称“清肺经”。

【次数】100 次。

【功效】清肺经能清肺泻热、化痰止咳，补肺经能补益肺气。

【临床应用】本穴用于治疗肺热痰喘、痰鸣等症，多与清天河水、退六腑、运八卦合用；用于治疗肺气虚弱、肺经虚寒所致咳嗽、气喘、虚汗、畏寒等症，多与补脾经、推三关、揉二马等合用。

二十一、肾经

【位置】本穴位于小指罗纹面。

【操作】旋推或向心直推小指螺纹面，称“补肾经”；离心直推小指螺纹面，称“清肾经”。

【次数】100 次。

【功效】补肾经能补肾健脑、温养下元。

【临床应用】本穴常用于治疗先天不足、久病体虚、肾虚久泻、虚喘、遗尿等症，多与补脾经、推三关、揉二马等合用。小儿肾常虚，所以肾经宜补不宜清，如膀胱湿热、小便短赤等需清利下焦湿热时，可用清小肠代之。

二十二、大肠

【位置】本穴位于食指桡侧缘，指尖至虎口成一直线。

【操作】用拇指桡侧缘或食、中二指指面，自指尖推向虎口，称“补大肠”；反之为“清大肠”。

【次数】100 ~ 300 次。

【功效】补大肠能涩肠固脱、温中止泻。清大肠能清利肠腑、祛湿热、导积滞。

【临床应用】本穴用于治疗虚寒腹痛、泄泻、脱肛等症，多与补脾经、推三关等合用。用于治疗湿热留滞肠道所致的食积、便秘、痢下赤白等症，常与清天河水、退六腑、推下七节骨等合用。

二十三、小肠

【位置】本穴位于小指尺侧缘，指尖至指根成一直线。

【操作】用推法自指尖向指根直推为补，称“补小肠”；反之为“清小肠”。

【次数】100 次。

【功效】清法有清热利尿、分清别浊之功效；补法有养阴清热之效。

【临床应用】本穴主治小便赤涩、水泄、口舌糜烂。若心经有热，移热于小肠，可配合清天河水，加强清热利尿作用；若阴虚水亏、小便短赤，可用补法。

二十四、肾顶

【位置】本穴位于小指顶端。

【操作】以中指或拇指按揉，称“揉肾顶”。

【次数】100 次。

【功效】止汗。

【临床应用】肾顶为止汗要穴，揉肾顶对治疗自汗、盗汗、大汗淋漓者，均有良效。

二十五、肾纹

【位置】本穴位于手掌面，小指第二指间关节横纹处。

【操作】用中指或拇指按揉，称“揉肾纹”。

【次数】100 次。

【功效】祛风明目，散瘀结。

【临床应用】本穴常用于治疗目赤肿痛或热毒内陷、瘀结不散所致的高热、呼吸气凉、手足逆冷等症，多与揉小天心、退六腑、清天河水等合用。

二十六、四横纹

【位置】本穴位于掌面，食、中、无名、小指第一指间关节横纹。

【操作】用拇指甲掐揉，称“掐四横纹”；四指并拢，从食指横纹处横向直推致小指横纹处，称“推四横纹”。

【次数】掐3～5次，推100～300次。

【功效】掐四横纹能退热除烦、散结；推四横纹能调和气血、消胀。

【临床应用】本穴常用于治疗疳积、腹胀、气血不和等症，多与补脾经、揉中脘等合用。

二十七、掌小横纹

【位置】本穴位于掌面小指根下，尺侧掌纹头。

【操作】用中指或拇指按揉，称“揉掌小横纹”。

【次数】100次。

【功效】清热散结，化痰止咳。

【临床应用】本穴常用于治疗喘咳、口舌生疮等症，为治疗百日咳、肺炎的要穴，对婴儿流涎剧烈者，亦有良效。

二十八、胃经

【位置】本穴位于大鱼际桡侧赤白肉际，从掌根至拇指根部。

【操作】用拇指或中指从掌根推至拇指根部，称“清胃经”。

【次数】100次。

【功效】清中焦湿热、和胃降逆、泻胃火、除烦止渴。

【临床应用】本穴主治呕吐、呃逆、衄血。亦可用于治疗胃火上亢引起的衄血等，多与退六腑合用。

二十九、板门

【位置】本穴位于手掌大鱼际平面。

【操作】用拇指揉大鱼际平面，称“揉板门”；用拇指桡侧从拇指根推向腕横纹，称“板门推向横纹”，反之称“横纹推向板门”。

【次数】100～300次。

【功效】揉板门能健脾和胃、消食化滞，通达上下之气；板门推向横纹，功专止泻；横纹推向板门，功专止呕。

【临床应用】本穴主治食积、腹胀、食欲不振、呕吐、腹泻、气喘、嗳气。常用于治疗乳食停积、食欲不振、腹泻、呕吐等症，多与推脾经、运八卦等合用。

三十、内劳宫

【位置】本穴位于掌心中，握拳时中指和无名指之间中点。

【操作】用中指端揉，称“揉内劳宫”。

【次数】100 ~ 300 次。

【功效】清热除烦。

【临床应用】本穴主治发热、烦渴、口疮。用于治疗心经有热所致口舌生疮、发热、烦躁等，多与清天河水合用。

三十一、内八卦

【位置】本穴位于手掌面，以掌心为圆心，以圆心至中指根横纹内 2/3 和外 1/3 交界点为半径，画一圆，八卦穴即在此圆上。南（中指根下）为“离”，北为“坎”，东为“震”，西为“兑”；西北为“乾”，东北为“艮”，东南为“巽”，西南为“坤”。

【操作】用运法，自乾宫起至兑宫止，周而复始推运，称“运内八卦”。

【次数】100 ~ 300 次。

【功效】理气化痰、行滞消食。

【临床应用】本穴用于治疗痰喘、乳食内伤、胸闷、呕吐、腹泻等症，多与推脾经、推肺经、揉板门、揉中脘等合用。

三十二、小天心

【位置】本穴位于大、小鱼际交接处凹陷中。

【操作】用中指端揉，称“揉小天心”；用拇指甲掐，称“掐小天心”；用中指尖捣，称“捣小天心”。

【次数】揉 100 ~ 300 次，掐捣 5 ~ 20 次。

【功效】掐揉小天心能清热、明目、利尿；掐、捣小天心能镇静安神。

【临床应用】本穴主治惊风、抽搐、烦躁不安、夜啼、小便短赤、目赤痛。治疗心经有热而致的目赤肿痛、口舌生疮、惊惕不安、小便短赤等症，多与清肝经、清天河水等合用。

三十三、运土入水，运水入土

【位置】本穴位于手掌面，大指根至小指根，沿手掌边缘呈一条弧形曲线。

【操作】自拇指根沿手掌边缘，经小天心运至小指根，称“运土入水”；反之称“运水入土”。

【次数】100 ~ 300 次。

【功效】运土入水法能清脾胃湿热、利尿止泻，运水入土法能健脾胃、助运化、润燥通便。

【临床应用】本穴常用于治疗新病、实证，如因湿热内蕴而见少腹胀满、小便赤涩、泄泻、痢疾等症；及治疗因脾胃虚弱而致完谷不化、腹泻、疳积、便秘等症。

三十四、总筋

【位置】本穴位于掌后腕横纹中点。

【操作】用拇指或中指揉，称“揉总筋”；用拇指甲掐，称“掐总筋”。

【次数】揉 100 ~ 300 次，掐 3 ~ 5 次。

【功效】清热止痉，通调气机。

【临床应用】本穴主治惊风、抽搐、口舌生疮、潮热、牙痛。治疗口舌生疮、潮热等症，多与清心经、清天河水合用；治疗惊风、抽搐等症，多用掐总筋法。

三十五、大横纹

【位置】本穴位于仰掌，掌后横纹。近拇指端为阳池，近小指端为阴池。

【操作】两拇指自掌后横纹中点向两旁分推，称“分阴阳”；自两旁（阳池、阴池）向横纹中点推，称“合阴阳”。

【次数】100 ~ 300 次。

【功效】分阴阳能平衡阴阳、调和气血、消食积；合阴阳能行痰散结。

【临床应用】本穴主治寒热往来、腹泻、腹胀、呕吐、食积、烦躁不安。治疗阴阳不调、气血不和而导致的寒热往来、烦躁不安等症操作时，实热证阴池重分，虚寒证阳池重分；治疗痰结喘咳、胸闷等症，多配合揉肾纹、揉膻中以加强行痰散结的作用。

三十六、十宣（十王）

【位置】本穴位于两手十指尖，指甲内赤白肉际处。

【操作】用拇指甲依次掐之，称“掐十宣”。

【次数】3 ~ 5 次。

【功效】清热、醒神、开窍。

【临床应用】本穴主治惊风、高热、惊厥。掐十宣法主要用于急救，多与掐人中、掐老龙、掐小天心合用。

三十七、老龙

【位置】本穴位于中指甲根正中后一分处。

【操作】用拇指甲掐，称“掐老龙”。

【次数】3 ~ 5 次。

【功效】醒神开窍。

【临床应用】主要用于急救，对治疗急惊风有效。

三十八、端正

【位置】本穴位于中指甲根两侧后一分处，桡侧为左端正，尺侧为右端正。

【操作】用拇指甲掐并揉之，称“掐揉端正”。

【次数】掐 5 次，揉 50 ～ 100 次。

【功效】掐、揉右端正降逆止呕；掐、揉左端正功能升提。

【临床应用】本穴主治水泻、鼻衄、呕吐。掐端正法多用于治疗小儿惊风，常与掐老龙、清肝经等合用。另外，本穴对鼻衄有良效，方法是用细绳由中指第三节横纹起扎至指端（不可过紧），扎好后患儿静卧即可。

三十九、五指节

【位置】本穴位于掌背五指第一指间关节横纹处。

【操作】用拇指甲掐，称“掐五指节”；用拇、食指搓揉，称“揉五指节”。

【次数】掐 3 ～ 5 次，搓揉 30 ～ 50 次。

【功效】掐五指节能镇惊安神，搓揉五指节能祛痰、通窍。

【临床应用】本穴主治惊风、吐涎、惊惕不安、咳嗽。用于治疗惊惕不安、惊风等症，多与清肝经、掐老龙等合用；用于治疗胸闷、痰喘、咳嗽等，多与运内八卦、推揉膻中等合用。

四十、二扇门

【位置】本穴位于手背中指根两旁凹陷中。

【操作】用拇、食指或食、中二指对揉，称“揉二扇门”。

【次数】50 ～ 100 次。

【功效】发汗解表、退热平喘，是发汗效穴。

【临床应用】本穴主治身热无汗，痰喘气粗。揉时稍用力，速度宜快，多用于治疗外感风寒、身热无汗。

四十一、二人上马（二马、上马）

【位置】本穴位于手背第四、五掌骨小头中间的后方凹陷中。

【操作】用拇指或中指揉，称“揉二人上马”。

【次数】揉 100 次。

【功效】补肾滋阴。

【临床应用】本穴主治小便短赤、腹痛、牙痛、虚热喘促。治疗阴虚阳亢、潮热烦躁、牙痛、便赤等症，可与其他补益穴合用。

四十二、威灵

【位置】本穴位于手背第二、第三掌骨间。

【操作】用拇指指甲掐，然后揉之，称为“掐威灵”。

【次数】掐 3 ～ 5 次。

【功效】开窍醒神。

【临床应用】本穴主治惊风、抽搐、昏迷不醒。治疗急惊暴死、昏迷不醒时的急救，常与掐精宁同用，加强开窍醒神作用。

四十三、精宁

【位置】本穴位于手背第四、第五掌骨间。

【操作】用拇指指甲掐，然后揉之，称为“掐精宁”。

【次数】掐 3 ～ 5 次。

【功效】行气、破结、化痰，开窍醒神。

【临床应用】本穴主治痰鸣、气喘、干呕、疳积、惊风、抽搐。常与掐威灵同用，加强开窍醒神作用。体虚者慎用。

四十四、外劳宫

【位置】本穴位于手背正中，与内劳宫相对。

【操作】用中指端揉，称“揉外劳宫”。

【次数】100 次。

【功效】本穴性温，为温阳散寒、升阳举陷之佳穴，兼能发汗解表。

【临床应用】本穴主治风寒感冒、腹痛、腹泻、脱肛、遗尿。临床上多用揉法，用于治疗一切寒证，不论外感风寒、鼻塞流涕还是脏腑积寒、完谷不化、肠鸣腹泻、寒痢腹痛等症皆宜。可与补脾经、推三关、揉丹田、揉二马等合用。

四十五、外八卦

【位置】本穴位于手背外劳宫周围，与内八卦相对处。

【操作】拇指做顺时针方向掐运，称“运外八卦”。

【次数】100 ～ 300 次。

【功效】宽胸理气，通滞散结。

【临床应用】本穴主治胸闷、腹胀、便秘。治疗腹胀、便结、胸膈满闷等症，多与摩腹、推揉膻中等合用。

四十六、一窝风

【位置】本穴位于手背腕横纹中央凹陷处。

【操作】用中指端揉，称“揉一窝风”。

【次数】100 ~ 300 次。

【功效】温中行气，止痹痛；发散风寒、宣通表里。

【临床应用】本穴主治感冒、腹痛、关节痛。常用于治疗受寒、食积等原因引起的腹痛等症，多与拿肚角、推三关、揉中脘等合用。对寒滞经络引起的痹痛或外感风寒等症也有效。

四十七、膊阳池

【位置】本穴位于前臂背侧，一窝风上 3 寸。

【操作】用拇指或中指端揉，称“揉膊阳池”。

【次数】揉 100 ~ 300 次。

【功效】通大便、利小便、止头痛。

【临床应用】治疗小儿便秘、腹胀、腹痛、头痛、小便不利，常与清大肠、下推七节骨合用。特别对于大便秘结者，多揉之有显效。

四十八、三关

【位置】本穴位于前臂桡侧，阳池至曲池成一直线。

【操作】用拇指桡侧面或食中二指指面，自腕推向肘，称“推三关”。

【次数】300 次。

【功效】本穴性温，能补气行气、温阳散寒，主治一切虚寒证，亦能益气活血，发汗解表。

【临床应用】本穴主治腹痛、腹泻、畏寒肢冷、病后体弱等一切虚寒证。治疗气血虚弱、命门火衰、下元虚冷、阳气不足引起的四肢厥冷、面色无华、食欲不振、疳积、吐泻等症，多与补脾经、摩腹、揉脐、捏脊等合用。治疗感冒、畏寒肢冷或疹出不透等症，多与清肺经、推攒竹、掐揉二扇门等合用。

四十九、天河水

【位置】本穴位于前臂掌侧正中，腕横纹至肘横纹成一直线。

【操作】用食、中二指指腹，从腕推向肘，称“清天河水”。

【次数】300 次。

【功效】性微凉，能清热解表、泻热除烦。

【临床应用】本穴用于治疗热性病证，清热而不伤阴分，多用于治疗五心烦热、口燥咽干、唇舌生疮等症。用于治疗外感发热、头痛、咽痛等，常与“四大手法”配合使用。

五十、六腑

【位置】本穴位于前臂尺侧，肘横纹到腕横纹成一直线。

【操作】用食、中二指指腹，自肘推至腕，称“退六腑”。

【次数】300 次。

【功效】性寒凉，能清热、凉血、解毒。

【临床应用】本穴主治高热、烦躁、口渴、惊风、鹅口疮、咽痛、便秘等一切实热证。对脏腑郁热积滞、壮热烦渴、痄腮、肿毒等实热证均可应用，常与清天河水、揉小天心、揉二马等合用。

五十一、洪池

【位置】本穴位于仰掌，肘部微屈，当肱二头肌腱内侧。

【操作】按摩师一手拇指按穴位上，另一手拿患儿四指摇之，称“按摇洪池”。

【次数】摇 5 ~ 10 次。

【功效】调和气血，通调经络。

【临床应用】本穴主治关节疼痛、惊风、抽搐、发热。治疗关节疼痛，多与按、揉、拿局部和邻近穴位配合应用。因该穴通心气，按之能泄血热，故又可与清天河水同用，清心热。

五十二、箕门

【位置】本穴位于大腿内侧，膝盖上缘至腹股沟成一直线。

【操作】用食、中二指自膝盖内侧上缘推至腹股沟，称“推箕门”。

【次数】100 ~ 300 次。

【功效】利尿，止泻。

【临床应用】本穴主治小便短赤、尿闭、水泻。用于治疗尿闭，多与揉丹田、揉三阴交合用；用于治疗小便赤涩不利，多与清小肠合用；用于治疗水泻无尿，有利小便实大便的作用。

五十三、百虫

【位置】本穴位于膝上内侧肌肉丰厚处。

【操作】用拇指和食、中二指对称提拿，称“拿百虫”；用拇指端按揉，称“按揉百虫”。

【次数】拿 3 ～ 5 次，按揉 10 ～ 20 次。

【功效】通经络，止抽搐。

【临床应用】本穴主治四肢抽搐，下肢痿痹。治疗下肢瘫痪及痹痛等症，常与拿委中、按揉足三里等合用。

【思考题】

1. 头面部主要穴位有哪些?
2. 胸腹部主要穴位有哪些?
3. 背腰部主要穴位有哪些?

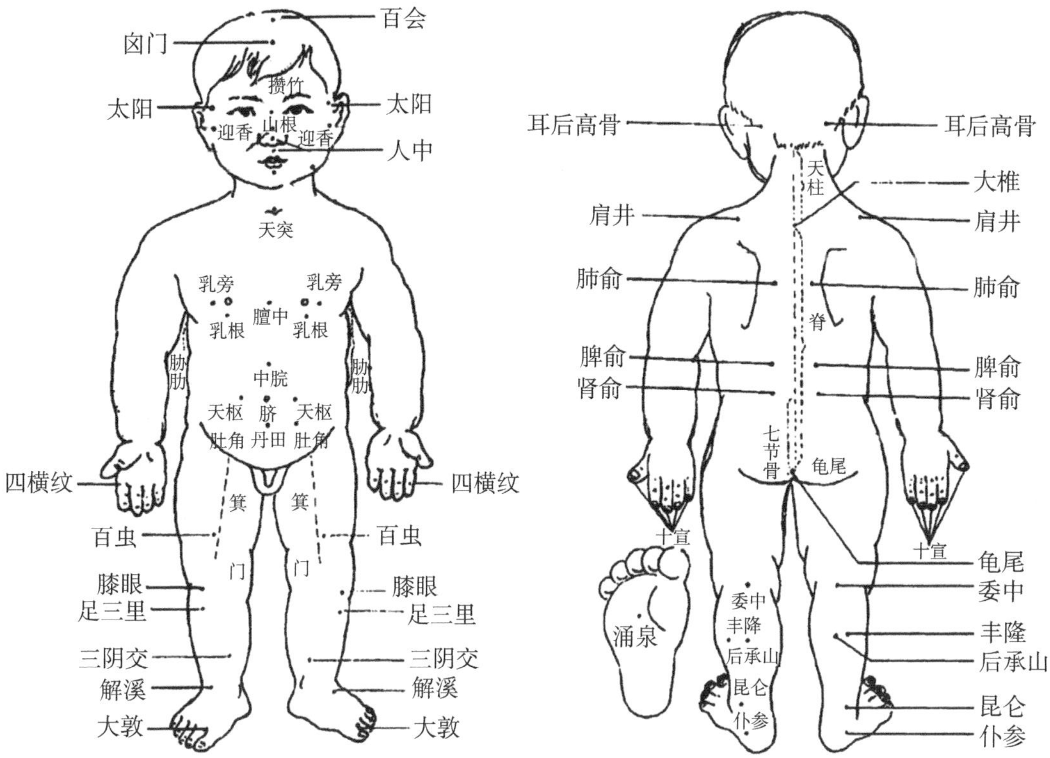

附图 5-1 小儿推拿穴位图

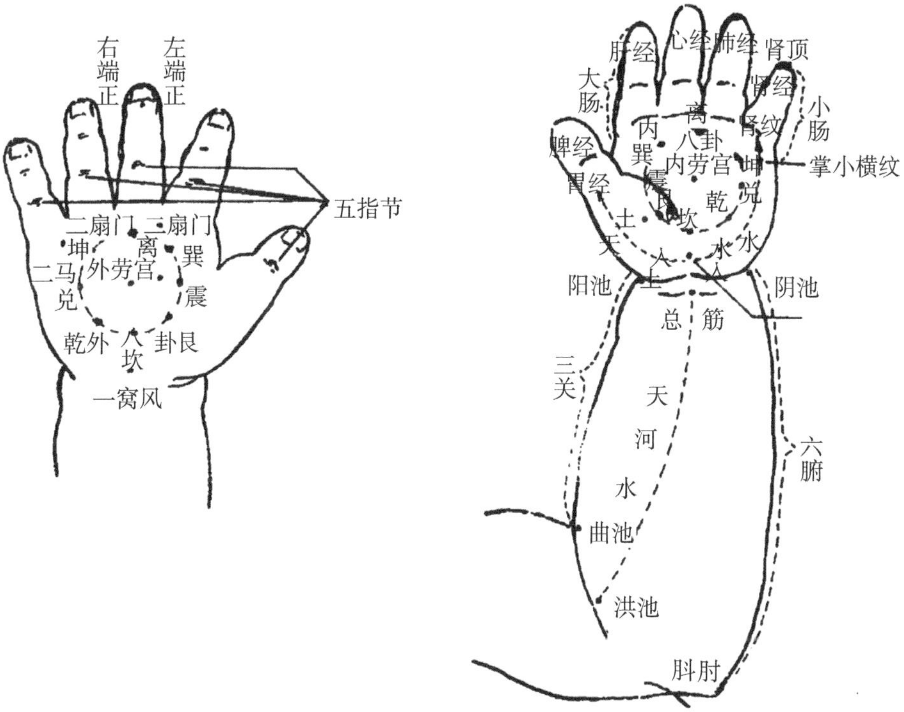

附图 5-2 小儿推拿穴位图

主要参考文献

[1] 寇伯龙主编 . 骨科临床备忘录 . 北京：人民军医出版社，2007.

[2] 张长江主编 . 脊柱相关疾病 . 北京：人民卫生出版社，1998.

[3] 鲁京硕 . 手诊手疗图解精要 . 北京：人民体育出版社，2002.

[4] 成为品主编，中国就业培训技术指导中心组织编写 . 保健按摩师（基础知识）. 北京：中国劳动社会保障出版社，2002.

[5] 王琦主编 . 中国人九种体质的发现 . 北京：科学出版社，2011.

[6] 成为品主编 . 实用正常人体学 . 北京：民族出版社，2017.

[7] 成为品主编 . 中医基础理论 . 北京：民族出版社，2018.

[8] 成为品主编 . 经络腧穴学 . 北京：民族出版社，2018.

[9] 成为品主编 . 按摩学基础 . 北京：民族出版社，2017.

[10] 成为品主编 . 反射疗法学 . 北京：民族出版社，2018.

图书在版编目(CIP)数据

保健按摩师职业技能等级认定基础知识 / 成为品，张海燕主编. —北京：民族出版社，2020.11（2023.10重印）

全国保健按摩师职业技能等级认定教材

ISBN 978-7-105-16352-6

Ⅰ. ①保… Ⅱ. ①成… ②张… Ⅲ. ①保健－按摩疗法(中医)－职业技能－鉴定－教材 Ⅳ. ①R244.1

中国版本图书馆CIP数据核字（2021）第046961号

保健按摩师职业技能等级认定基础知识

策划编辑 欧光明　张宏宏
责任编辑 张宏宏　张海燕
责任校对 郭金乔
封面设计 金　晔
出版发行 民族出版社
地　　址 北京市和平里北街14号
邮　　编 100013
网　　址 http://www.mzpub.com
印　　刷 北京盛通印刷股份有限公司
经　　销 各地新华书店
版　　次 2020年11月第1版　2023年10月北京第3次印刷
开　　本 787毫米×1092毫米　1/16
字　　数 300千字
印　　张 16.75
定　　价 60.00元
书　　号 ISBN 978-7-105-16352-6/R·591（汉 88）

该书若有印装质量问题，请与本社发行部联系退换。
编辑室电话：010-64228001　发行部电话：010-64224782